Das

HYGIOCOMIUM

oder

Beschreibung

eines

medicinischen Institutes

für

die Pflege des heilenden Gesunden im Kranken

nebst

einer einleitenden und durch Tabellen erläuterten Uebersicht der gesammten Medicin

ihrem *Inhalte*, ihrer Bestimmung und ihrem Werthe, so wie ihrer gegenwärtigen Entwickelungsstufe nach

von

Dr. F. W. G. Kranichfeld,

Professor der Medicin an der Königl. Friedrich Wilhelms Universität, practischen Arzte und Stadt-Armen-Augenarzte in Berlin, approbirten Arzte in den Kaiserl. Königl. Russischen und Oestreichischen Staaten, Collegien-Assessor, Magister der Augenheilkunde, mehrerer gelehrten Gesellschaften Mitgliede, Ritter des Königl. Hannöverischen Guelphen-Ordens, u. s. w.

Erster Theil.

Mit einem Titelkupfer und einer Steintafel.

Arcus fortium superatus est, et infirmi accincti sunt robore.
Lib. prim. Samuelis C. II, IV.

Berlin,

gedruckt und verlegt bei G. Reimer.

1839.

Was du wirst vornehmen, wird Er dir lassen gelingen, und das Licht wird auf deinem Wege scheinen.

Hiob 22, 28.

Allen Beförderern

der

auf unwandelbaren Wahrheiten beruhenden Medicin

gewidmet

von

ihrem Verehrer.

Vorrede.

Die Aerzte sind, wie die Geschichte der Medicin lehrt, nie über die Methode, Krankheiten zu heilen, einig gewesen; immer standen sich Schulen, Secten, Einzelne kämpfend gegenüber, und das von dem Einen Aufgestellte ward niedergerissen von dem Andern. Doch scheint es, als sey zu keiner Zeit der Widerspruch unter ihnen grösser gewesen, als in der jetzigen, wo die entgegengesetztesten Methoden ausgeübt werden; wo z. B. eine Parthei mit Billionstel Granen von Medicamenten ebenso Krankheiten geheilt zu haben vorgiebt, wie die andere mit ganzen Granen, Drachmen, ja Unzen derselben.

Diese Ungereimtheiten haben der Medicin von allen Seiten harte Vorwürfe zugezogen, die, in sofern das Leben durch versäumte Hülfe nicht minder, als durch grosse Gaben giftiger Medicamente gefährdet erscheint, zu wahr und gerecht sind, als dass sie zurückgewiesen werden konnten.

Das Ringen der Partheien hat bei Vielen schon lange die Sehnsucht nach einem Dritten — nach dem Wahren — geweckt und unterhalten. Der ruhige Beobachter erblickt es in der Geschichte, findet es in der Natur wieder, erkennt es in sich selbst. Es ist die herrliche, die grosse unwandelbare Wahrheit:

> **Nicht Medicamente, sondern das auch in den schlimmsten Fällen neben dem Kranken immer noch vorhandene Gesunde, und dieses allein, heilt.**

Alles die Thätigkeit des noch übrig gebliebenen Gesunden nach heiligen, ewig unveränderlichen Lebensgesetzen Erhöhende ist heilsam. Aber nicht das Mittel, sondern allein das erregte Gesunde im Kranken heilt.

Wenn nun aber der Geist in der heiligen Schrift an vielen Stellen bezeuget, dass am Menschen gar nichts Gesundes mehr zu finden ist; so erscheint auch diese Wahrheit grundlos und gleich vielen anderen medicinischen Wahrheiten wandelbar. Aber dieses Zeugniss des Geistes Gottes vom Zustande des menschlichen Geschlechtes gilt nur von dem der freien Willkühr des Menschen Hingegebenen und erweiset sich täglich vor unseren Augen in seiner Wahrhaftigkeit. Liesse sich nun das heilende Gesunde doch in demselben nachweisen, so befände sich die Medicin mit dem Worte Gottes in betrübendem Widerspruche. Aber das heilende Gesunde quillt nicht aus diesem Boden — stammt weder aus der menschlichen oder irgend einer anderen willkührlichen Thätigkeit noch aus dem Erzeugnisse derselben, etwa aus dem Leiblichen, Natürlichen u. s. w., sondern wie das Leben selbst aus dem tiefsten Wesen seines Geistes, aus dem, so lange er sich nach dem heiligen Urgesetze erregen lässt, gesundes, heilendes Leben strömt. Das Leben in seinem Siechthume giebt Zeugniss vom Daseyn des heilenden Gesunden im Kranken. Wie dieses auf gesetzliche Weise erregte Gesunde seine Macht nach allen Richtungen hin selbst dann noch geltend zu machen vermag, wenn in den gesetzlosen Tiefen der Leiblichkeit nichts als Verderben und Tod wüthet, von menschlicher Kunst nichts mehr zu hoffen ist, lehren unzählige Beispiele.

Darum besteht eben die ganze medicinische Wissenschaft und Kunst bloss in Kenntniss der heiligen Lebensgesetze und in denselben entsprechender Pflege des Gesunden, d. i. in gesetzmässiger Erregung gesunden Lebens und in Unterhaltung desselben.

Der auf Grund jener Kenntnisse diese Pflege am ganzen Menschen — nicht nur am äussern, sondern auch am innern — Ausübende ist ein Arzt im wahren, schönen Sinne des Wortes, der, folgt man ihm, sicher und gründlich heilt.

So hilft der Arzt; in dieser Weise, nicht anders, ist Dargereichtes heilsam.

Die heiligen Lebens- und Gesundheitsgesetze kennen zu lernen, denselben in sich und um sich herum allen Richtungen nach Geltung zu verschaffen: das ist die grosse, heilige und alleinige Aufgabe des Arztes.

Gross sind aber die der Lösung derselben widerstrebenden Hindernisse. Denn gleich wie das Regiment des von Gott gesetzten Herrn eines Landes gedeihlich nur seyn kann, wenn die verschiedenen zum Regieren nöthigen Personen kräftig und stark sind, und wenn sie ihm mit festem, geheiligtem Willen entgegen kommen; so kann auch des Arztes Wirken von günstigem Erfolge nur seyn, wenn die zum Vernehmen der heiligen Lebens- und Gesundheitsgesetze gegebenen Organe gesund sind, und wenn auch er einen für das erkannte Rechte entschiedenen Willen vorfindet. Aber diese Organe sind eben so krank, als der Wille verdorben und schwach, und das Siechthum beider ist es eben, was das Auffinden der rechten Heil-Methode, so wie der ihr entsprechenden Mittel hindert und, sind sie gefunden, ihren heilsamen Einfluss hemmt. Leider werden diese, die Entwickelung der Medicin und ihren wohlthätigen Einfluss beschränkenden Verhältnisse immer hemmender, seitdem der Branntwein, der das Organ, welches das Gesetz vernimmt und den Willen vermittelt, specifisch erst schwächt, dann lähmt und endlich ganz vergiftet, seitdem diess Alkohol-Gift von den Wächtern der Gesundheit als unschädlich, ja sogar als Gesundheit fördernd angepriesen und nun in den verschiedensten Formen als das beliebteste Stärkungsmittel von den Menschen aller Stände genossen wird.

Vielen hat die grosse dadurch veranlasste Noth die Augen geöffnet, das Herz gewonnen und den Willen zur Bekämpfung des verheerenden Feindes gestärkt.

Zu diesen bekennt sich denn auch der Verfasser der vorliegenden Schrift, die eine

Frucht der Bestrebungen ist, einem grossen, seinem tiefen Wesen nach unerkannten Verderben zu steuern, die Medicin zu fördern und zugleich einen Beitrag zu Beantwortung der wichtigen, oft gehörten Frage: was ihr noth thut, zu liefern.

Dem ursprünglichen Plane zufolge sollte von den beiden sie ausmachenden Bänden der erste für nüchterne Sachverständige seyn und eine gründliche Darlegung der Methode, die Gesundheit zu bewahren und das Kranke, besonders des inwendigen Menschen, vermittelst des gesunden Lebens zu heilen, so wie eine allgemeine Uebersicht der gesammten Medicin als Wissenschaft und als Kunst enthalten; der zweite hingegen denjenigen eine genaue Beschreibung des *Hygiocomium* als Heil-Institutes liefern, die die Absicht haben, sich desselben zu bedienen.

Dieser Plan ist indess während der Arbeit auf Anrathen theilnehmender Freunde und des laut gewordenen Wunsches wegen, die Beschreibung des *Hygiocomium* recht bald in die Hände zu bekommen, dahin abgeändert worden, dass dieselbe den Hauptinhalt des ersten Bandes ausmacht, dem von den ursprünglich für ihn bestimmten Gegenständen nur ein ganz allgemeiner populärer Umriss beigefügt worden ist, welcher der Begründung des Ganzen wegen nicht fehlen durfte.

Der zweite Band wird dagegen die für den ersten bestimmt gewesenen Gegenstände, nämlich eine weitere Ausführung der im ersten bloss ganz allgemein angedeuteten enthalten, unter dem Titel: „Nähere Begründung des *Hygiocomium* und der in ihm auszuübenden Methode, „zu heilen."

Diese Anordnung des Ganzen dürfte den Anforderungen und Wünschen Aller genügen.

Viele werden von dem vom Verfasser errichteten Heil-Institut nähere Kenntniss zu nehmen wünschen, es aber scheuen, sich in ihnen bis daher unbekannte Tiefen der Medicin führen zu lassen. Ihnen ist der allgemeine Umriss dieses ersten Bandes hinlänglich, dessen Inhaltsverzeichniss selbst hier noch eine Auswahl gestattet.

Andere, sie mögen vom Fache seyn oder nicht, können und wollen tiefer blicken; für sie ist der zweite Band.

Was schliesslich die Herren Recensenten des Ganzen, des *Hygiocomium* sowohl, als auch der Beschreibung desselben, betrifft; so ist vorauszusehen, dass sie bei Beurtheilung desselben nicht eines, sondern vielleicht gerade entgegengesetzten Sinnes seyn werden. Während die Einen, der in sich selbst guten Sache abgeneigt, Alles verwerfen, werden die Anderen, sie als solche anerkennend, nur das wirklich Mangelhafte aus lauteren Absichten tadeln.

Die vom Bekenntnisse der Wahrheit und von der Bekämpfung des Irrthums unzertrennliche Schmach ist die gemeinsame Strafe gemeinsamer Verschuldung.

Inhalt.

Einleitung.

Alles Werdende und Seyende hat seine Natur und sein Wesen, aus welchem letzteren sich jene immer herauslebt.

Zwei solche Seiten bietet denn auch das von mir begründete medicinische Institut für die Pflege des Gesunden in Kranken dar.

Die innere verborgene Seite desselben ist die, dem Ganzen zum Grunde liegende, in den Tiefen der Seele empfangene, zuerst im Worte sich offenbarende Idee.

So gewiss nun diese Idee sein Inneres ist, so ist sie doch keineswegees sein Erstes. Sie ist nur das erste Lebenszeichen, — das *Punctum Saliens* gleichsam —, eines von bestimmten Zeugungsmomenten Hervorgerufenen.

Es kann nun, wenn man etwas darstellen will, entweder bloss das Aeussere, oder dieses und das Innere, oder ausser Beiden auch zugleich das Zeugende dargestellt werden.

Den diesem Institute Geneigten dürfte es von Interesse seyn, nicht nur das Aeussere und Innere, sondern auch die entfernteren Veranlassungs-Momente desselben kennen zu lernen.

Das die Idee eines Institutes für die Pflege des Gesunden in Kranken Zeugende verliert sich in den frühesten Jahren meiner Jugend und dämmert da als ein dunkeles Bewusstseyn menschlichen Elendes und als ein schwaches Verlangen, zur Abhülfe desselben beizutragen, herauf.

Je mehr Klarheit dieses Bewusstseyn mit den Jahren in verschiedenen Lebensverhältnissen erlangte, desto stärker, drängender, — ja quälender wurde auch jenes Verlangen zu helfen. Es erweckte zuerst Liebe zur Medicin und in ihr den Wunsch, sie zu studiren, mit welchem sich auch die ersten Keime zu der Idee eines *Hygiocomium* entwickelten.

An einem schönen Maymorgen des Jahres 1813, als ich eben eiferigst die anziehenden Naturwissenschaften in meinem Vaterlande, Thüringen, studirte und tiefere Blicke in den Verfall des Seelenlebens zu thun genöthiget wurde, blitzte sie mit einer, seitdem nicht mehr getrübten Klarheit in mein Innerstes.

Anregung und Nahrung fand sie durch eine genauere Bekanntschaft mit verschiedenen medicinischen Instituten, besonders mit den zur Heilung Seelenkranker eingerichteten, als den Irren-Heilanstalten zu Gotha, zu Rudolstadt, zu Baireuth, zu Wien, zu Constantinopel, zu St. Petersburg, zu Paris u. s. w.

Unaustilgbar blieb der Eindruck, den das türkische Irrenhaus auf dem schönen Platze Hippodromus in Constantinopel und die griechische Irren-Heilanstalt auf einem lieblichen Gebirge der schönen Insel Principos im Marmormeere auf mich machte.

Dort sah ich die schlimmeren Seelenkranken zum Theil in unterirdischen Gewölben angekettet auf der Erde liegen, und die Vorübergehenden sich an ihrem Anblicke belustigen, ohne dass es irgend jemandem eingefallen wäre, etwas zur Erleichterung des grossen Elendes dieser heilig und selig Gepriesenen beizutragen; hier, in der griechischen Irren-Heilanstalt, ohne alle Fessel in die Kirche eines, auf dem anmuthigen Berge von Principos liegenden Klosters gebettet und täglich mehrere Male in feierlichen Gebeten der erbarmenden Liebe des Heilandes der Menschen empfohlen und überaus liebreich behandelt.

Siehe da! die beiden Extreme der Ansichten, welche allen medicinischen Instituten, besonders allen Irren-Heilanstalten, zum Grunde liegen.

Wem es noch dunkel ist, welchen Einfluss religiöse Principien auf die Medicin, überhaupt auf Wissenschaften und Künste, ausüben, dem könnte es — in diesem Verhalten der Türken und Griechen gegen ihre Seelenkranken — recht klar werden.

Mit der Idee eines: Gesundheitshauses, besonders aber einer: Heilanstalt für Seelenkranke viel beschäftiget, gelangte im Jahre 1822 eine Aufforderung an mich, eine solche in Basel zu begründen und zu leiten, welche den innern Beruf, in diesem Fache zu arbeiten, aufs Neue belebte.

Auf einer gleichzeitig durch mein Vaterland unternommenen Reise drängte sich beim Anblicke manches der dortigen lieblichen Thäler und Gebirge mit verlassen stehenden Burgen der Wunsch nach Verwirklichung jener Idee mit grosser Lebendigkeit auf. — Aber die Zeit dazu war noch nicht gekommen und der, das Amt eines ordentlichen Lehrers der Medicin auf der Universität Dorpat betreffende Ruf, hielt sie immer noch als Inneres zurück.

Als Aeusseres gewann sie seit dem Jahre 1824 durch Privat-Behandlung vieler seelenkranker Personen aus allen Ständen mehr und mehr Bestand, welcher auch durch den im Jahre 1825 erfolgten Antrag: die Leitung der Abtheilung für Irre in der hiesigen Königl. Charité zu übernehmen, Befestigung fand. Die Grund-Idee wurde in dieser Zeit viel bewegt und besprochen.

Doch verwirklichte sie sich bis dahin immer nur noch theilweise, und es fanden sich auch nicht wenige, dem Werdenden — *Hygiocomium* — alles Ernstes nach dem Leben strebende Widersacher.

Kümmerlich musste es sich, in der Geburt begriffen, in Privat-Häusern herumdrücken, wo es, sehr stiefmütterlich behandelt, nothdürftig sein nach aussen hin gewonnenes Leben zu fristen strebte; — doch gedieh es, des äussern Druckes von allen Seiten ungeachtet, wunderbar.

Viele glückliche Heilungen machten es sowohl seinem Wesen, als auch seinem äussern Bestande nach fest! — Ja, das waren ordentliche Geburtswehen, bei welchem es zwar seine eigenthümliche Gestalt mehr und mehr entwickelte, aber doch immer noch in der Geburt blieb.

Erst im Junius des Jahres 1830 konnte dieselbe, — mit der in der Wilhelmsstrasse No. 138 zur Aufnahme und Behandlung Seelenkranker eingerichteten Wohnung, — als wirklich erfolgt betrachtet werden.

Noch hatte das: Neugeborne keinen Namen; auch war es gesetzlich noch nicht anerkannt, ihm aber, — nach höherem Walten, — eine sehr treue Person als Inspectorin zugeführet worden, unter deren besonderer Aufsicht es gedieh und den Erwartungen wohl entsprach, die man von ihm hägte. Es erwarb sich Achtung und Vertrauen.

Doch erfuhr es von andern Seiten manchen, die weitere Entwickelung bedeutend hemmenden Druck.

Das Institut befand sich mitten in der Stadt in einem von mehreren andern Familien bewohnten Hause, was viele unangenehme Berührungen mit sich brachte und dem Heilgeschäfte grosse Hindernisse in den Weg legte. Ihnen zu entgehen wurde es Ostern 1831 in ein — Husarenstrasse No. 16. befindliches, sehr wohl geeignetes und mit einem grossen Garten versehenes — Haus verlegt, wo es, unter der Verwaltung der eben erwähnten Inspectorin, in Segen wirkte und Tüchtiges leistete. Indess war es auch hier noch nicht frei von allem Beengenden und Drückenden.

Zunächst erfuhr es von Seiten der Nachbarschaft viele und unangenehme Störungen. Auch musste manche nützliche, ja nothwendige Einrichtung deshalb unterbleiben, weil das Haus nicht Eigenthum des Institutes, und, für eine gehörige Abtheilung in Classen, zu klein war.

Schon nach einem Jahre bestimmte es der Eigenthümer zu einem andern Zwecke. Man musste für ein anderes Local sorgen. Dazu kam noch, dass dem Institute seine bisherige treue Inspectorin entzogen wurde. Familien-Verhältnisse riefen sie in einen andern Wirkungskreis.

Leider! musste es wieder in ein, von vielen andern Familien bewohntes Haus — Ziegelstrasse No. 3. — verlegt werden.

Es fehlte hier ein Garten, der zwar in der Nähe, aber doch getrennt von demselben, besonders gemiethet werden musste.

In Ermangelung des Bessern war man genöthigt, sich wieder allen schon bekannten Beschränkungen Preis zu geben.

Am störendsten und drückendsten waren dem Heilgeschäfte wieder die, aus dem Leben im Gewühle der grossen Stadt erwachsenden Unannehmlichkeiten, welche zunächst zu beseitigen waren. Der Mangel trieb zum Suchen des Mangelnden.

Man war so glücklich, bald — vor dem Oranienburger Thore, Müllerstrasse No. 177, — ein sehr wohl geeignetes, mit einem schönen Garten versehenes Haus zu finden, welches dem Institute schon Ostern 1833 ganz überlassen werden konnte. Viele Bedürfnisse und Wünsche fanden hier, — mit sichtbar günstigem Einflusse auf das Heilgeschäft, — Befriedigung. Viele andere mussten zur Zeit, des mangelnden Eigenthumsrechtes wegen, noch unberücksichtiget bleiben.

Ein neues Bedürfniss erwuchs dem immer noch nicht benannten und auch noch nicht gesetzlich bestätigten Institute durch den Zuwachs an Kranken. Es fehlte nämlich an Raum. Zur Abhülfe desselben diente vortrefflich ein kleineres, ganz in der Nähe — Müllerstrasse No. 180 — befindliches, ebenfalls mit einem grossen Garten versehenes Haus, in welchem im September 1833 die männlichen Seelenkranken untergebracht und der besondern Aufsicht eines Inspectors übergeben wurden. So entfaltete sich, so wuchs das Institut, wenn gleich des innern und äussern Druckes noch viel war, immer mehr.

Sehr ermuthigend war es, dass viele edle Menschen die Idee des Ganzen, als in der Wahrheit gegründet, lieb gewannen; ja die günstigsten Aussichten für die Zukunft eröffnete der Umstand, dass einige derselben, — in Anerkennung der dringenden Nothwendigkeit: sie könne nur auf eigenem Grund und Boden in ihrem ganzen Umfange verwirklicht werden, — einen Theil der zum Ankaufe nöthigen Mittel mit mildem, wahrhaft christlich-liebenden Sinne darboten.

Gern schriebe ich hier die Namen dieser, mit unauslöschlichem Danke in mein Herz eingelebten Menschenfreunde her; — aber ihr Sinn ist zu lauter, und die That aus ihm so reich an herrlichem Lohne in sich selbst, dass ich es nicht vermag —.

Nach lange fortgesetztem Suchen eines, zu einem solchen Institute geeigneten Grundstückes, war endlich ein, wenn auch nicht in allen, aber doch in vielen Hinsichten den Anforderungen entsprechendes, in der Nähe von Berlin gefunden worden.

Auf wahrhaft wunderbare Weise bot sich aber, nachdem schon Unterhandlungen angeknüpft worden waren, noch ein anderes, in der Nähe der beiden oben bezeichneten Häuser, — Chaussée-Strasse No. 41 — dar, welches, wie sich aus einer nähern Darstellung desselben ergeben wird, allen, auch den gesteigertsten Anforderungen so entsprach, dass eine Wahl nicht mehr statt finden konnte.

Die sofort zum Ankaufe desselben angeknüpften Unterhandlungen führten dahin, dass sich das Institut noch im Jahre 1833 in Besitz dieses schönen Grundstücks setzte, und dass es selbst Ostern 1834 in dasselbe verlegt werden konnte.

So hatte denn die im ewig-Wahren empfangene, zur Welt geborne und in derselben weiter entwickelte Grundidee äussern Bestand gewonnen; sie verlangte nun auch noch als Zeichen ihrer materlichen Verwirklichung einen geeigneten Namen und gesetzliche Anerkennung. Jenen zu finden und diese zu erlangen bot mehr Schwierigkeiten dar, als man hätte meinen sollen.

Nun hat sie beides. Ewig Dank den Hohen Ministerien Seiner Majestät unseres Allergnädigsten Königs: gesetzliche Anerkennung! und auch den geeigneten Namen.

Das *Hygiocomium* lebt zum Wohle der Kränksten unseres Geschlechts sein eigenes Leben, und erfreut sich desselben als eine Persönlichkeit.

Möge es lange in Segen wirken und die Elemente seines Bestehens nie aus einer andern Quelle schöpfen, als aus dem christlichen Verlangen: zu helfen, aus der es ursprünglich hervorgegangen ist. —

Der geeignete Name wollte sich, selbst nach mancher Berathung und nach vielem Nachdenken darüber, nicht finden lassen.

Gegen den Namen: *Valetudinarium*, ein Spital, ein Lazareth, ein Kranken- und Siechenhaus von οὔλω, *valere*, sich wohl befinden, stark, gesund, kraftvoll, wohlauf seyn, — also wohl ein Haus, in welchem das Gesunde zum Heilen der Krankheit gepflegt werden soll, eine Benennung, die auch schon in einigen Documenten gebraucht worden ist, — war der Länge des Wortes, besonders aber der Schwierigkeit wegen, es auszusprechen, von vielen Seiten her so viel eingewendet worden, dass ernstlich an die Wahl eines anderen gedacht werden musste.

Man wollte statt *Valetudinarium* „*Psychocomium*" von: ψυχή, Athem, Hauch, Seele, als Princip des Lebens; und von: κομέω, sorgen, besorgen, versorgen, pflegen, warten, gebrauchen.

Allein, wenn gleich diese Benennung nicht nur genau den Gegenstand bezeichnet, dem es hier gilt; sondern auch der Grundidee des Ganzen: pflegen, besorgen, gesund, wohl und kräftig, heil erhalten, kurz helfen, entspricht; so konnte sie, als nicht allgemein genug bezeichnend, doch auch nicht gebraucht werden.

„*Psychocomium*" bezeichnet nur eine Abtheilung des, noch mehrere andere in sich begreifenden, *Hygiocomium*.

Fassen wir den ursprünglichen Zweck der Medicin ins Auge, wie er auch in der alten Benennung „*Valetudinarium*" angedeutet ist, so finden wir, dass er nicht in unmittelbarem Heilen oder wohl gar im Curiren des Kranken, sondern zuförderst in Heilung des Siechen durch Pflege, Kräftigung, Stärkung des Gesunden im Kranken besteht.

Das eigentliche Geschäft der Medicin war, ist und wird zu allen Zeiten seyn: Bewahrung, Pflege der Gesundheit.

Die sämmtlichen Vorschriften der heiligen Schrift, überhaupt die Geschichte der Medicin, besonders der älteren, so die Geschichte der Gesundheitstempel der Griechen, — *Asclepieion* —, der Greisenpflege derselben, — *Gerocomia*, — und des Ortes, wo sie geübt wurde, — *Gerocomium* —, u. s. w. deuten dasselbe sattsam an. Wenn nun die ursprüngliche Gesundheit verloren ging, indem sich dem normalen Leben krankhaftes aufdrängte, so dass neben dem Erzeugnisse des gesunden auch dieses etwas Krankhaftes hervorbrachte, so wird dieses nur durch jenes, d. i. das kranke Leben mit seinem Erzeugnisse nur durch das gesunde mit dem seinigen überwunden und vernichtet werden können. Den Beweis dafür haben in unsern Tagen *Hahnemann* und seine Anhänger geführt, und sie führen ihn noch täglich. Das ist eine unumstössliche Wahrheit, welche die Seele der Homöopathie ist, und auf welche sich die ganze innere und äussere Einrichtung eines *Hygiocomium* stützt.

Die in einem *Hygiocomium* zu übende Gesundheitspflege hat den ganzen Menschen, seiner vierfachen Leiblichkeit und seinem Geiste nach, zum erhabenen Gegenstande, und wenn in dem, von welchem hier die Rede ist, gleich vorzugsweise das Gesunde in dem erkrankten Seelenleibe bewahrt und gepflegt werden soll, so kann eine solche Pflege und Bewahrung, ohne genaueste Rücksicht auf die übrigen Theile der Leiblichkeit und auf den Geist selbst, doch eben so wenig durchgreifend und wahrhaft heilend seyn, als der äussere Mensch, d. i. der Fleisch- und Blutleib ohne strenge Berücksichtigung des innern, d. i. des seelichen und geistlichen Leibes nicht wahrhaft bewahrt und gepflegt, d. i. gesund erhalten werden kann.

Gründlich kann die Methode: Seelenkranke zu heilen, oder das Gesunde im Kranken der Seele zu bewahren und zu pflegen, nicht seyn, wenn nicht auch zugleich heilend auf das gleichzeitig hervortretende Kranke im Fleisch- Blut- und Geistleibe, so wie im Geiste selbst, eingewirkt, — das Gesunde in allen diesen Regionen bewahrt und gepflegt wird.

So wie denn auch die Methode: die Krankheiten des äussern Menschen: des Fleisch- und des Blutleibes, zu heilen, erspriesslich nur dann seyn kann, wenn dabei auch der innere Mensch: der seelich-geistlich-substanzliche Leib, so wie der Geist selbst, genau beachtet wird.

Wie kam es denn aber, dass in den Valetudinarien: in den Spitälern, Lazarethen, Krankenhäusern u. s. w. auf das Gesunde im Menschen zuletzt fast gar keine, oder doch nur die allereinseitigste Rücksicht genommen wurde?

Das kam wahrscheinlich daher, dass, indem das erkrankte Leben mit seinem Erzeugnisse das gesunde mit dem Seinigen im Verlaufe der Zeit fast ganz beherrschte, man den eigentlichen Zweck der Medicin je länger je mehr aus den Augen verlor, und sie zuletzt nur noch als Kunst und Wissenschaft, Krankheiten zu heilen, ja wohl gar nur zu curiren betrachtete! —

So geschah es, dass die von den Griechen in den Asklepieen, und von andern alten Nationen, besonders aber vom Volke Gottes geübte Gesundheitspflege: *Hygiocomia*, zuletzt ganz von der Krankenpflege: *Nosocomia*, der Krankenhäuser: *Nosocomium*, *Clinicum* u. s. w. verdrängt wurde.

Ja es ist in unsern Tagen schon so weit gekommen, dass man von den Krankheiten nur noch die alleräussersten behandelt, nur noch die Chirurgie gehandhabt wissen will; und es wird schon jetzt auf manchen Universitäten bloss noch die Lehre von Schäden am äussern Menschen, so wie von dem, was Bezug auf ihn hat, einseitig und zum grossen Nachtheile unseres Geschlechts vorgetragen. —

In dem von mir errichteten medicinischen Institute wird die Medicin, ihrer ursprünglichen Bestimmung nach: Pflege des Gesunden — im Kranken wo es sich vorfindet, *Hygiocomia*, ὑγιοκομεῖα, die der practische Theil der Gesundheitslehre, *Hygiologia*, ist, geübt. Alle Einrichtungen desselben haben nur diesen einen Zweck zum Gegenstande. Es dürfte daher auch durch kein Wort besser bezeichnet werden, als durch „*Hygiocomium*" — ὑγιοκομεῖον —, welches nicht nur allgemein, sondern auch die dem Ganzen zum Grunde liegende Idee genau bezeichnet und daher auch mit der Bedeutung des Wortes *Valetudinarium* übereinkommt. Dieses *Hygiocomium* unterscheidet sich von Gesundheitshäusern oder von Anstalten, in welchen die Gesundheit überhaupt gepflegt wird, nur dadurch, dass in demselben vorhersschend Rücksicht auf die Seele, auf die Pflege des Gesuuden in derselben zum Ueberwinden, zum Heilen des Kranken in ihr, genommen wird.

Asclepieum, dem Aesculap geweihter Tempel; *Gerocomium*, der Pflege alter Leute gewidmeter Ort; *Clinicum*, *Nosocomium*, Anstalt für die Pflege Kranker u. s. w.; so wie *Hygiocomium*, der Pflege des Gesunden in Kranken geweihtes Institut u. s. w., sind Benennungen, welche die stufenweise Entwickelung der practischen Medicin beurkunden.

Ein *Hygiocomium* ist ein Institut, in welchem das Gesunde im Kranken bewahrt, gepflegt und zum Ueberwinden des, wider die Lebensnorm Eingelebten: des Siechen, des Kranken, gekräftiget wird.

Das Gesunde ist aber, wie oben bemerkt wurde, nicht blos im Fleische und Blute, es ist auch in der Seele und im Geiste, insofern diese eben so gut Leibliches, Organisches sind, als jene.

Hat nun gleich das von mir errichtete Gesundheitshaus ursprünglich mehr das Gesunde des inwendigen — siehe oben —, als das des äusseren Menschen zum Gegenstande: so kann doch die Bewahrung und die Pflege, die Stärkung desselben zum Besiegen des Kranken, gründlich nur bei gleichzeitiger, genauer Berücksichtigung des äusseren Menschen statt finden. Denn die Gesundheit ist ein Zustand des gesammten Menschen.

Man kann, wenn der Seelenleib erkrankt ist, das Gesunde in demselben nur vermittelst des Fleisch-, Blut- und Geistleibes, so wie des Geistes selbst, bewahren, pflegen, zum Besiegen des eingelebten Feindlichen kräftigen.

Darum muss das Institut für Seelenkranke ein „*Hygiocomium*" seyn, welches, was später dargethan werden soll, eben so aus vier Abtheilungen besteht, wie des Menschen Leibliches vierfach ist: Fleisch-, Blut-, Seelen- und Geistleib.

Die bisher zum Bezeichnen solcher Anstalten gebrauchten Namen: Irrenanstalt, Heilanstalt für Gemüthskranke, oder wohl gar: Narrenhaus, Tollhaus u. s. w. sollten billig ganz und für immer vermieden werden, weil sie durchaus unzweckmässig, unpassend und einseitig sind, besonders aber ein, der Heilung Seelenkranker sehr nachtheiliges Vorurtheil erzeugt haben und es unterhalten. In Wahnsinn, Narrheit, Tollheit verfallen, kurz seinen Verstand verlieren, gehört gewiss zu den unglücklichsten Ereignissen dieses Lebens, weil eben der Mensch mit seinem Verstande Alles verliert; darum denn auch kein Zweig der Medicin so erhaben ist, als die Seelenpflege — *Hygiocomia* —, welche in Wahrheit denselben zu bewahren, oder, hat ihn Krankheit geraubt, wieder zu erlangen lehrt.

Nun kann man aber in hohem Grade seelenkrank seyn, ohne seinen Verstand wirklich verloren zu haben, ohne wirklich wahnsinnig, närrisch oder toll zu seyn; oder es können diese krankhaften Seelenzustände auch bloss in sehr geringem Grade vorhanden seyn, sich eben ausbilden. Wie nun der Mensch vor jedem grossen Unglücke eine angeborne Furcht, eine natürliche Scheu hat, so ist ihm solche auch vor dem entsetzlichen Zustande der Tollheit, des Wahn- und Blödsinnes eigen, und jede Familie, die ein mit diesem grossen Uebel behaftetes Mitglied unter sich hat, sucht es zu verbergen, so lange sie kann; noch viel mehr aber ist man bemüht, den Verdacht fern zu halten, als sey ein solches Leiden vorhanden, wenn es doch wirklich nicht da ist.

Hätte man nun auch in einem besondern Falle die Ueberzeugung, dass durch die Behandlung in einem zweckmässig eingerichteten Heil-Institute dem Ausbruche eines grössern Uebels vorgebeugt werden könnte:

so entschliesst man sich, — wie die Sachen nun stehen —, doch nur dann erst zu dem entscheidenden Schritte, wenn das Uebel schon auf einen hohen Grad gestiegen, wenn es in wirklichen Wahn- oder Blödsinn, im Sinne des Gesetzes, übergegangen ist, und eben nicht mehr geheim gehalten werden kann. Denn brächte man einen zu diesen Seelenkrankheiten Anlage Zeigenden in ein Irren- Narren- oder Tollhaus, so würde man allgemein glauben, weil eben die arge Welt am liebsten immer das Schlimmste glaubt, er befinde sich wirklich schon in einem wahn- oder blödsinnigen Zustande. Es leuchtet von selbst ein, welch ein grosses Hinderniss die Furcht vor dem Narrenhause und das in ihr begründete Vorurtheil der baldigen und glücklichen Heilung vieler Seelenkrankheiten ist. Es verhält sich mit Krankheiten, besonders aber mit Seelenkrankheiten, wie mit dem Unkraute, welches, wenn es nicht im Entstehen ausgerissen wird, seine Wurzeln um so tiefer schlägt, und sich um so mehr ausbreitet, je länger es unberührt wuchert.

Was nun aber die auf solchen krankhaften Seelenzuständen ruhende Schmach betrifft, so darf hier nicht unbemerkt bleiben, dass viele Leibeskrankheiten einen noch viel tiefern Verfall im Innern des Menschen offenbaren, als ein grosser Theil von Seelenkrankheiten.

Im Allgemeinen hat man sich seiner Seelenkrankheiten nicht mehr zu schämen, als seiner leiblichen Übel. Denn jede Krankheit offenbart den am Keime des Lebens nagenden Wurm.

Eine Pflege- und Heilanstalt für das Gesunde im Kranken der Seele, — überhaupt für das Gesunde in Kranken — ein *Hygiocomium* — ist etwas anderes als eine blosse Irrenanstalt, ein Narren- oder ein Tollhaus im gewöhnlichen, bisher angenommenen Sinne. Das *Hygiocomium* dient nicht bloss zum Verwahren und Behandeln der Wahn- und Blödsinnigen, der Närrischen, Tobsüchtigen nnd Wüthenden, sondern auch zum Heilen aller krankhaften Zustände der Leiblichkeit, welche leicht in wahre Seelenkrankheiten übergehen und gewöhnlich als allerlei Schwächen und Verstimmungen, als Brust- und Nervenleiden, als Hysterie, als Hypochondrie, als Melancholie u. s. w. bezeichnet werden.

Auf solche Zustände hat man ganz besonders seine Aufmerksamkeit zu richten; sie sind es, in welchen die Medicin am mehrsten zu leisten, sich unserm Geschlechte am wohlthätigsten zu erweisen vermag.

Die Seelenheilkunde löset ihre Aufgabe vollkommen, wenn sie vor den furchtbaren Ausbrüchen des gestörten Seelenlebens: vor Wahn- und Blödsinn und vor Rückfällen in solche, bewahrt. Wenn der Brand ein Mal das ganze Haus ergriffen hat, kann man oft weiter nichts thun, als zusehen, wie das furchtbare Element seine Beute verzehret; und wenn man sich auch bemüht, sie ihm zu entziehen, gelingt es doch nur bisweilen. Leider ist das Gerettete dann meist so zerstört, dass es nicht mehr brauchbar ist !!! — —

Ein zu solchem Zwecke eingerichtetes Heil-Institut muss, wie es in den folgenden Blättern näher dargethan werden soll, aus mehrern Abtheilungen bestehen, in welchen Wahnsinnige, Blödsinnige, Närrische, Tobsüchtige nnd Wüthende ebenso, wie alle übrigen Seelenkranken und zu psychischen Krankheiten disponirte: Nervenschwache, Verstimmte, Hysterische, Hypochondrische, Melancholische, Brustkranke u. s. w. Aufnahme finden und behandelt werden.

Wenn nun aber in einem Institute sowohl Leidende jener, als auch dieser Art behandelt werden, so würde es nicht richtig bezeichnet werden, wollte man es Toll-, Narren-, Irrenhaus u. s. w., oder auch *Psychocomium* nennen. Mag man immerhin ein Krankenhaus, in welchem blos Wahn- und Blödsinnige, Tobsüchtige und Wüthende verwahrt und behandelt werden, also nennen; Institute der Art, von welchen hier die Rede ist, dienen nicht nur zur Behandlung dieser und aller anderen Arten von Seelenkrankheiten, sondern auch zur Behandlung und Heilung aller der Leiden, welche ganz besonders zu Seelenkrankheiten disponiren; sie müssen deshalb auch ihren eigenen, Allgemeineres bezeichnenden Namen: *Hygiocomium*, oder, wer einen bessern weiss, einen anderen erhalten.

So werden denn gut eingerichtete und mit zweckmässigen Namen bezeichnete Institute für die Pflege des Gesunden im Kranken, auf Seelenkranke und zu Seelenkrankheiten Disponirte, noch ehe sie in dieselben aufgenommen werden, einen wohlthätigen Einfluss ausüben.

Dahingegen viele derselben, die keinesweges wahnsinnig, närrisch, oder tobsüchtig und toll sind, in diese Zustände verfallen, wenn man ihnen mit dem Irren-, Narren- oder Tollhause droht, und sie wirklich dahin bringt, wo sie mit solchen Kranken in einem engen Raume zusammen zu leben genöthigt sind.

Der Umfang des Heilapparates und der Heilmittel der gesammten, den ganzen Menschen berücksichtigenden Medicin ist sehr gross und viel umfassender, als er gewöhnlich angegeben wird. Die Medicin soll nicht allein den Leib, den wir sehen, sondern auch den unsichtbaren, im sichtbaren verborgenen, dessen Leiden sich als Seelen- und Geisteskrankheiten offenbaren, heilen und in seinem gesunden Zustande bewahren.

Die Einrichtung eines Gesundheitshauses, — *Hygiocomium*, — gründet sich auf die Methode: die Gesundheit zu bewahren, so wie Krankheiten zu heilen, und zwar vermittelst des gesunden Lebens im Kranken.

Der richtige Begriff von dieser ursprünglichen und allein wahren Methode ergiebt sich von selbst aus einer richtigen Ansicht des Lebens in seinem gesetzlichen und in seinem gesetzwidrigen Zustande.

Zu dieser Ansicht aber gelangt man durch Kenntniss der Gesetze des Lebens überhaupt, als Quelle alles Werdenden und Seyenden.

Von den zu dieser Kenntniss führenden Lehren soll in den nachfolgenden, den ersten Theil dieser Schrift ausmachenden Blättern, indess, — der in der Vorrede angegebenen Gründe wegen, — nur so viel angeführet werden, als eben zum Verständnisse der allgemeinsten Beschreibung eines *Hygiocomium* durchaus erforderlich ist.

Kurze Darlegung der Methode, die Gesundheit zu bewahren, und das Kranke, besonders in der Seele, vermittelst des gesunden Lebens zu heilen.

Bei seinem ersten Werden ist der Mensch vermögenbegabter, erregungsfähiger Geist, der, durch Werdendes und Seyendes erregt, lebt, und — nach der Urnorm lebend — sich eine gesunde Natur oder Leiblichkeit aneignet, wahrhaft anbildet.

Dieses ursprünglich gesunde Leben und die aus ihm hervorgehende gleich gesunde Leiblichkeit zu bewahren und zu pflegen, ist, wie eben bemerkt worden, der ursprüngliche Zweck der Medicin, die darum auch, ehe sie Heilkunde wurde, Gesundheitslehre, — *Hygiologia*, — und Gesundheitspflege, — *Hygiocomia*, — oder Gesundheitsbewahrungskunde war, was sie denn auch bis in alle Ewigkeit bleiben wird.

Das die fünf, — in der Lehre vom Werden und Seyn des Menschen näher bezeichneten, — das tiefste Wesen des geschaffenen Menschengeistes ausmachenden Grundvermögen Erregende, so wie das die werdende und gewordene gesammte Leiblichkeit Belebende, in Thätigkeit Erhaltende und Ernährende, sind Mächtigkeiten, Kräfte, Substanzen und Materien, deren nähere Darlegung ebenfalls Gegenstand der Anthropologie ist, in welcher auch ins Besondere von den Erregungs-, Lebens- und Ernährungs-Vorgängen selbst gehandelt wird.

Die Natur oder die Leiblichkeit des Menschen ist, — wie Theorie und Erfahrung lehren, — ein Erzeugniss des Lebens, dieses aber ein Vorgang, der im Tiefsten seines Geistes erregt, flammet und das zur Unterhaltung der Lebensflamme Nöthige ausserhalb, im Gegebenen, im Werdenden und Seyenden des All, findet.

Des Menschen Leiblichkeit als Erzeugniss des Lebens bildet sich also im Gegebenen von innen nach aussen, nachdem das Leben von aussen nach innen angefacht worden ist; — was so wahr ist, dass sie bei ihrem Werden den gröbern Sinnen des Forschenden zuletzt als ein feiner, luftiger, die Gränze des Substanzlichen bildender Dunst entschwindet.

Was nun auf diese Weise den gröbern Sinnen des, die werdende Leiblichkeit Beobachtenden entschwindet, das offenbart sich den feinern Sinnen seines inwendigen Menschen beim Tode, beim scheinbaren Ende also des gewordenen, ausgebildeten Menschenleibes.

Mit den geistlichen Augen desselben schaut er, was im grauen Alterthume selbst heidnische Naturforscher schon erblickten, den als Schmetterling versinnlichten Substanzleib: die Psyche, die Seele, — also einen grobsinnlich nicht mehr wahrnehmbaren Leib, — in den Lichtäther des Himmels emporsteigen, der sich seines herrlichen Lebens freut und wonnevoll auf die gröbere, — bisweilen schon ganz verklärte — Hülle zurückblickt, bei der die Hinterbliebenen mit Recht über den entsetzlichen Tod weinen.

Es entschwindet also dem Beobachter beim Werden des Fleisch- und Blutleibes die Materie ebenso als Substanz, wie beim Vergehen desselben.

Das Beginnen des irdischen Lebens, welches sich eben der sinnlichen Wahrnehmung im irdischen Fleisch- und Blut- oder Materieleibe offenbart, lässt demnach eben so, wie das Ende desselben, selbst dem bloss irdisch gesinnten Menschen, eine feinere Leiblichkeit in der gröberen, d.i. in der materlichen, eine substanzliche, im

2 *

Leibe eine Seele, vermuthen. Sinnend wenigstens steht er an den beiden Endpunkten, wie an den Gränzen seines Daseyns, seine Sinne wie Fühlhörner über dieselben hinausreckend und suchend, ob denn da nicht weiter noch etwas wahrzunehmen, zu finden sey.

Den Sinnen, selbst den höheren, des äusseren Menschen ist aber nur das Materliche wahrnehmbar; in das, was über der feinsten Materie, über dem Lichte und über dem, als Harmonie der Töne schwindenden Materlichen liegt, in das Reich des Substanzlichen, können sie nicht eindringen. Zum Wahrnehmen desselben, zum Forschen in demselben sind die feinern Sinne des inwendigen Menschen gegeben.

Das materliche Auge, d. i. das Auge des festflüssigen Fleischleibes kann nicht das höhere Licht der diesem Reiche leuchtenden Sonne schauen.

Dem bloss grob-, d. i. materlich-sinnlich Forschenden: dem Materialisten, ist das Substanzliche: das seellich-geistliche Reich Unsinn, — finstere, objectlose Nacht. —

Wie aber alle in der Finsterniss der Nacht verschwindende Gegenstände doch eben so da sind, als am Tage, wovon sich der im Finstern Tappende durch öfteres Anstossen überführt; und wie die von den Wolken des Himmels bedeckte und darum unsichtbar gewordene Sonne nichtsdestoweniger doch immer da ist, so ist auch im Materlichen das Substanzliche immer vorhanden, und so wird auch der überall an Substanzliches stossende Materialist, — der äussere Mensch, — wenn er auch nichts zu unterscheiden vermag, doch an das Daseyn desselben erinnert.

Wenn wir jenes als ein materliches Anstossen bezeichnen, so ist dieses ein wahrhaft substanzliches. Von solcher Art ist z. B. die Furcht vor dem Tode; das Grauen vor dem Ewigen; das: sich-Ereignen, oder das

Ahnden; das dunkle Bewusstseyn von einer höheren Ordnung der Dinge; das Missvergnügen, der Verdruss, ja der Zorn über die nach und in derselben Lebenden u. s. w.

Immer bleibt es ein gewagtes Unternehmen, sich über Gegenstände auszulassen, zu deren Verständnisse wohl geübte Sinne des inwendigen Menschen erfordert werden. Es ist sehr zu fürchten, dass es damit nicht viel besser gehen werde, als wenn Blinden Begriffe von Farben oder vom Lichte beigebracht werden sollen.

Aber soll denn der Naturforscher die Resultate mühsamer Forschungen, aus Furcht, nicht verstanden zu werden, zurückhalten?

Wie wollte, — wie könnte er das vor dem innern Richter verantworten!

So geschehe es denn, dass auch Beobachtungen aus den, den gröberen Sinnen verborgenen Gebieten des Werdenden und Seyenden mitgetheilt und zum Begründen der wahren Methode: die Gesundheit zu pflegen und das Kranke im Gesunden zu heilen, angewendet werden.

Es sind dieses Mittheilungen für diejenigen, denen es Lebensaufgabe ist, nicht nur die Sinne ihres äussern Menschen zum Erfassen des Materlichen auszubilden; sondern auch die des inwendigen zum Auffinden der Gegenstände des Reichs des Substanzlichen geschickt zu machen.

Gewiss ist es, dass das Leben des Menschen von seinem Geiste ausgeht, und dass es in einer, durch Mächtigkeiten, Kräfte, Substanzen und Materien vermittelten Erregung von fünf, sein Wesen ausmachenden Grundvermögen, von welchen im zweiten Bande dieser Schrift das Nähere dargelegt werden wird, besteht. Gewiss ist es, dass der erregte, lebendige Menschengeist sein Leben durch eine, aus Systemen, Organen und

Organtheilen bestehende äussere und innere Leiblichkeit offenbart, die eigentlich weiter nichts als leibliche, grob- und feinsinnlich wahrnehmbare Verwirklichung seines tiefsten, wahren Wesens ist, welche ebenfalls später näher bezeichnet werden soll.

Als äussere Verwirklichung erweiset sich der Menschengeist durch sein äusseres, physisches Leben, so wie durch die aus demselben quellende und ihm entsprechende irdische, materliche, d. i. fest-flüssige oder richtiger fleischlich-blutliche — man erlaube dieses Beiwort, blutliche, der Uebereinstimmung mit geistlich, seellich, substanzlich, fleischlich, materlich, u. s. w. wegen — Leiblichkeit, — durch seinen grobsinnlich wahrnehmbaren Organismus; als innere, durch sein inneres, verborgenes, geistliches Leben, so wie durch die aus demselben quellende und ihm entsprechende überirdische, substanzliche, d. i. seellich-geistliche Leiblichkeit, — durch einen nur feinsinnlich wahrnehmbaren Organismus, dessen genauere Kenntniss dem wahren Arzte eben so nöthig und unerlässlich ist, wie dem Chirurgen die genaueste Einsicht in den materlichen Organismus.

Man ist darüber ganz im Reinen, — und das ist gewiss sehr gut, — dass man ohne diese kein gründlicher Operateur seyn kann. Dass man aber auch den substanzlichen Theil der Leiblichkeit eben so genau kennen müsse, wenn man ein gründlicher Arzt, besonders ein wahrer Pfleger des Gesunden im Kranken der Seele werden und seyn will, — das ist noch nicht so allgemein anerkannt; ja viele Richter in der medicinischen Wissenschaft und Kunst läugnen geradezu das Daseyn eines solchen.

Es wird die Zeit kommen, dass man sich über die Unkenntniss dieser Aerzte in Bezug auf den substanzlichen Leib eben so wundern wird, wie sie sich nun in Rücksicht der Kenntniss des materlichen Leibes über ihre ältern Kunstverwandten wundern, die Nerven und Sehnen nicht unterscheiden konnten, nichts vom wahren Blutkreislaufe u. s. w. wussten. Doch wussten sie vom materlichen Leibe mehr, als ihre Richter vom substanzlichen! —

Man sage nicht, dass man ein Doctor der Medicin sey, wenn man nur die alleräusserste Oberfläche des Objectes derselben: des menschlichen zweifachen Doppelleibes, kennt.

Wer sich nun gewöhnt hat, nur das als seyend, als bestehend gelten zu lassen, was er mit seinen gröbern, irdischen, fleischlichen Sinnen wahrnimmt, der läugnet das Daseyn des Überirdischen geradezu, hält eine Darlegung desselben, also auch die Darstellung einer substanzlichen, überirdischen Leiblichkeit in der materlichen für Unsinn, für Ausgeburten einer kranken erhitzten Phantasie. — Kann er anders? — —

Das Haus setzt eben so einen Menschen voraus, der es sich zum Bewohnen baute, wie das Kleid einen, der es sich zum Anlegen verfertigte, oder anfertigen liess.

Im Hause wohnt also der bekleidete Mensch, dessen Leiblichkeit wohl mit einem Baue, mit einem Hause, verglichen werden kann.

Wer das Haus, die innere schöne Einrichtung und den wahren Zweck, wer den Bewohner desselben in seiner zweckmässigen Bekleidung näher kennen zu lernen wünscht, der darf sich nicht damit begnügen, beide nur von aussen her oberflächlich zu betrachten, zu sehen; — sondern er muss hineingehen, beide genau von allen Seiten erforschen und sich mit ihnen vertraut machen.

Wer nur den Materieleib kennt, weiss nur vom Baue etwas, in welchem der bekleidete, d. i. der in Snbstanzliches gehüllte Menschengeist wohnt.

Dieser Bau ist schön; wahrhaftig eine liebliche Hütte! und was könnte anziehender seyn, als die Betrachtung und Erforschung derselben?

Doch hat sie Interesse nur ihres Bewohners wegen, den mit seiner nächsten d. i. mit seiner seellich-geistlich-substanzlichen Umkleidung kennen zu lernen, noch viel anziehender ist.

Wie nun der gesammte Menschenleib zweifach ist, äusserer und innerer: Materie- und Substanzleib, so zwar, dass dieser in jenem verborgen ist: so ist sowohl jener als auch dieser wiederum zweifach. Es besteht nämlich der grob- und fein-sinnlich wahrnehmbare Materieleib aus einem Fleisch- und aus einem Blutleibe, welcher in jenem enthalten ist; — was schon Hippokrates andeutet, wenn er vom Blute als von flüssigem Fleische redet; — so besteht aber auch der nur fein-sinnlich wahrnehmbare Substanzleib aus einem Seelen- und aus einem Geistleibe, welcher von jenem ebenso umhüllt wird, wie der Geist vom Geistleibe und wie der Blutleib vom Fleischleibe.

So gewiss es ist, dass der Mensch in einem materlichen Leibe einhergeht, und so gewiss es ist, dass das Aeusserste desselben: der Fleischleib einen, seinen einzelnen Systemen nach sehr unvollkommen bekannten Blutleib in sich fasst; eben so gewiss ist es auch, dass er in einem Substanzleibe lebt, dessen Aussenseite als Seelenleib den Geistleib in sich enthält, in welchem eigentlich der Mensch als Geist seinem wahren Wesen nach wohnt, lebt, wirkt, thätig ist.

Der Geist ist im Geistleibe; der geistliche Leib im Seelenleibe; der seelliche Leib im Blutleibe und dieser im Fleischleibe eben so enthalten, wie die Elemente des Gases im Gase; wie das Gas im Dunste; wie der Dunst im Flüssigen; und wie das Flüssige im Festen; z. B. wie das Element oder das Wesen des Wassers im Wasserstoffgase; wie das Wasserstoffgas im Wasserdunste; wie der Wasserdunst im flüssigen Wasser, und wie das flüssige Wasser im festen, im krystallisirten Wasser, im Eise.

Die irdische und überirdische Wärme und Kälte sind die Träger des verborgenen Lebens, unter dessen Einflusse die Materie durch die Substanz ins Wesen hinein- und aus demselben wieder herausgelebt wird.

Unterliegt es nun wohl keiner Schwierigkeit, den im Fleischleibe enthaltenen Blutleib grob-sinnlich wahrzunehmen und auch seinen einzelnen Systemen nach näher zu untersuchen, so will mit den uns bis jetzt zu Gebote stehenden Mitteln doch eine strenge Scheidung des einen vom andern nicht gelingen. Man kann den Blutleib vom Fleischleibe gesondert nicht darstellen.

Doch suche der, dem es ernstlich um eine tiefere Kenntniss der menschlichen Natur zu thun ist, eine deutliche, klare Einsicht von dem Verhältnisse der beiden Formen des Materieleibes zu einander zu erlangen; er bemühe sich, die einzelnen Systeme beider und ihre Beziehungen zu einander zu erforschen. Denn Kenntnisse dieser Art führen nicht nur zum Verständnisse des Verhältnisses des äussern zum innern Menschen, des Materieleibes zum Substanzleibe; sondern sie verhelfen auch zu den erfreulichsten Aufschlüssen über das Verhältniss des Seelichen zum Geistlichen im Substanzleibe, des Geistes zur gesammten Leiblichkeit, und beider, als Wesen und Natur des Menschen, zu den verschiedenen Heilmitteln.

Gründliche Kenntniss des Aeussern, grob-sinnlich Wahrnehmbaren, führt immer zum Verständnisse des Innern, des nur fein-sinnlich Erforschbaren.

Wie sich der Fleischleib zum Blutleibe verhält: so verhält sich nicht nur der Seelenleib zum Geistleibe, sondern überhaupt der materliche Leib zum substanzlichen, und die gesammte Leiblichkeit überhaupt zum vermögenreichen Geiste.

Wie aber schon im Blutleibe ganz andere Lebensgesetze walten, als im Fleischleibe: so stehen auch dem Substanzlichen im Allgemeinen ganz andere vor, als dem Materlichen, und so offenbart sich auch eine grosse Verschiedenheit zwischen den das seellich- und das geistlich-Substanzliche regierenden Lebensgesetzen.

Auf genaue Kenntniss aber zunächst der Gesetze, nach welchen das Materliche und Substanzliche; sodann das Feste und Flüssige; das Dunstige und Gasige; das Seelliche und Geistliche; so wie endlich der vermögenreiche Menschengeist selbst wird und ist; gründet sich die ganze Medicin und die wahre Methode die Gesundheit zu bewahren; das Gesunde im Kranken zu pflegen und zum Heilen der Krankheiten geschickt zu machen, also die wahre Methode das Kranke im Gesunden zu heilen; so wie letztlich die ganze Einrichtung und Eintheilung eines Gesundheitshauses.

Muss nun gleich die weitere Erörterung dieser gewichtigen Gegenstände dem zweiten Bande dieses Werkes vorbehalten bleiben, so sind doch nachstehende Bemerkungen über die Verhältnisse der vier Regionen der Leiblichkeit zu einander, so wie über den Einfluss des erkrankten Menschengeistes auf seine vierfache Natur und über die Rückwirkung des Siechthums derselben auf ihn selbst zum Verständnisse der allgemeinsten Beschreibung eines *Hygiocomium* unumgänglich nöthig.

Dem eben Dargelegten nach muss, wenn man den Menschen kennen lernen möchte, derselbe erst seiner Natur, sodann seinem Wesen nach erforscht werden. Bei Erforschung der Natur kommt zuerst das Feste: das Fleisch; dann das Flüssige: das Blut; hierauf das Seelliche und endlich das Geistliche der materlich-substanzlichen Leiblichkeit im Betracht.

Da aber, wie jeder, der Anatomie getrieben hat und treibt, weiss, dass das Flüssige des materlichen Leibes vom Festen desselben in allen Theilen nicht vollkommen getrennt werden kann und dass jenes seiner Zartheit wegen bei der versuchten Trennung schon grössten Theils zerztört wird: so ist, wenn vom äussern Menschen gehandelt wird, nie vom Flüssigen — d. i. vom Blute — und vom Festen — d. i. vom Fleische — desselben ins Besondere die Rede; vielmehr ist man gewohnt, beides als ein Ganzes zu betrachten und es als Leib zu bezeichnen.

Ist es aber gleich bisher keinem Anatomen gelungen, das Blut, den flüssigen Fleischleib, für sich, gesondert vom festen darzustellen, so kann doch keineswegs behauptet werden, dass das dereinst nicht noch gelingen könne mit Mitteln und auf eine Weise, die uns eben jetzt noch unbekannt sind.

Man versteht also eigentlich unter Leib im gewöhnlichen Sinne die fest-flüssig-materliche, d. i. die fleischlich-blutliche Natur des Menschen.

Aber Leib, Natur ist der Mensch nicht nur seiner Materie, sondern auch seiner Substanz nach.

Wie nun der angezogene, der bekleidete Mensch in seinem Hause, und der nackte in seinen Kleidern ist, so ist das Flüssige: das Blut des materlichen Leibes im Festen: im Fleische; und der gesammte Substanzleib im Blute: in den Säften.

Der Substanzleib ist aber eben so zusammengesetzt, wie der Materieleib.

Wie der Fleischleib, d. i. der feste Materieleib den flüssigen, d. i. den Blut- oder den Saftleib, umfasst; eben so ist im Seelenleibe ein Geistleib, und im Geistleibe der Geist — das Wesen des Menschen — enthalten, und wie man sich nur dem Sprachgebrauche fügt, wenn man den gesammten äussern Menschen: Leib, nennt, so ist es auch nicht richtig, wenn man den gesammten innern Menschen als Seele bezeichnet; denn Leib, Leiblichkeit ist der ganze Mensch seiner Natur nach, auch als Seele, wie oben bemerkt worden ist, dahingegen Seele nur einen Theil des gesunden Substanzleibes bezeichnet.

Seele, d. i. Seelenleib, ist der Mensch nur der seellich-substanzlichen Verwirklichung der fünf Grundvermögen seines Geistes nach; denn wie der äussere Mensch nicht bloss feste Materie: Fleisch, sondern auch flüssige: Blut — rothes und weisses — ist; genau so ist der innere Mensch nicht bloss seelliche, sondern auch geistliche Substanz; und wer sich gern das Verhältniss des Seelenleibes zum Geistleibe deutlich machen, — materlich-versinnlichen — möchte, der bemühe sich um eine klare Einsicht des Verhältnisses zwischen Flüssigem und Festem, d. i. zwischen Fleisch und Blut des Materieleibes.

Wie das Feste des materlichen Leibes Flüssiges, und umgekehrt desselben Flüssiges Festes wird: so wird auch das Seelliche des Substanzleibes Geistliches und umgekehrt das Geistliche desselben Seelliches.

Das geschieht alles nach den von Gott gegebenen Urgesetzen, vermittelst der beiden entgegengesetzten Lebens-Richtungen: des Lebens von aussen nach innen: Verkräftigung; — und: des Lebens von innen nach aussen, Vermateriung; — wovon im zweiten Theile ein Mehreres.

Wie das Leben des äussern Menschen; das Blutwerden des mit dem Munde Aufgenommenen; so wie das Fleischwerden des Blutes und das Wieder-Blutwerden des Fleisches ununterbrochen vor unsern Augen sich ereignende Wunder sind; — so sind denn auch eben solche Wunder das Leben des inwendigen Menschen; das Substanzwerden der flüssigen Materie; das Geistlichwerden des Seellichen; das Kraftwerden des Geistlichen, und umgekehrt: das Geistlichwerden der Kraft; das Seellichwerden des Geistlichen; das Gaswerden des Seellichen; das Dunstwerden des Gasigen; das Flüssigeswerden des Dunstigen u. s. w. Diese Wunder der materlichen Welt sind nicht grösser, als die der substanzlichen, — und wie jene wahr sind, so kann ein vernünftiger Mensch auch diese nicht in Zweifel ziehen.

Ist es nun gleich den grob-sinnlich forschenden Anatomen bisher nicht möglich gewesen, den Blut- oder Saftleib gesondert vom fest-weichen Fleischleibe darzustellen, wie solches in der Ideê wohl möglich erscheint; so ist eine solche Trennung der beiden Theile des Substanzleibes, nämlich des Seellichen vom Geistlichen, nicht nur der Theorie nach thunlich, sondern sie ist auch wirklich durch die That vollzogen worden.

Man kann sich nicht nur den Seelenleib gesondert vom Geistleibe denken, sondern man findet auch den einen vom andern in der Wirklichkeit, — freilich gegen die Norm des Lebens —, geschieden; so zwar, dass man einen jeden für sich betrachten und darstellen kann.

Besteht demnach gleich die gesammte Natur des Menschen aus einem geistlichen Leibe in einem seellichen; so wie aus einem Blut- in einem Fleischleibe, so kann sie auf dem dermaligen Standpunkte des menschlichen Wissens und Könnens practisch wissenschaftlich, doch nur als eine dreifache dargelegt werden.

Daher Leib und Seele, oder Fleisch-, Blut-, Seelen- und Geistleib als Organ, als Natur, dem Geiste, dem Wesen des Menschen gegenüber.

Wenn also gleich in Wahrheit der gesammte Menschenleib den 5, vierfach verwirklichten, Grundvermögen des Geistes nach, aus 20 deutlich verschiedenen, theoretisch darlegbaren, Systemen besteht, so lassen sich davon streng genommen doch nur 15 practisch darlegen. Sie sind in den hinten beigelegten Tabellen zusammengestellt und sollen im zweiten Theile dieser Schrift in ihren Eigenthümlichkeiten allgemein verständlich näher bezeichnet werden.

Dieses vierfache wissenschaftlich als: Fleisch-, Blut-, Seelen-, und Geistleiblicheswerden — als Fleisch-, Blut-, Seelen- und Geistgestaltung — zu betrachtende Verwirklichen der 5 Grundvermögen des Menschengeistes geht auf ganz eigenthümliche Weise und in ganz besonderer Aufeinanderfolge vor sich.

Wie das Leben selbst als ein Materiewerden der Kraft und als ein Kraftwerden der Materie aus dem Tiefsten des Menschen: aus seinem Geiste hervorgeht; so muss nothwendig diese Verwirklichung zunächst als geistlich-leibliche beginnen; sich als seellich-leibliche von innen nach aussen fortsetzen; von da aus in blutlich-leibliche übergehen und als fleischlich-leibliche zur Vollendung gelangen, welche durch das Leben von aussen nach innen, also durch das Fleischwerden der rohen Materie; durch das Blutwerden des Fleisches; durch das Seellichsubstanzlicheswerden des Blutes;

durch das Geistlichsubstanzlicheswerden des Seellichen und durch das Kraftwerden des Geistlichen, ewigen Bestand im Geiste selbst hat.

Wie nun nach der Urnorm die Menschheit im sogenannten Anorganischen zu werden begann, was eben so historisch, d. i. practisch, als theoretisch, d. i. wissenschaftlich, richtig ist, und auch fernerhin in demselben ihren Bestand hat; so beginnt das Verwirklichen der 5 Grundvermögen des geschaffenen Menschengeistes, nach eben derselben, als vierfacher Instinkt gegebenen Urnorm im mütterlichen Schoosse, d. i. im Uterus, welcher sich zum Werden des einzelnen Menschen eben so verhält, wie das Anorganische zur Menschheit.

Das Anorganische, oder, was ganz dasselbe sagen will: die gebende Urthätigkeit, ist der mütterliche Schooss: der Uterus, des ganzen menschlichen Geschlechtes.

Was demselben bei seinem Werden das Anorganische: die Welt, die Erde und der Himmel, ist; das ist dem einzelnen Menschen bei seinem Werden der Leib, d. i. das fest-flüssige Fleisch, und die Seele: d. i. die seellich-geistliche Substanz.

Der Leib ist der mütterliche Schoos: der Uterus, der Seele; die Seele aber ist ebenso der mütterliche Schoos: der Uterus, des Geistes.

Beim Seyn des Geistes im Substanz-, d. i. im Geist- und Seelenleibe, verhält sich derselbe ebenso zu ihm, wie der Fleischleib zum Seelenleibe, wie der mütterliche Schooss zum werdenden Menschen; wie das Anorganische: Himmel und Erde, zum gesammten Menschengeschlechte.

Das durch das Substanzwerden der Kraft und durch das Materiewerden der Substanz; so wie wieder zurück: durch das Substanzwerden der Materie und durch das Kraftwerden der Substanz vermittelte Doppelleben bedingt den ewigen Kreislauf.

Das ist die Art und Weise, zu einer richtigen Ansicht der Bezeichnungen zu gelangen, welche zwischen dem Geiste und der Leiblichkeit; zwischen dem Substanzlichen und Materlichen derselben; zwischen dem Geistlichen und Seellichen des Substanzleibes; zwischen dem Blute und Fleische des Materieleibes; zwischen Menschen und Menschen; zwischen dem menschlichen Geschlechte und der gesammten Natur: Himmel und Erde; zwischen Leiblichem, Organischem und Unleiblichem, Anorganischem, obwalten; wie sie in der Lehre vom Werden und Seyn des Menschen wissenschaftlich und practisch näher entwickelt wird.

Der Geistleib ist eben so wenig Geist, als die Seele Geistleib; der aus Blut und Fleisch bestehende äussere Mensch eben so wenig Seele, als der Seelenleib Geistleib; das Organische eben so wenig Anorganisches als der irdische Leib, Seelenleib; das Anorganische: die Erde, eben so wenig Himmel, als die Erde: das Anorganische, Organisches u. s. w.

Aber Himmel und Erde; Anorganisches und Organisches; materlicher und substanzlicher Leib in ihren festen, flüssigen, dunstigen, gasigen, ätherischen, seellichen, geistlichen Zuständen, machen zusammen die Geburtsstätte des Geistes aus; sie sind zusammen genommen der mütterliche Schooss, in welchem der von Gott geschaffene Menschengeist seine Vollendung erlangen soll.

Leider kann sich der gesunde Menschengeist nicht der Urnorm nach entwickeln und

ausbilden, wenn irgend ein Glied dieses mütterlichen Schoosses, oder wenn er in sich selbst abnorm, siech, krank, ist.

Das Gesunde aber im Wesen und in der Natur des Menschen, neben dem Abnormen, Siechen, Kranken zu bewahren, zu schützen, zu pflegen, und ihm eine solche Richtung zu geben, eine solche Macht mitzutheilen, dass es dasselbe zu überwinden im Stande ist, ist der ursprüngliche, alleinige Zweck der ewig wahren Medicin, wie bereits an mehreren Stellen ausgesprochen worden ist.

Der geschaffene Menschengeist kann zu seiner ursprünglich bestimmten Vollendung nur durch Verwirklichung der sein Wesen ausmachenden Grundvermögen gelangen, welche eben in einer gesetzmässigen vierfachen Verleiblichung besteht, die das Erzeugniss des Lebens: eines Doppel-Vorganges ist, bei welchem Kraft Materie und Materie Kraft wird.

Der Geist aber, von dem das Alles: Thätigkeit, Leben und Verwirklichung ausgeht, hat seinen Ursprung aus Gott; wesshalb auch der Mensch wirklich göttlichen Geschlechts, ein Kind Gottes ist und auch Gott als seinen Schöpfer, Vater und Herrn in seinem innersten Wesen anzuerkennen genöthiget ist.

Doch kann man von dieser Kindschaft Gottes wissenschaftlich eben so wenig Rechenschaft geben, wie das noch kleine Menschenkind von der Abstammung von seinen Aeltern, und selbst später, wenn der Mensch zu seiner vollkommenen Ausbildung gelangt ist, beruht Alles, was er darüber weiss, auf gläubiger Annahme dessen, was ihm darüber von Andern mitgetheilt wurde.

Das felsenfeste, klare Bewusstseyn des Menschen von der Kindschaft Gottes, ist ein Urbewusstseyn, welches mit dem Geiste selbst gegeben ist. Vermöge dieses Urbewusstseyns verlässt sich der Mensch eben so fest auf seinen Gott, wie das noch schuldlose Kind auf seine Aeltern.

An dieses Urbewusstseyn der Kindschaft Gottes knüpft sich jedes andere, zunächst das Selbstbewusstseyn; sodann das Bewusstseyn alles ausser dem Geiste Bestehenden, welches man, im Gegensatze zum Selbstbewusstseyn, Weltbewusstseyn zu nennen pflegt.

Das Bewusstseyn ist eigentlich die Summe des Erlebten, aller Lebensvorgänge des Einzelnen, — des Lebens selbst. Was der Mensch nicht ge- und erlebt hat, dessen ist er sich auch nicht bewusst.

Thätigkeit des Geistes; Leben; sich verleiblichen; sich verwirklichen; und sich seiner bewusst werden, ist ganz gleich.

In seiner Thätigkeit; in seinem Leben; in der Verleiblichung seiner fünf Grundvermögen, wird sich der Geist seiner bewusst.

Man wird sich seiner und des Werdenden und Seyenden umher bewusst, wenn man thätig ist; lebt; sich verwirklicht; sich als Leiblichkeit aus dem Geiste herausbildet um vermittelst derselben das Werdende und Seyende wieder als Kraft in ihn hinein zu leben.

Der Mensch hat so viel Bewusstseyn, als er lebt; er hat gerade so viel Leben, als er Verwirklichtes: Materie, Substanz und Kraft, das Erzeugniss desselben, an und in sich hat.

Das Bewusstseyn ist auch eben so gut und klar, und das Leben eben so innig und lieblich, als das ihn zunächst Umgebende vollkommen, wahr, schön, rein, heilig ist.

Das ganze nach der Urnorm vor sich gehende Leben ist darum mit dem klärsten, deutlichsten, beglückendsten Bewusstseyn verbunden.

Glücklich leben; gesund seyn; und ein gutes, deutliches Bewusstseyn haben, ist ganz gleich.

Die Gesundheit desjenigen, dessen Bewusstseyn dunkel, unklar, unlauter ist, ruht auf losem Grunde, hat keinen sichern Bestand.

Die entsetzlichste Zerfallenheit verräth es aber, wenn besonders das Bewusstseyn der Kindschaft Gottes verdunkelt oder wohl gar ganz untergegangen ist.

Ein — selbst flüchtiger — Blick in uns und auf unser ganzes Geschlecht lehrt, dass unser Bewusstseyn keineswegs von der Art ist, wie es seyn sollte, und dass leider auch das Bewusstseyn von der Kindschaft Gottes in den mehrsten Menschen sehr verfinstert, ja fast ganz untergegangen ist; — lehrt, dass wir nicht durchaus glücklich sind; dass unsere Gesundheit nur allzu oft durch Siechthum und Krankheit aller Art, ja dass das Leben jedes Einzelnen durch den schrecklichen Tod unterbrochen wird. Lauter untrügliche Kennzeichen des Weichens von der ursprünglichen Norm des Lebens!

Geht nun gleich die Verwirklichung, die Verleiblichung des Menschengeistes zunächst im Bildungsheerde von der Vermateriung, — Leben von innen nach aussen, — und von der Verkräftigung, — Leben von aussen nach innen, — aus, — s. oben S. 18. 33. — so sind doch diese Thätigkeiten nicht das tiefste Leben, welches zunächst nur, aus seinem Vermögen, bedingt frei zu wollen, quillt.

Das Vermögen des Menschengeistes, frei zu wollen, steht aber mit einem andern Vermögen desselben, welches in seiner Thätigkeit den einfachen Instinct darstellt, in der innigsten Verbindung, ja es fällt beim Leben nach der Norm mit ihm in Eins zusammen, so dass der rechte Wille und der vierfache Instinct, wie er sich im unwillkührlichen Triebe des Fleisches und des Blutes, im Gewissen und im Glauben offenbart, wahrste Einheit darstellen.

Im vierfachen Instincte ist das ganze Gesetz des Lebens und der Gesundheit gegeben, und er lässt sich in Wahrheit auf ein Vermögen des Menschengeistes: die Urnorm des Lebens, — den Regierer, den Rector desselben — zu vernehmen, zurückzuführen, wie später, im 2ten Theile, ausführlich dargethan werden soll.

Dass sich nun der Einzelne sowohl, als die gesammte Menschheit einer Norm gegen diese oder ausser dieser Norm bewusst ist, deutet auf eine Uneinigkeit der eben angeführten beiden Vermögen des Menschengeistes: des Vermögens nämlich, bedingt frei zu wollen, und des Vermögens, das Gesetz des Lebens und der Gesundheit zu vernehmen, hin, und giebt zu einem Bewusstseyn Veranlassung, wie es bei dem, nach der Lebensnorm thätigen Menschen nie vorkommen kann. Es ist dieses das Bewusstseyn der Freiheit, und zwar, weil sie aus einem Seyn ausserhalb der Lebensnorm hervorgeht, einer selbstischen, gesetzwidrigen Freiheit.

Wie nun das Leben in der Norm das gute Bewusstseyn bedingt; — in welchem die, die göttliche Abstammung beurkundende bedingte Freiheit, als ein Heiligthum, verborgen ruht; — so wird das böse Bewusstseyn durch das Seyn, oder was dem gleich ist, durch das Wollen ausserhalb, oder gegen die Norm bedingt, welches eigentlich, als tiefstes Leben der Selbstheit, die Quelle aller Uebel, aller Entzweiungen, aller Uneinigkeit, alles Missbehagens, aller Leiden, aller Krankheiten der gesammten Leiblichkeit, — ja des Todes selbst — ist.

Noch ein Mal: die in der geschenkten, also bedingten Freiheit des geschaffenen Menschengeistes begründete Entzweiung der beiden tiefsten Vermögen desselben, ist die wahre Quelle aller Uebel, jeglichen Leidens, welche also, worüber man sich schon lange und viel gestritten hat und jetzt noch streitet, nicht ausser dem Menschen, sondern lediglich in ihm selbst liegt. — s. oben S. 32 —.

Die Folgen dieser Entzweiung sind unbeschreiblich gross, und eben so erschrecklich, als sie gross sind. Sie erstrecken sich über die ganze Leiblichkeit nicht nur des Einzelnen, sondern auch über die Leiblichkeit des von ihm Gezeugten, also, wenn sie sich bei den Stammältern der Menschen ereignete, über das ganze Geschlecht.

Als der Wille, das Tiefste im Geiste des Menschen, mit dem die Norm des Lebens in ihm vertretenden Geiste Gottes uneins wurde; oder, was ganz dasselbe sagen will: als des Menschen *göttliche* Freiheit, eine selbstische, — als er den göttlichen, im vierfachen Instincte gegebenen Gesundheitsgesetzen ungehorsam wurde, — da erkrankte er in seinem tiefsten Wesen; da lebte er in demselben ein Leben gegen die von Gott gegebene Urnorm des gesunden Lebens, welches sich nothwendig auch nach aussen hin offenbaren, — in die Verwirklichung der Grundvermögen seines Geistes, — in die Verleiblichung desselben: in seinen Geist-, Seelen-, Blut- und Fleisch-Leib, oder in seine geistlich-seellich-substanzliche und blutlich-fleischlich-materliche Leiblichkeit hineinleben musste, — darum in sie einleben, einbilden musste, weil sie Erzeugniss des vom Geiste ausgehenden Doppel-Vorganges im vierfachen Bildungsheerde, — in den Häuten, in der plastischen Lymphe, im Organe des Denkens und im Organe der Liebe, — ist, bei welchem Materie Kraft, und Kraft Materie wird.

Die Uneinigkeit des im Willen verborgenen Freien mit dem im vierfachen Instincte waltenden Lebens-Rector, — die selbstische, als Hochmuth thätige Freiheit, musste sich zunächst in Verstimmungen der drei übrigen Grundvermögen kund geben. So aber konnte das Leben nicht mehr in einem liebenden Opfer des Eigenen bestehen, sondern es musste sich nothwendig in ein krampfhaftes, selbstisches Zurückhalten und Abstossen des Angeeigneten verwandeln, somit in sich selbst höchst leidend seyn, und alles aus ihm Stammende in dieses sein Leiden, sein Krankseyn, — in Mitleidenschaft demnach, — ziehen.

Ist es also durch Ungehorsam gegen die Stimme des mahnenden Lebens-Rectors zum selbstischen Gebrauche der Freiheit gekommen, so kann fortan die Verkräftigung der Materie, d. i. die Verwandlung der Materie in Kraft, das Leben von aussen nach innen, und die Vermateriung, d. i. die Umwandelung der Kraft in Materie, das Leben von innen nach aussen, nicht mehr nach der Urnorm vor sich gehen — s. oben S. 18. 32. — Das Bewusstseyn der Kindschaft Gottes, welches allein Heil und Frieden zu geben im Stande ist, ist dahin, — verloren —, und tiefster Unfriede, ein ununterbrochenes geheimes Murren tritt an die Stelle desselben. Der nach Frieden, nach gesundem Leben sehnsüchtige Geist sucht das verlorne Gut im Aeussern, was den Einklang der beiden Lebensrichtungen in der Art stört, dass, indem sie vorherrschend an der Aussenseite der Leiblichkeit, im Fleischleibe, statt finden, hier die Vermateriung ein beengendes

Uebergewicht erlangt, welches den ganzen Leib schwerer macht und einen wahren Fall bedingt.

Der Leib zieht den Geist zur Erde, er verdunkelt ihn, da umgekehrt, der ursprünglichen Bestimmung nach, der Geist denselben zum Himmel emporheben, verklären sollte. Der Geist wird verfinstert; er ist von einem, durch ihn selbst erzeugten Gewichte gedrückt; er hat sich selbst eine Kette geschmiedet, welche ihn, wie einen Sclaven, an die Erde fesselt.

Die Alles dieses erzeugende Uneinigkeit zwischen den beiden Grundvermögen zu wollen, und das Gesetz des gesunden Lebens zu vernehmen, — der innere Unfriede, die Zerfallenheit mit und in sich selbst ist der Punct, von welchem ursprünglich alles Leiden und das ganze Heer der Krankheiten ausgeht.

So wie denn auch die Einigkeit in diesen Grundvermögen der Punct ist, von welchem der innere Friede und jegliche gesunde Lebenserregung abhängt.

Und das Verhältniss dieser beiden Grundvermögen zu einander ist denn auch der Punct, aus welchem die gesammte Medicin als Kunst und Wissenschaft ihren Ursprung hat.

Alle ihre Gesetze, Lehren und Grundsätze fliessen aus ihm, wie aus einer Quelle, und alle zusammen haben nur einen Gegenstand: das Wohl des Menschen; nur einen allgemeinen Zweck: die Gesundheit desselben zu bewahren, und, wenn sich Krankes in das Gesunde eingelebt hat, dieses zu schützen, zu pflegen, es zum Überwinden jenes, — des Kranken, — geschickt zu machen.

Dieser Gegenstand und dieser höchste Zweck der ganzen Medicin ist ewig unveränderlich, und sie geben ihr, — der Medicin, — einen ewigen Bestand, so wie jede andere wahre Wissenschaft und Kunst ewig wahr und anwendbar bleibt.

Wäre die Medicin eine Wissenschaft und Kunst, deren Gegenstand bloss das Kranke, und deren Zweck bloss Heilung der Krankheit wäre, so würde sie endlich seyn, wie wir alle hoffen, dass die Leiden und Krankheiten der Menschheit endlich sind.

Ist aber Bewahrung und Pflege des Gesunden im Kranken der höchste und allein wahre Zweck der Medicin, so ist sie eine herrliche, eine göttliche Wissenschaft, in der nichts Tadelhaftes, nichts Unedles mehr zu finden; es treffen sie alle die Vorwürfe nicht, die man ihr wohl schon gemacht hat; der sie ausübende Arzt ist frei von der Sorge, dass er, wenn alle Krankheiten geheilt seyn werden, keinen Gegenstand mehr für seine Kunst und Wissenschaft haben werde.

Auf diesem höheren Standpuncte eröffnen sich der Medizin als Wissenschaft und Kunst ganz neue Aussichten, die erregend auf sie zurückwirken und ihr ein neues schönes Lebens mittheilen.

Vor Allem macht es seinen Einfluss auf die medicinische Methode geltend, die in der innigsten Beziehung zur Einrichtung der Institute steht, in welchen die Pflege der Gesundheit und Heilung des Kranken im Gesunden durch das gesunde Leben ausgeübt wird, von welcher eben hier ins Besondere die Rede ist.

Von diesem Standpuncte aus giebt sich deutlich zu erkennen, dass wahre Pflege der Gesundheit und gründliche Heilung des Kranken im Gesunden des Menschen nur bei gründlicher Kenntniss der Natur und des Wesens des Menschen möglich ist.

Zur Begründung der medicinischen Methode und für die Errichtung medicinischer Institute, in welchen sie ausgeübt werden soll, ist aber besonders die Kenntniss der gesetzmässigen Aufeinanderfolge der Entwikkelung der vierfachen Leiblichkeit von grosser Wichtigkeit.

Von diesem Gegenstande, der in der Lehre „vom Werden und Seyn des Menschen" genau abgehandelt wird, kann hier nur angeführt werden, dass sich zuerst der geistlich-, dann der seellich-substanzliche; hierauf der flüssig-, und endlich auch der fest-materliche Theil der Leiblichkeit; oder: erst der Geist-, dann der Seelen-, hierauf der Blut- und endlich der Fleischleib stufenweise heraus- und hineinbildet.

Ein Theil in dem Puncte, von dem oben — s. S. 39 — die Rede war, das verwirklichte Grundvermögen: das Gesetz des gesunden Lebens zu vernehmen, tritt uns in der Wirklichkeit als vierfaches unwillkührliches Verlangen: als vierfacher Instinct, als Instinct im Geist-, im Seelen-, im Blut- und im Fleischleibe entgegen, der als das Gesetzbuch für das Bestehen des gesunden Lebens auch zugleich da, wo er erscheint, ein unwiderlegliches Zeugniss eines vorhandenen Freithätigen ist.

— Das ist der vierstämmige, ins Knotennerventragende Herz verpflanzte Baum des Erkenntnisses Gutes und Böses, welcher allen Menschen, ohne Unterschied, ihre paradiesische Abstammung beurkundet. —

Das Nächste nun, was in der Grunduneinigkeit des Menschengeistes und in der Verwirklichung desselben untergeht, ist das geistliche unwillkührliche Verlangen, der geistliche Instinct: der Glaube, also die Norm des geistlichen Lebens, dessen Erzeugniss der geistlich-substanzliche Theil der Leiblichkeit ist.

Mit dem Glauben verkommt das geistliche Leben, und mit d i e s e m der geistlich-substanzliche Leib, der erst in Siechthum verfällt, wobei er welk wird, verdorrt und endlich wirklich abstirbt.

Das Leben aber des geistlich-substanzlichen Leibes ist der alleinige und wahre Erreger alles Lebens des seellich-substanzlichen Leibes.

Was der Mensch nicht erlebt hat, was er sich nicht einlebt, ist auch nicht sein, — dessen ist er sich nicht bewusst.

In demselben Verhältnisse, als das Siechthum des geistlichen Lebens zunimmt, der geistliche Leib welk wird, verdorrt, erstirbt; trübt, verdunkelt sich auch das Bewusstseyn, so zwar, dass sich endlich ein solcher Mensch seines geistlichen Lebens gar nicht mehr bewusst ist. Geistliches Leben und geistlicher Leib sind ihm Täuschungen, Schwärmerei, welchen sich andere, auf irrigen Wegen Einhergehende hingeben, — meint er —.

Der geistlich erstorbene Mensch ist sich fortan nur noch seines Seelen-, seines Blut- und seines Fleischlebens und dessen, was sich aus demselben herauslebt, — des seellich-substanzlichen und des flüssig-fest-materlichen Leibes, — bewusst.

Im Tiefsten seiner Seele: im selbstisch-freien Geiste geht aber zu keiner Zeit das Verlangen nach Erleuchtung des in seinem Bewustseyn Verdunkelten, nach geistlichem Leben; nach innigem Einklange der verschiedenen Lebensregionen und Lebensrichtungen; nach Urgesundheit; nach Heilung des Kranken im Gesunden; nach Wiederbelebung des Erstorbenen, unter.

Man hat von seinem erstorbenen geistlichen Leibe eben so ein dunkeles, historisches Bewusstseyn, wie ein Mensch von irgend einem Theile seines flüssig-fest-materlichen Leibes: vom Auge, vom Arme, vom Fusse u. s. w., der ihm exstirpirt worden ist.

Was nun dem nach gesundem Leben Hungrigen in seiner Zerfallenheit, in seiner Uneinigkeit an Gesundheit und Tiefe des Lebens, — also an geistlichem Bewusstseyn, an geistlichem Leben, — abgeht; das sucht er nach aussen hin an oberflächlicherem gegen die Norm des Lebens selbstisch zu gewinnen, — eigentlich zu ergeitzen, zu rauben. Je besser nun das gelingt, desto schreiender wird die Uneinigkeit, die Verstimmung, — desto äusserlicher, materlicher, eigentlich fleischlicher, gestaltet sich, präget sich das Kranke des Lebens, oder vielmehr das Erzeugniss der krampfhaften Thätigkeit, aus.

Belege für diese in der Theorie geschaute Wahrheit bieten sich dem Beobachter in unzähligen Beispielen des täglichen Lebens, besonders bei denen, die ihr vierfaches Knoten- oder Instinct-Nervensystem durch anhaltenden Genuss alkohol - gifthaltiger Getränke und Speisen verdorben haben: also bei den mässigen und unmässigen Branntwein-, Liqueur-, Rum-, Punsch- u. s. w. Trinkern, dar. Ein einziger Blick auf ihre ganze äussere Erscheinung zeigt das Vorherrschen des oberflächlichen, den Mangel alles tiefern, innigeren Lebens. — S. darüber einen Aufsatz vom sel. Staatsrathe Hufeland im Berliner Intelligenzblatte für das Jahr 1802, der auch im 78sten Stück der Schriften des Haupt-Vereins für christliche Erbauungsschriften in den Preussischen Staaten abgedruckt ist. —

Wenn aber gleich mit dem Ersterben des geistlichen Leibes auch der Glaube, als System desselben, untergeht, so tönt doch die in der Tiefe verklungene Stimme dieses Regulators des geistlichen Lebens noch auf der Oberfläche: im Seelen-, im Blut- und im Fleischleibe als Gewissen, als unwillkührliches Verlangen und als natürlicher Instinct. — s. S. 41 u. s. w. —

Der geistliche, d. i. der durch den Glauben regierte, Leib ist gleichsam das Licht der Seele, d. i. des durch das Gewissen regierten Theiles der Leiblichkeit; die erleuchtete Seele das Licht des äussern, aus Blut und Fleisch bestehenden Menschen — s. weiter unten — .

Wie nun mit dem Verlöschen des geistlichen Lichtes sich der ganze innere Mensch verdunkelt, so erstreckt sich diese Verfinsterung auch über das Leibliche des Regulators des Seelenlebens: über das Gewissen, welches in entscheidenden Momenten des Lebens gar nicht mehr die ursprüngliche Bestimmtheit, Sicherheit und Kraft gewährt.

Das Gewissen des in seinem Innersten verdüsterten Menschen ist nicht mehr die sichere Norm des Rechten und Gesundheitbewahrenden, die man an ihm zu haben wähnt und wirklich an ihm hat, wenn es gut, ruhig, d. i. gesund ist.

Die Beschaffenheit des Gewissens hängt von der Geneigtheit des Willens ab, sich dem in ihm Ordnenden zufügen, oder sich ihm zu widersetzen. In jenem Falle entsteht das gute, in diesem das böse Gewissen, welches mit dem Menschen als gutes oder als böses Bewusstseyn lebt. Das Bewusstseyn als das ins Tiefste des Geistes niedergelegte wahre Vermögen, giebt dem ganzen Leben seinen Ton, — seine Farbe, seinen Werth, seine Macht. Wer viel Vermögen hat, hat viel Werth, — viel Macht.

Wie im Unglauben die geistlich - substanzliche Verwirklichung der sämmtlichen Grundvermögen verkommt und endlich ganz untergeht: so erschüttert das böse Gewissen die relative Gesundheit der Seele: des seellich - substanzlichen Leibes, aufs Heftigste, ihm je länger je mehr eine Geneigtheit zu Seelenkrankheiten einprägend. Im Unglauben und im bösen Gewissen hat man zwei arge Feinde des Lebens in seinem Innersten, die es zu allen Geistes- und Seelenkrankheiten, überhaupt zu Krankheiten — disponiren, wie man zu sagen pflegt.

Ist der Geistleib krank, so erkrankt auch nach und nach die Seele.

Es gebiert demnach Geisteskrankheit die wahre Anlage zu Seelenkrankheiten. Wo sie vorhanden ist, tobt gewöhnlich im Innern des Menschen der Sturm der Leidenschaften, der sich auch selbst während des Schlafes nicht ganz legt, was erschreckende Träume und sonst unruhiger Schlaf sattsam beurkunden.

Leider sind solche ins Leibliche eingelebte Dispositionen erblich, also, dass das Stürmen der Leidenschaften in der Seele der Zeugenden, in den Geist des Gezeugten hineinbläst und sich demselben mittheilt.

Diese erblich überkommene Anlage zu Krankheiten im Allgemeinen und zu Seelenkrankheiten ins Besondere giebt Auskunft über die Beobachtung, dass in manchen Fällen bei ganz geringem Weichen von der Norm sehr bald Krankheiten aller Art ausbrechen; dagegen in andern, bei dem heftigsten Toben der Leidenschaften und gänzlicher Gewissenlosigkeit, lange noch die relative Gesundheit des Fleisch-, des Blut- und des Seelenleibes besteht.

Gewiss aber ist es, dass, gleichwie im Unglauben das geistliche, so in der Gewissenlosigkeit das seelliche und in der Widersetzlichkeit gegen den unwillkührlichen Naturtrieb im Blute und gegen den natürlichen Instinct, endlich auch das Leben des äussern Menschen, d. i. des materlichen Leibes untergeht.

Mit dem Seelenleben verkommt aber auch die Seele als Leibliches, wie die tägliche Erfahrung durch viele Beispiele lehrt. Es ist nur allzubekannt, wie oft schon die geistreichsten, d. i. die klügsten Menschen, ein Spott der Welt geworden sind.

Durch den Genuss des Branntweins war ein sonst sehr geachteter Alterthumsforscher dahin gekommen, dass er sein mit grosser Gelehrsamkeit geschriebenes Buch nicht mehr kannte. Wer möchte, wenn das der Fall ist, noch an der Zerstörung der Seele zweifeln. Könnte aber die Seele zerstört werden, wenn sie nicht wirklich Leibliches, ein organisches Ganzes wäre?

Ist demnach das Seelenleben so ungeregelt, so verstimmt, so kann auch das Erzeugniss, die Unterlage desselben: der seellich-substanzliche Leib nicht normal, nicht gesund seyn. Die seelliche Substanz muss entarten. Es müssen sich nothwendig Seelenkrankheiten ausbilden, die offenbar wirkliche, in den Seelenleib eingelebte Leiden sind, bei welchen die Seelenverrichtungen nicht anders als gestört erscheinen können, und die darum auch wohl als Seelenstörungen bezeichnet werden.

Dass das Heilen solcher Seelenübel, d. i. die Vernichtung des dem Gesunden der Seele eingelebten Kranken ein sehr schwieriges Geschäft ist, zu dessen Vollbringung günstige Verhältnisse gehören und viel Zeit erfordert wird, leuchtet von selbst ein. Es muss, soll wahre Heilung erfolgen, die ganze verdorbene Unterlage heraus, und dafür Gesundes hinein gelebt werden.

Seelenstörungen setzen immer Geisteskrankheiten voraus, und sie sind streng genommen eben so die Aussenseite derselben, wie, wenn Seelenkrankheiten auf dem höchsten Grade der Ausbildung endlich auch den Materieleib in Mitleidenschaft ziehen, die Krankheiten desselben, der Ausdruck der Seelenkrankheiten sind.

Wie es fünf verschiedene Geschlechter von Geisteskrankheiten giebt, so können auch Seelenkrankheiten, den fünf den Seelenleib ausmachenden Systemen nach, fünffach verschieden seyn, — je nachdem nämlich das eine oder das andere derselben vorherrschend erkrankt ist.

Bei allen Krankheiten des seellich-substanzlichen Leibes zeigt sich der seelliche Instinct: das Gewissen, verstimmt und zerfallen, also, dass der Seelenkranke gar nicht mehr zu unterscheiden im Stande ist, was recht oder unrecht; was Wahrheit oder Trug ist; was das Leben gesund erhält, oder ihm schadet. Ja es ist, wenn sich das Uebel auf einen hohen Grad ausgebildet hat, ein unwiderstehlicher Hang zu Handlungen vorhanden, welche schaden und das Daseyn gefährden.

Daher denn Seelenkranke meist gerade das Gegentheil von dem thun, was sie thun sollten. Sie hassen, was sie lieben, und lieben, was sie hassen sollten, wie solches die tägliche Erfahrung lehrt.

Der Grund von dieser höchst betrübenden Erscheinung liegt zunächst in einem wahren Erkranken des Leiblichen des Gewissens, — der seellich-substanzlichen Instinctnerven, die in ihrem normwidrigen Zustande für Gegenstände empfänglich sind, von welchen sie, wenn sie gesund sind, gar nicht berührt werden.

Das Aeussere der seellich-substanzlichen Instinctnerven sind die Knotennerven-Lymphe des Blutes und die fleischlichen Knotennerven; das Innerste derselben: die geistlich-substanzlichen Instinctnerven, oder das Organ, das Leibliche des Glaubens.

Alle vier sind, als Leibliches, als Organisches, Gegenstand der Medicin, gestatten eine unmittelbare Einwirkung des Arztes, der also nicht nur die Instinctnerven des Fleisch- und Blutleibes, sondern auch das

Innere derselben, die unsichtbaren Instinctnerven des Seelen- und Geistleibes mit seinen Heilmitteln unmittelbar, und mittelbar demnach auch den Geist selbst, dem sie als Organ angehören, berühren kann.

Dieser Satz ist bei Behandlung Seelenkranker von grosser Wichtigkeit und kann nicht genug beherziget werden.

Viele der merkwürdigsten Erscheinungen, so das Heer falscher Vorstellungen, der entsetzliche Widerspruch im Innern derer, die sich das Leben zu nehmen vorhaben; die Ausbrüche der schrecklichsten Wollust, des furchtbarsten Hasses, Neides, Stolzes u. s. w., sonst sittsamer, liebender, friedfertiger, wohlwollender, bescheidener Menschen u. s. w. finden in dieser schrecklichen Normwidrigkeit des vierfachen Instinctes ihre Erklärung. — Diese Normwidrigkeiten bekommt man oft von den zeugenden Aeltern als ein erschreckliches Erbtheil mit; oft — aber nicht immer; denn eben so oft sind sie Erzeugnisse des eigenen selbstischen Lebens.

In jedem Falle geht dem Ausbruche von Seelenkrankheiten selbstisches Weichen von der Norm voraus — s. S. 36. 37. 42 u. s. w..

Die Verstimmung, die Zerfallenheit, die Krankheit des vierfachen Instinctes hat, wie bereits oben — s. S. 36 u. s. w. — angedeutet worden ist, ihren tiefern Grund immer in dem, vom Grundvermögen zu wollen ausgehenden selbstischen Gebrauche der bedingten Freiheit: in dem mit Freiheit des Willens vollbrachten Ungehorsame.

Je mehr dem, auf die eben erwähnte Weise entstandenen Wirrwarre im Seelenleben Widerstand vom Wollenden des Menschen geleistet wird, desto beschränkter, desto partieller wird, nach dem oben

Bemerkten — s. S. 42 — überhaupt die Seelenkrankheit seyn, deren Tiefstes und Wesentliches eben derselbe Ungehorsam ist.

Wenn gleich die nächste Wirkung der Verstimmung und Uneinigkeit der beiden eben erwähnten Grundvermögen in Störungen des Einklanges der beiden entgegengesetzten Lebensrichtungen, des Lebens von innen nach aussen, — Vermateriung, — und des Lebens von aussen nach innen, — Verkräftigung, — besteht — s. oben Seite 38. 39. u. s. w.; — so zwar, dass jenes dieses weit überwiegt, — was Schwere, den wahren Fall, bedingt —; so äussert sich dieselbe doch zuvörderst durch mancherlei mehr oder weniger grosse Unordnung in der Imagination, durch Verworrenheit im seellichen Denken, als seelliche Verwirklichung des Grundvermögens zu bilden; was auch nicht anders seyn kann, weil diese Verwirklichung ein Zusammenfluss aller Seelenthätigkeiten, in den seellich-substanzlichen Bildungs-Organen, deren Gesammtthätigkeit sich als irdische Liebe offenbart, ist.

Wem wäre wohl das trübe, ungestüme Meer dieser Störungen der Denkverrichtungen, als Aeusserung des erkrankten Seelenlebens, unbekannt?

Es brauset und tobet oben und in seinen Untiefen bei jeder Seelenkrankheit, und steiget und fällt in demselben Verhältnisse, als der instinct-regierte Wille, — diese Magnetnadel der Gesundheit —, aus seiner Richtung weichet, oder in derselben verbleibet.

In dem Ungestüm der Imagination, des seellichen Denkens, der irdischen Liebe, finden sich alle Elemente des Seelenlebens zu einem schrecklichen Chaos unter einander gewirrt. Die vierfache von Gott selbst gegebene Norm des Lebens und der Gesundheit wird zu einem Gesetze krampfhafter Zuckungen und des Todes; die

Freiheit des Willens wird arge Knechtschaft; — der Gottlose, Gott entbundene, selbstische, heftige Wille, Wuth, Tobsucht, Tollheit; — das gewissenlose Leben von aussen nach innen: die ungezügelte Verkräftigung, die eigenwillige Empfindung, Un- und Wahnsinne; — das böswillige Leben von innen nach aussen, die ungeregelte Vermateriung, das selbstsüchtige, leidenschaftlich-begierliche Gefühl, Melancholie; — die Liebe, bitterster, giftiger Hass.

Dieser furchtbaren Entzündung aller Systeme des Seelenleibes, welche das Gesetz als Wahnsinn bezeichnet, folgt ein eben so furchtbares Nachlassen aller Thätigkeit, alles Lebens, wie es sich im Blödsinne offenbart. Wahn- und Blödsinn sind der gesetzlichen Bestimmung nach Zustände, in welchen der Mensch, gleich einem Kinde, für seine Handlungen nicht mehr verantwortlich ist.

Und so verkommt nach und nach das Seelenleben mit seinem Erzeugnisse: dem seellich-substanzlichen Leibe eben so, wie das Geistleben mit dem seinigen: dem geistlich-substanzlichen Leibe, bis auf einen Keim, der ganz richtig als der Wurm, der nicht stirbt, — als das Feuer, das nicht verlöscht, — bezeichnet wird.

Viele unseres Geschlechts sind oft geistlich schon ganz verkommen, während sie noch mit ihrem Seelenleben, wie mit einem grossen, unerschöpflichen Capitale prassen und in einer Fülle von scheinbarer Gesundheit schwelgen, bis sie mitten in ihrem erlogenen Traumglücke von den schrecklichsten Krankheiten des Seelen-, des Blut- und des Fleischleibes ergriffen werden.

Das allmäliche Vorkommen des geistlichen Leibes findet in den Tiefen des Lebens statt, und die Verheerungen des nagenden Wurmes offenbaren sich nicht eher, als bis er sich in den Seelen-, Blut- und Fleischleib hindurch gefressen hat.

Je länger also gegen diese grossen Uebel nichts geschieht, desto allgemeiner, schwieriger und verwikkelter werden sie. Wie unentbehrlich sind in einem wohlgeordneten Staate Institute, in welchen auch Leidende, die zu psychischen Krankheiten Anlage zeigen, und Seelenkranke, die noch nicht wahn- oder blödsinnig sind, zweckmässig behandelt und vor den Ausbrüchen dieser erschrecklichen Uebel bewahrt werden können.

Wie wohl thun aber auch diejenigen, die bei Zeiten Hülfe suchen; sie haben eben so Recht, als die zu beklagen sind, die sie lange Zeit auf sich beruhen lassen.

Es hätte vielleicht lieber dieses schreckliche Verhältniss gar nicht berührt werden sollen; aber es kann, nackt hingestellt, Manchen ergreifen und vor dem drohenden Uebel bewahren.

Kann nun wohl, in so fern der Seelenkranke leibliche Systeme und Organe darbietet, von dieser Seite her Vieles für ihn von Andern, besonders von Aerzten und Geistlichen geschehen, und ist die Art und Weise, wie das geschieht, wohl von sehr grosser Wichtigkeit, — ist also die Methode, Seelen- und Geisteskranke zu behandeln, wohl vom entschiedensten Einflusse für den Erfolg der Behandlung; so werden doch alle Leistungen, auch die aus der zweckmässigsten Methode fliessenden, erfolglos bleiben, wenn ihnen nicht aus den Tiefen des Geistes: nämlich aus dem Grundvermögen zu wollen, eine heilende, ordnende Macht helfend entgegen kommt. Eine solche Macht findet sich in jedem, — auch im zerrüttetsten Seelenkranken, und sie kann, so lange er lebt, ihren Einfluss auf das Leibliche früher oder später geltend machen.

Der Mensch bleibt, so lange er lebt, ein Geschöpf, ein Kind Gottes; hat als solches zu allen Zeiten Rechte an den Allvater und darf von Ihm in allen Fällen sichere Hülfe erwarten.

Es ist ein grosser, an traurigen Folgen sehr reicher Irrthum, zu meinen, Seelenkranke seyen Unfreie und als solche wie unvernünftige Thiere zu behandeln, was man denn auch zu allen Zeiten wirklich gethan hat.

Der allerschlimmste Seelenkranke ist immer noch etwas ganz anderes als ein unvernünftiges Thier.

Es ergeben sich daraus die heiligen und hohen Verpflichtungen, die sowohl dem Staate, als auch den nächsten Anverwandten gegen Seelen- und Geisteskranke obliegen. Keine Classe von Menschen bedarf so sehr der liebendsten Fürsorge, als Seelen- und Geisteskranke. Die Grösse und Heiligkeit dieser Obliegenheiten erklärt es, wie der Behandlung solcher Kranker gern und willig die grössten, unglaublich scheinende Opfer gebracht worden sind und noch gebracht werden.

Man möge aber auch daraus entnehmen, dass, wenn wohl von Seiten der sie nach der richtigen, im ewig Wahren begründeten Methode Behandelnden Alles mit der zartesten Gewissenhaftigkeit gethan worden ist und geschieht, die Heilung der Krankheit doch von ihnen allein nicht abhängt.

Nichtsdestoweniger ist aber doch auch das Tiefste im Menschen: sein bedingt freier Wille, in sofern er durch Leibliches vermittelt wird, — s. oben S. 33. 37. 41 —, Gegenstand des behandelnden Arztes, — ihm erreichbar, — und er kann, wenn er's versteht, indirect ganz sicherlich sehr viel zu einer freien Selbstbestimmung für das Rechte und Wahre beitragen.

Die Einwirkung des Psychiater auf die erkrankte seelisch-geistlich-substanzliche Natur oder Faser, d. i. auf den Willen des Menschen, der sich im Geiste desselben verliert, scheint direct zu seyn, und für eine directe Methode der Seelenheilkunde zu sprechen; aber sie ist in Wahrheit nur scheinbar direct, — streng genommen bloss indirect, wie an einer andern Stelle dieser Schrift näher dargethan werden soll.

Das Wie und Wodurch dieser Einwirkung zu einer freien Selbstbestimmung Seelenkranker für das Rechte und Wahre ist ein Geheimniss der *Hygiocomie*, welches nur dem zugänglich ist, der eben so seiner Seele als seinem Blute und seinem Fleische, — und eben so seinem Geiste als seiner Seele nach thätig ist, also im Geiste und in der Wahrheit lebt.

Das Seelenleben richtig beurtheilen und die rechten Mittel zur Heilung des erkrankten angeben kann nur der, der seinen eigenen Zustand richtig auffasst, die wahren Mittel zur Verbesserung desselben kennt, und auch unablässig auf sich selbst einwirken lässt.

Die Seelenpflege, *Psychocomia*, als Zweig der Ge-Gesundheitslehre, *Hygiologia*, welche einen递Haupttheil der Medicin ausmacht, giebt aber nicht nur die wahre Methode zur Heilung Seelen- und Geisteskranker, sondern auch die Grundsätze an, nach welchen Heilanstalten für solche Kranke einzurichten sind.

Die vorhandenen Irrenanstalten sind wahre Offenbarung des Innersten derer, die sie einrichteten und leiten.

Man kann vernünftiger Weise Heilung Seelen- und Geisteskranker in Anstalten, wo viele dieser Unglücklichen zusammen leben, — auf einen kleinen Raum beschränkt sind, nicht erwarten; erfolgen aber hin und wieder doch welche, so sind sie ein eben so grosses Wunder, als die Unschädlichkeit des Bisses giftiger Schlangen, von welchem wir in der h. Schrift lesen.

Es bleibt in dieser Hinsicht noch sehr viel zu thun übrig, und es giebt unter den, Zeit, Kraft und Geldmittel in Anspruch nehmenden Angelegenheiten wohl keine, der man mehr Aufmerksamkeit, mehr Theilnahme schenken sollte, als dieser.

Wird aber nur eine geringere Anzahl Seelen- und Geisteskranker an geeignetem Orte — in einem gut eingerichteten Institute — behandelt, so wird nothwendig die Behandlung derselben mit vielen Unkosten verbunden seyn.

Aber das Gute und Kostbare ist darum nicht das Theure, sondern in Wahrheit das Wohlfeile.

Kann auch wohl eine Familie zu viel für die gründliche Behandlung und, ist es möglich, Heilung ihres seelen-geisteskranken Mitgliedes verwenden?

Oder sind etwa die Kosten gering, es, gegen eine geringe Pension, zeitlebens einsperren und beaufsichtigen zu lassen?

Es bleibt, soll die wahre Methode, Seelenkranke zu heilen, d. i. das Gesunde im Kranken zu pflegen, näher begründet und zur Einsicht gebracht werden, noch Einiges zu sagen übrig, über den Einfluss des kranken Geistes auf seine vierfache Leiblichkeit und über die Rückwirkung der Krankheit derselben auf ihn, oder über den Einfluss des kranken Geistes auf den Geistleib; des kranken Geistleibes auf den Seelenleib; des kranken Seelenleibes auf den Blutleib; des kranken Blutleibes auf den Fleischleib, und über die Rückwirkuag des Kranken im äussern und innern Menschen auf den Geist selbst.

Wie sich der Geist mit seiner nächsten Umkleidung: dem Geistleibe zum Seelenleibe verhält, genau so ist auch das Verhalten dieses zum Blutleibe, und dieses zum Fleischleibe. Und so umgekehrt. Aus dem Verhalten des Fleischleibes zum Blutleibe und dieses zum Seelenleibe, ergiebt sich das Verhalten des Seelenleibes zum Geistleibe, und dieses zum Geiste selbst.

Der Geist ist, mit seiner nächsten Umkleidung, das Licht der Seele, deren Leben ganz und gar von der Helligkeit dieses Lichtes abhängt, wie schon von den wahren Naturforschern aller Jahrhunderte und auch hier bei mehrern Gelegenheiten deutlich dargethan worden ist — s. oben S. 44, —.

Wo das Licht des Seelenleibes verdunkelt, oder wohl gar bis auf Funken erloschen ist; da ist absolute, wahre, Ur-, Gesundheit nicht möglich.

Ist aber gleich mit solchem Verlöschen des geistlichen Lichtes oder Lebens auch das geistlich-leibliche Moment des Instinctes, der subjective Glaube, die Hand gleichsam des geistlichen Leibes gelähmt, verdorret, so äussert sich doch das Gesetz-vernehmende Grundvermögen noch in der Seele als Gewissen, hier ein seelliches, relative Gesundheit bedingendes Leben unterhaltend — s. Seite 43 —.

Wie nun der Geist mit seiner nächsten Umkleidung, mit dem Geistleibe, das Licht der Seele ist, so ist eben so der, wenn auch verdunkelte Geist mit seinem Seelenleibe, das Licht des Fleischleibes. Je heller dieses Licht flammet, desto besser wird auch die, — freilich immer nur relative, — Gesundheit des Fleischleibes seyn.

Es wirkt also die Seele eben so bestimmend auf das Fleisch, wie der Geist auf die Seele, und es ist, wenn die Seele finster, siech, krank ist, Finsterniss, Siechthum Krankheit im Fleische, die ganz natürliche Folge davon.

Wenn aber, wie an mehrern Stellen dargethan worden, — s. S. 18. 19. 25 u.s.w. — das von oben her, aus dem Geiste also, erregte Leben, das zu seiner Unterhaltung Nöthige von unten aus, aus der materlich-substanzlichen Leiblichkeit demnach, bezieht, ja die Nahnung des Geistes: die Kraft aus der Materie stammt, — s. oben Seite 29 —; so muss wohl die Rückwirkuug des erkrankten Materieleibes auf den Seelenleib und die Krankheit desselben auf den Geist selbst eine höchst nachtheilige seyn. — Es wird gewiss das Leiden desselben durch die Krankheit im Leiblichen eben so unterhalten werden, wie er sie ursprünglich durch sein Weichen vom heiligen Gesetze veranlasste und noch fortwährend veranlasst.

„Wenn abes das Licht, das in dir ist, Finster„niss ist, wie gross wird dann die Finsterniss selber „seyn?" S. Matthäus 6, 23.

Wie nun die Krankheit des Geistes den Geistleib, nnd die Krankheit beider den Seelenleib verdirbt: so werden sich Seelenkrankheiten früher oder später sicherlich auch erst über den Blut-, und endlich selbst über den Fleischleib erstrecken, beide in das normwidrige Verhältniss ziehen, krank machen, verderben.

Ist aber das Uebel vom Geist zur Substanz und von dieser zum Blute und Fleische hindurchgedrungen, also der ganze Mensch inwendig und auswendig krank, so kann sich auch die Vertilgung des Uebels bezweckende Behandlung also Erkrankter, nicht bloss auf den Geist und auf die Substanz, sondern sie muss sich auch auf den Fleisch- und Blutleib erstrecken, d. i. sie darf nicht bloss pneumato-psychiatrisch den innern; sondern sie muss auch haematosarkoiatrisch den äussern Menschen zum Gegenstande haben, — und in sofern Seelenkranke nicht selten eine erblich überkommene Anlage, die sich immer nur auf das Leibliche beziehen kann, mit sich herumtragen, ist oft das Fleisch der Hauptpunkt, den der Arzt ins Auge zu fassen hat.

Diese erblich überkommene Anlage, — Disposition im Blut- und Fleischleibe, — zu Seelenkrankheiten ist es, welche einseitig beobachtende Aerzte dahin gebracht hat, den Ursprung aller Krankheiten, auch die der Seele und des Geistes, im materlichen Leibe zu suchen. Wollten sie indess tiefer blicken, und sich nach den Bedingungen solcher erblicher Anlagen umsehen, so würden sie bald erkennen, dass ihr Ursprung keineswegs in der Materie, auch nicht in der Substanz, — also nicht im Leiblichen, in der Natur, — sondern wirklich im Wesen des Menschen: in seinem Geiste ist, und auch nur da gefunden wird.

Sie stammen, was nie geläugnet worden ist, von den gesunden Aeltern, denen das Normwidrige als freien Menschen doch wohl nicht von aussen her angelebt, gleichsam aufgezwungen werden konnte, sondern die es sich vielmehr frei von innen her angelebt haben müssen. Das ist doch so klar, dass es Jeder, auch der, dessen gewöhnliches Geschäft das Erforschen des Verborgenen nicht ist, einsehen muss.

Der mächtige Einfluss nun, den Fleisch und Blut auf den Seelen- und Geistleib und beide auf den Geist selbst ausüben, macht es zu einer heiligen Pflicht, mit der grössten Strenge für die Bewahrung der Gesundheit des materlichen Leibes zu sorgen, und ihn bei Behandlung Seelenkranker mit der grössten Gewissenhaftigkeit zu berücksichtigen.

Im gesund scheinenden Fleisch- und Blutleibe wohnt nicht immer eine gesunde Seele, weil eine gewisse Zeit dazu gehört, ehe die Krankheit der Substanz bis zum Blute und Fleische hindurchdringt. Aber eine gesunde Seele wird immer heilend auf den kranken Fleisch- und Blutleib zurückwirken und die Gesundheit desselben bewahren.

So kann auch nicht in jedem Falle von der Gesundheit der Seele auf Gesundheit des Geistes und seiner nächsten Umkleidung geschlossen werden; denn die Verbreitung der geistlichen Verderbniss über die Seele geschieht auch nur nach und nach; sie frisst sich von einem Organe zum andern, von einem Systeme zum andern hindurch. Unfehlbar aber wird, früher oder später, die Seele in dem Maasse erkranken, als das geistliche Licht sich verdunkelt und sparsamer in sie fällt — s. oben S. 55 —.

Hieraus folgt ganz von selbst, dass der Mensch auch selbst dann, wenn er eine erblich überkommene Anlage zu Seelenkrankheiten in sich trägt, nicht seelenkrank werden kann, so lange der heilgewordene Geist sein Licht über den substanzlichen Leib verbreitet — s. S. 44. 51 —.

Mit dem Verkommen des geistlichen Sinnes für die Stimme des Lebensrectors, erkrankt nothwendig auch das demselben in der Seele Entsprechende, das Gewissen, als Ausdruck des Gesammtlebens der seellich-substanzlichen Instinctnerven, deren Leiden sich bestimmt genug in der das Bewustseyn trübenden Unsicherheit im Urtheile über Recht und Unrecht, über Lüge und Wahrheit, über den Genuss heilsamer und schädlicher Dinge u. s. w. offenbart.

Wo aber die geistlichen Instinctnerven schwach, gelähmt, erstorben, also entweder unfähig sind, die Leben und Gesundheit bewahrende Stimme recht zu vernehmen, oder von ihr gar nicht mehr berührt werden, und wo dieselbe von dem dadurch geschwächten seellichen Instinctnerven im Gewissen nur undeutlich wahrgenommen wird, da ist auch der blutlich-fleischliche, durch das System der flüssig-festen Knotennerven verwirklichte Instinct des äusseren Menschen verstimmt und nicht mehr zum ordentlichen, unwillkührlichen, d. i. instinctmässigen Vernehmen der Lebens- und Gesundheitsgesetze geeignet.

Es ist klar, dass das vierfache Doppelleben mit seinem vierfachen Erzeugnisse: der geistlich-seellich-blutlich-fleischlichen Leiblichkeit in dem Maasse leidend wird, erkrankt, als das vierfache Instinctnervensystem verkommt, — die Leben und Gesundheit bewahrende Stimme zu vernehmen, ungeeignet wird.

Was aber das Verkommen der vierfachen Instinctnerven herbeiführt, ist oben — s. S. 37 — deutlich genug dargelegt worden. Es ist das Tiefste im Menschengeiste; es ist der Missbrauch des Antheiles, den ihn Gott an seinem heiligsten Wesen nehmen lässt, wodurch er sein Kind ist; es ist die bedingte Freiheit seines Willens — s. oben S. 33 —.

Ist die Heiligkeit, das Geistliche des Menschen, im Missbrauche seines bedingt-freien Willens dahin; sind die geistlich-substanzlichen Fasern, als besonderes System des Geistleibes gelähmt; so kann auch fernerhin das den Willen im Seelenleibe verwirklicht darstellende seellich-substanzliche Fasernsystem, nicht mehr gesund seyn; es wird der Seelenwille eben so getrübt, eben so unlauter, eben so unsicher seyn, wie das Gewissen unruhig, bös.

Nichtsdestoweniger werden in diesem Zustande die Lebens- und Gesundheitsgesetze dem Geiste immer noch vermittelst des Gewissens vorgehalten, wie sich denn der Einzelne dieser unwillkührlichen Mahnungen seines Gewissens sehr wohl bewusst ist, und von der, geistlich zwar untergegangenen, seellich aber noch im Grundvermögen zu wollen verwirklicht vorhandenen Freiheit, hängt die Hingabe an, oder der Widerstand gegen dieselben, ab.

In der freien Selbstbestimmung für die im Gewissen vorgehaltenen Lebens- und Gesundheitsgesetze ist das gute Bewusstseyn und auch zugleich die relative Gesundheit begründet; in der eben so freien Selbstbestimmung gegen dieselben, das böse Gewissen, — das Bewusstseyn der Schuld, -- welches das gesunde Leben in demselben Masse verdirbt, als es schlimmer wird.

Je gesünder das erblich überkommene, das angeborene Leibliche eines Menschen war, desto böser wird, bei freier Selbstbestimmung gegen die Mahnungen des Lebensrectors, der Wille, desto tiefer die sich dabei nach und nach entwickelnde Krankheit seyn.

Beim Beginnen dieses normwidrigen Lebens wird sich der böse Wille mit einem grossen Grade von Kraft offenbaren, und, die Harmonie des Lebens entsetzlich störend, alle übrigen Systeme des Seelenleibes weit überwiegen.

Die Faserstoff-Lymphe und die Muskeln als äussere Seite der seellich-substanzlichen, den Seelenwillen verwirklicht darstellenden Fasern, müssen in einem solchen Falle sehr mächtig entwickelt erscheinen, was auch wirklich immer so gefunden wird. Wie der Wille im Seelenleibe, so überwiegen die Faserstoff-Lymphe und die Muskeln im Materienleibe alle übrigen Systeme, was ihn zu den furchtbarsten Krankheiten eine grosse Geneigtheit giebt, die denn auch früher oder später, wenn sich der freie Wille nicht beugt, wenn er den Lebens- und Gesundheitsgesetzen nicht huldiget, fürchterlich ausbrechen, und die, — da alles Leben gegen die Norm sich endlich in sich selbst erschöpft, — nach kurzer Dauer in ebenso grosse Schwäche überschlagen, als übermässig vorher die krampfhafte Thätigkeit war.

Wie der Wille, so ist der ganze Mensch. Die vierfache Verwirklichung desselben durchdringt seine ganze Leiblichkeit, deren gute Beschaffenheit allein von dem normalen Zustande der fleischlich-blutlich-materlichen und seellich-geistlich-substanzlichen Fasern abhängt.

Wenn nun wohl in der Trübheit des Bewusstseyns immer noch die relative Gesundheit des Seelen-, Blut- und Fleischleibes bestehen kann; so ist, wo die geistlichen Instinctnerven, der Glaube, gelähmt, und mit ihnen die geistlichen Fasern, die Heiligkeit des Willens, verkommen sind, eine geistliche Verwirklichung der übrigen Grundvermögen gar nicht mehr möglich. Weisheit, Gemüth und heilige Liebe kommen da, wo keine geistliche Begierden und kein Glaube mehr in Thätigkeit sind, sicherlich nicht vor; oder in der medicinischen Sprache: mit dem Organ, mit dem Leiblichen des heiligen Willens und des Glaubens verkommt auch das

Organ, das Leibliche, durch welches die Weisheit, das Gemüth und die Liebe vermittelt wird.

Dahingegen die seelliche Verwirklichung des Grundvermögens zu bilden: das Organ, das Leibliche, durch welches die Imagination, das seelliche Denken, die irdische Liebe vermittelt wird, auch beim getrübten, — ja selbst beim bösen Bewusstseyn und bei den heftigsten Ausbrüchen eines ungeregelten Willens sehr lebendig, aber doch nur krampfhaft thätig gefunden wird.

Darum denn auch die blutlich-fleischliche Verwirklichung dieses Grundvermögens: die Bildungs-Lymphe und die Häute während dieser scheinbar schönen Lebhaftigkeit, kräftig und derb entwickelt erscheinen.

Fehlt aber die heilig-willige, gläubige, gemüthsvolle Liebe: das geistliche Bilden, so kann auch das seelliche Denken, dieses wahrhafte Bilden im Seelenleibe, nicht normal vor sich gehen. Mit dem normwidrigen Denken wird aber auch die Vegetation im Materieleibe abnorm, was sich nicht nur in allerlei Krankheiten der Häute: dieses Heerdes des materlichen Bildens, sondern auch durch die krankhafte Beschaffenheit des in sie Niedergelegten, des Gebildeten, offenbart.

Die Erfahrung weiset alles dieses sattsam nach.

Das zum Denken, zum Bilden im Seelenleibe Beitragende sind die Systeme von Organen, durch welche der Seelenwille, das Gewissen, die Empfindung und das Gefühl vermittelt werden.

Bei der Unlauterkeit des Willens kann aber das urgesetzliche Für-einander-thätig-seyn der Verkräftigung — Leben von aussen nach innen: Empfindung — und der Vermateriung — Leben von innen nach aussen: Gefühl —, wovon oben s. S. 38 u. s. w. die Rede war, — nicht statt finden. Bald herrscht in der Imagination die Empfindung: daa Nehmen, bald das Gefühl: das Geben, normwidrig vor, das in jenem Falle der Seele eine hypochondrische; in diesem eine melancholische Farbe oder Stimmung, — Farbe für das Auge, Stimmung für das Ohr, — giebt.

Die Hypochondrie und Melancholie sind also, wenn sie gleich beide ihren Sitz im Heerde der Bildung: in der Imagination, haben, doch sehr verschiedene — ja entgegengesetzte Seelenzustände; in jenem ist das nehmende, in diesem das gebende Leben übermässig thätig.

Diese beiden krankhaften Lebenszustände, Hypochondrie und Melancholie, geben sehr vernehmbare Kunde von der Uneinigkeit im Innersten des Menschen: zwischen dem eigenen Willen und dem Regierer des gesunden Lebens. Sie sind die Vorläufer formeller wirklicher Seelenkrankheiten.

Zeigt uns die Geschichte im Leben vieler der Vortrefflichsten unseres Geschlechts Perioden einer tiefen Hypochondrie und Melancholie, so gestattet sie uns eben dadurch einen Blick in die, auch bei ihnen vorhanden gewesene, Uneinigkeit im Innersten ihres Geistes.

Hypochondrie und Melancholie: diese Seelenleiden, leben sich nach und nach auch in den Blut- und Fleischleib ein.

Im Hypochondrischen beherrscht die Verkräftigung: das Leben von aussen nach innen, die Vermateriung: das Leben von innen nach aussen; daher bei demselben Krankheiten des Organs, des Leiblichen der Empfindung; des Organs, des Leiblichen der Sensibilität im Blutleibe und des Systems der diesem Allen im Fleischleibe entsprechenden Nerven.

Im Melancholischen wird umgekehrt die Verkräftigung von der Vermateriung beherrseht; daher bei ihm Gefühlsleiden, wie sie sich grobsinnlich durch die gerinnbare Lymphe und im System der Gefässe, besonders des Herzens offenbaren.

Der in diesen Blättern deutlich dargelegten, auf fein- und grobsinnliche Naturanschauung gegründeten Ansicht nach, stammt der abnorme Zustand des Menschen, — stammen die Krankheiten, — aus dem Innersten desselben, aus seinem Geiste, und zwar zunächst aus seinem Grundvermögen bedingt-frei zu wollen. Von da aus verbreitet er sich über alle übrigen Grundvermögen. Ist aber die Erregung derselben zur Thätigkeit normwidrig, so wird mit dem Leben selbst auch das Erzeugniss: die gesammte Leiblichkeit desselben krank seyn.

Richtige Ansichten über das Leben im Allgemeinen, und über das des Menschen ins Besondere, führen zu eben so richtigen Ansichten über Gesundheit und Krankheit, so wie über die Erzeugnisse dieser beiden Lebenszustände.

Die Lehre vom gesunden Zustande des Menschen ist die Einleitung zur Lehre von den Krankheiten desselben.

Diese Lehren aber können nur aus der Lehre vom Werden und Seyn des Menschen, d. i. aus einer gründlichen, allseitig durchgeführten Anthropologie geschöpft werden.

Eine tabellarische Uebersicht des, bis daher aus allen diesen Lehren, besonders aber über den vermögenreichen Geist und über die aus ihm herausgelebte

Leiblichkeit Dargelegten, möge Alles dieses in einem Blicke vergegenwärtigen — und nicht nur zeigen, worauf es in der medicinischen Methode, d. i. in der Art und Weise, die Gesundheit zu bewahren und Krankheiten zu heilen, ankommt; sondern auch zugleich als Grundlage einer, im Wesen und in der Natur des Menschen beruhenden, wahrhaft wissenschaftlichen Eintheilung der Krankheiten des Menschen dienen, worauf sich die ganze Eintheilung eines Hygiocomium gründet.

Die erste der nun folgenden Tabellen ist aus meiner medicinischen Methodologie genommen und gewährt eine allgemeine Uebersicht der gesammten Medicin als Kunst und als Wissenschaft ihren einzelnen Bestandtheilen nach. Sie zeigt, in Verbindung mit den sechs folgenden Tabellen, den innigen, wahrhaft organischen Zusammenhang der drei sie ausmachenden Bücher; — der beiden Theile jedes Buches; der beiden Abtheilungen eines jeden Theils derselben; — der beiden Abschnitte jeder Abtheilung; der zwei Capitel jedes Abschnitts; — so wie endlich der fünf besonderen Gegenstände eines jeden Capitels.

Es stellt diese Tabelle ein Schema der organischen Gliederung der einzelnen Lehren der Medicin dar, welches eben so wenig eine Veränderung zulässt, als der Geist mit seiner Leiblichkeit und mit dem zum Erregen, Beleben und Ernähren beider Dienenden unveränderlich erscheinen.

Von keinem einzigen der dargelegten 120 einzelnen Glieder der ein Ganzes ausmachenden organischen Kette kann nachgewiesen werden, dass es zu viel — bloss erfunden — sey.

Aber eben so wenig wird der, die Medicin recht Auffassende, ein Glied in derselben vermissen.

Darum enthält diese Tabelle das unveränderliche Schema der wahren Methodologie der Medicin, in welcher wohl Namen, aber dem Wesen und der Sache selbst nach nichts abgeändert werden kann und darf; — darum nichts abgeändert werden kann und darf, weil es gefunden und treu wiedergegeben, — nicht erfunden, ersonnen, erdacht worden ist —.

Das auf dieser Tabelle dargestellte Schema gewährt, indem es den ganzen wahren Gegenstand der Medicin darthut, auch zugleich eine genaue Uebersicht der Cultur der gesammten Medicin.

Es zeigt, welche Gegenstände sie mit anderen Wissenschaften und Künsten, z. B. mit der Philosophie, — Kenntniss der Natur — mit der Theologie, — Kenntniss des Wesens —, u. s. w. gemein hat, und welche ihr ganz eigenthümlich angehören.

Es hält uns dasselbe auch deutlich vor, wie viel noch im Felde der Medicin zu arbeiten ist; wie in Wahrheit nur das Alleraeusserste desselben einseitig, sein Inneres hingegen kaum, und sein Innerstes fast gar nicht bebaut wird.

Wie die edelsten Gesteine und Metalle nur im Innern der Erde gefunden werden, so bietet denn auch dem Arzte nur das Innere und Innerste seines Feldes, das Edelste und Schönste, — die reichste, die belohnendste Ausbeute dar.

Wie Schade, dass so vielen Aerzten alles Verlangen, das Edle und Schöne im Innern ihres Feldes zu schauen und zu bearbeiten, gänzlich mangelt!!! —

Möchten sie sich doch d e s B l u t e s d e r S e e l e u n d d e s G e i s t e s eben so annehmen, wie des F l e i s c h e s!!! —

Was nun diese erste Tabelle in den alleräussersten Umrissen vorhält, das stellen die sechs folgenden so weit ausgeführt dar, als es eben für den Zweck dieser Schrift nöthig erachtet worden ist.

Was aber die Namen der Verwirklichungen der fünf Grundvermögen des Geistes in den drei ersten Lebens-Regionen, — in der geistlich-substanzlichen, in der seellich-substanzlichen und in der blutlich-materlichen —, und zwar in Bezug auf Thätigkeit und auf Leibliches anbelangt, so wird hier noch bemerkt, dass auf dieselben eben nicht ein besonderes Gewicht gelegt wird. Es ergeht vielmehr an jeden Freund des tiefern Studiums des Menschen die angelegentliche Bitte, sie genau zu prüfen, und besser bezeichnende Namen, wenn sie sich finden sollten, statt derselben einzuschieben und mir geneigtest mitzutheilen.

Die ganze Uebersicht würde ein viel wissenschaftlicheres Ansehen darbieten, wenn statt der deutschen, griechische, lateinische u. s. w., von Gelehrten und Künstlern der Vergangenheit bereits angenommene wissenschaftliche und Kunst-Bezeichnungen gewählt worden wären; — wie solche denn mit Recht auch in meinen noch nicht gedruckten Vorträgen über medicinische Methodologie aufgenommen worden sind; — da es sich indess in dieser Schrift um bündige, auch Nichtärzten verständliche Mittheilungen und Darlegungen handelt, so musste das Ganze deutsch gegeben und so abgehandelt werden, dass es bei einiger Anstrengung jeder nachdenkende Mensch verstehen kann.

2. Tabelle.

1. Buch der Medicin. Lehre vom Werden und Seyn des Menschen. Erster Theil. Allgemeine *Anthropologie.*

Erste Abtheilung. Lehre von den Grundvermögen des Geistes. 1. Grundverm. zu wollen. 2. Grundverm. gesund zu seyn. 3. Grundverm. zu nehmen. 4. Gv. zu geben. 5. Gv. zu bilden.

Zweite Abtheilung. Die Lehre von dem, die Grundvermögen zum Leben Erregenden und das erregte Leben Unterhaltenden.

Erste Abtheilung: Abschnitt	Capitel	Inhalt	Zweite Abtheilung: Capitel	Zweite Abtheilung: Abschnitt
1. Abschnitt. Vom inneren Leben.	1. Capitel. Geistleben.	1. Vom geheiligten Willen. 2. Vom Glauben. 3. Von der Weisheit. 4. Vom Gemüthe. 5. Von der Liebe oder vom geistlichen Bilden.	1. Capitel. Vom Geistlich-Substanzlichen.	1. Abschnitt. Vom Substanzlichen.
	2. Capitel. Seelenleben.	1. Vom gemeinen Willen. 2. Vom Gewissen. 3. Von der Empfindung. 4. Vom Gefühle. 5. Vom Denken oder vom Bilden in der Seele.	2. Capitel. Vom Seelisch-Substanzlichen.	
2. Abschnitt. Vom äusseren Leben.	1. Capitel. Blutleben.	1. Von der Irritabilität. 2. Vom Verlangen oder vom Instincte im Blute. 3. Von der Sensibilität. 4. Von der magnetischen Thätigkeit. 5. Von der plastischen Thätigkeit im Blute.	1. Capitel. Vom Flüssig-Materlichen.	2. Abschnitt. Vom Materlichen.
	2. Capitel. Fleischleben.	1. Von der Muskelthätigkeit. 2. Vom Instincte. 3. Von der Gehirnrückenmarksnerventhätigkeit. 4. Von der Gefäss- oder Herzthätigkeit. 5. Von der plastischen Thätigkeit in den Häuten.	2. Capitel. Vom Fest-Materlichen.	

3. Tabelle.

1. Buch der Medicin. Lehre vom Werden und Seyn des Menschen. Zweiter Theil. Besondere *Anthropologie.*

Erste Abtheilung. Lehre von der Verwirklichung oder Verleiblichung der fünf Grundvermögen des Menschengeistes.			Zweite Abtheilung. Von dem die vierfache Leiblichkeit des Menschen Belebenden und Ernährenden. Belebungs- und Ernährungslehre.	
1. Abschnitt. Von der substanzlichen Verleiblichung.	1. Capitel Vom Geistleibe.	1. Vom Organe des geheiligten Willens. 2. Vom Organe des Glaubens. 3. Vom Organe der Weisheit. 4. Vom Organe des Gemüths. 5. Vom Organe der Liebe.	1. Capitel. — durch geistliche Substanzen.	1. Abschnitt. Von der Belebung und Ernährung durch Substanzen.
	2. Capitel. Vom Seelenleibe.	1. Vom Organe des gemeinen Willens. 2. Vom Organe des Gewissens. 3. Vom Organe der Empfindung. 4. Vom Organe des Gefühls. 5. Vom Organe des Denkens.	2. Capitel. — durch seelliche Substanzan.	
2. Abschnitt. Von der materlichen Verleiblichung.	1. Capitel. Vom Bluteil e.	1. Von der Faserstoff-Lymphe. 2. Von der Instinctnerven-Lymphe. 3. Von der Gehirnrückenmarksnerven-Lymphe. 4. Von den Blutkügelchen. 5. Von der gerinnbaren oder Bildungs-Lymphe.	1. Capitel. — durch flüssige Materien.	2. Abschnitt. Von der Belebung und Ernährung durch Materien.
	2. Capitel. Vom Fleischleibe.	1. Von den Muskeln. 2. Von den Instinctnerven. 3. Von den Gehirnrückenmarksnerven. 4. Von den Gefässen. 5. Von den Bildungshäuten.	2. Capitel. — durch feste Materien.	

4. Tabelle.

Zweites Buch der Medicin. Gesundheitslehre. ***Hygiologie.*** **Erster Theil. Allgemeine Gesundheitslehre.**

Erste Abtheilung der allgemeinen Gesundheitslehre: Grundvermögenlehre.			Zweite Abtheilung der allgemeinen Gesundheitslehre. Lehre von dem, gesundes Leben im Geiste Erregenden und Unterhaltenden. Grundvermögenerregungslehre.	
1. Abschnitt. Vom innern oder Substanzleben.	1. Capitel. Vom Geistleben.	1. — des geheiligten Willens. 2. — des Glaubens. 3. — der Weisheit. 4. — des Gemüths. 5. — der Liebe oder des geistlichen Bildens.	1. Capitel. Vom Geistlich-Substanzlichen.	I. Abschnitt. Von dem das Substanzleben Erregenden und Unterhaltenden.
	2. Capitel. Vom Seelenleben.	1. — des Seelenwillens. 2. — des Gewissens. 3. — der Empfindung. 4. — des Gefühls. 5. — des Denkens oder des Bildens in der Seele.	2. Capitel. Vom Seellich-Substanzlichen.	
2. Abschnitt. Vom äussern oder Materieleben.	1. Capitel. Vom Blutleben.	1. — der Irritabilität. 2. — des Verlangens im Blute. 3. — der Sensibilität. 4. — der magnetischen Thätigkeit. 5. — der plastischen Thätigkeit.	1. Capitel. Vom Flüssig-Materlichen.	I. Abschnitt. Von dem das Materieleben Erregenden und Unterhaltenden.
	2. Capitel. Vom Fleischleben.	1. — der Muskelthätigkeit. 2. — des Instincts. 3. — der Gehirnrückenmarksnerventhätigkeit. 4. — der Herz- oder Gefässthätigkeit. 5. — der Hautthätigkeit.	2. Capitel. Vom Fest-Materlichen.	

5. Tabelle.

Zweites Buch der Medicin. *Hygiologie.* Zweiter Theil. Besondere Gesundheitslehre oder *Hygiocomie.*

Erste Abtheilung der besondern *Hygiologie:* Gesundheitspflege des Menschen, *Hygiocomie.* Pflege und Bewahrung des Gesunden im Menschen.			Zweite Abtheilung der besonderen *Hygiologie: Hygiocomie.* Lehre von dem, die Leiblichkeit des Menschen Belebenden und Ernährenden.	
1. Abschnitt. Hygiocomie des inneren Menschen.	1. Capitel. — des Geistleibes.	1. — der Natur des geheiligten Willens. 2. — der Natur des Glaubens. 3. — der Natur der Weisheit. 4. — der Natur des Gemüths. 5. — der Natur der Liebe.	1. Capitel. — durch geistliche Substanzen.	1. Abschnitt. Belebung und Ernährung durch Substanzen.
	2. Capitel. — des Seelenleibes.	1. — der Natur des Seelenwillens. 2. — der Natur des Gewissens. 3. — der Natur der Empfindung. 4. — der Natur des Gefühls. 5. — der Natur des seelichen Bildens.	2. Capitel. — durch seelliche Substanzen.	
2. Abschnitt. Hygiocomie des äusseren Menschen.	1. Capitel. — des Blutleibes.	1. — der Faserstoff-Lymphe. 2. — der Instinctnerven-Lymphe. 3. — der Gehirnrückenmarksnerven-Lymphe. 4. — der Blutkügelchen. 5. — der Bildungs-Lymphe.	1. Capitel. — durch blutliche Materien.	2. Abschnitt. Belebung und Ernährung durch Materien.
	2. Capitel. — des Fleischleibes.	1. — der Muskeln. 2. — der Knotennerven. 3. — der Gehirnrückenmarksnerven. 4. — des Herzens und der Gefässe. 5. — der Bildungshäute.	2. Capitel. — durch fleischliche Materien.	

6. Tabelle.

Drittes Buch der Medicin. Krankheitslehre. Erster Theil. Allgemeine Krankheitslehre.

Erste Abtheilung der allgemeinen Krankheitslehre. Lehre von der gesetzwidrigen Erregung der fünf Grundvermögen des Menschengeistes.

2. Abschnitt. Lehre vom Kranken im Materieleben.

- 1. Capitel. — im Blutleben.
  - 1. — der Irritabilität.
  - 2. — des Verlangens im Blute.
  - 3. — der Sensibilität.
  - 4. — des Magnetismus.
  - 5. — des Plasticismus.
- 2. Capitel. — im Fleischleben.
  - 1. — der Muskelthätigkeit.
  - 2. — des Instinctes.
  - 3. — der Gehirnrückenmarksnerventhätigkeit.
  - 4. — der Gefässthätigkeit.
  - 5. — der Hautthätigkeit.

2. Abschnitt. Lehre vom Kranken im Substanzleben.

- 1. Capitel. — im Geistleben.
  - 1. — des geistlichen Willens.
  - 2. — des Glaubens.
  - 3. — der Weisheit.
  - 4. — des Gemüths.
  - 5. — der Liebe oder des geistlichen Bildens.
- 2. Capitel. — im Seelenleben.
  - 1. — des gemeinen Willens.
  - 2. — des Gewissens.
  - 3. — der Empfindung.
  - 4. — des Gefühls.
  - 5. — des Bildens in der Seele oder des Denkens.

Zweite Abtheilung der allgemeinen Krankheitslehre. Lehre von dem Krankheit Erregenden und Unterhaltenden.

1. Abschnit. Lehre von den schädlichen Substanzen.

- 1. Capitel. — von den geistlich. Schädlichkeiten.
- 2. Capitel. — von den seellichenSchädlichkeiten.

2. Abschnitt. Lehre von den schädlichen Materien.

- 1. Capitel. — von den flüssigen Schädlichkeiten.
- 2. Capitel. — von den festen Schädlichkeiten.

7. Tabelle.

Drittes Buch derMedicin. ***Nosologie.*** **Zweiter Theil.**

Besondere Krankheitslehre. *Nosocomie.*

Erste Abtheilung der *Nosocomie*. Lehre von der heilenden Erregung, Belebung und Ernährung des Gesunden im Kranken.

- 1. Abschnitt. — des Substanzleibes.
  - 1. Capitel. des Geistleibes.
    - 1. — des Leiblichen des geistlichen Willens.
    - 2. — des Leiblichen des Glaubens.
    - 3. — des Leiblichen der Weisheit.
    - 4. — des Leiblichen des Gemüths.
    - 5. — des Leiblichen der Liebe.
  - 2. Capitel. — des Seelenleibes.
    - 1. — des Leiblichen des gemeinen Willens.
    - 2. — des Leiblichen des Gewissens.
    - 3. — des Leiblichen der Empfindung.
    - 4. — des Leiblichen des Gefühls.
    - 5. — des Leiblichen des Denkens.
- 2. Abschnitt. — des Materieleibes.
  - 1. Capitel. — des Blutleibes.
    - 1. — derFaserstoff-Lymphe.
    - 2. — der Knotennerven-Lymphe.
    - 3. — der Gehirnrückenmarksnerven-Lymphe.
    - 4. — der Blutkügelchen.
    - 5. — der Bildungs- oder plastischen Lymphe.
  - 2. Capitel. — des Fleischleibes.
    - 1. — der Muskeln.
    - 2. — der Knotennerven.
    - 3. — der Gehirnrückenmarksnerven.
    - 4. — der Gefässe und des Herzens.
    - 5. — der Bildungshäute.

Zweite Abtheilung der *Nosocomie*. Lehre von den heilenden Erregungs-, Belebungs- und Ernährungsmitteln.

- 1. Abschnitt. Lehre von den substanzlichen Heilmitteln.
  - 1. Capitel. Geistlich-substanzliche Heilmittel. (1.–5. wie oben: des Leiblichen des geistlichen Willens … der Liebe.)
  - 2. Capitel. Seelisch-substanzliche Heilmittel. (1.–5. wie oben: des Leiblichen des gemeinen Willens … des Denkens.)
- 2. Abschnitt. Lehre von den materlichen Heilmitteln.
  - 1. Capitel. Flüssig-materliche Heilmittel. (1.–5. wie oben: derFaserstoff-Lymphe … plastischen Lymphe.)
  - 2. Capitel. Fest-materliche Heilmittel. (1.–5. wie oben: der Muskeln … der Bildungshäute.)

Der als Leben gegen die Norm, gegen das heilige Urgesetz bezeichnete Krankheitszustand des Menschen umfasst, der zweimal zweifachen, d. i. der fleischlich-blutlich-materlichen und der seellich-geistlich-substanzlichen Verwirklichung der fünf Grundvermögen des Geistes nach, zwei grosse Krankheitsfamilien oder Classen; jede Krankheits-Classe zwei Ordnungen; jede Ordnung fünf Gattungen, und jede Gattung ihre verschiedenen Arten, jede Art ihre Unterarten, und jede Unterart ihre Abtheilungen, welche zur Uebersicht kurz dargestellt werden sollen.

1. *Classe*
der Krankheiten.
Krankheiten der Materie, des materlichen Leibes, oder des äussern Menschen.

2. *Classe*
der Krankheiten.
Krankheiten der Substanz, des substanzlichen Leibes, oder des inneren Menschen.

Jede Classe umfasst zwei Ordnungen.

1. *Classe.*
Krankheiten des Materieleibes.

Erste Ordnung.

Krankheiten des Fleischleibes, oder des fleischlich-materlichen Leibes. — *Solidar-Pathologie. Sarcoiatrie.*

Zweite Ordnung.

Krankheiten des Blut- oder Saftleibes, — des blutlich-materlichen Leibes. — *Humoral-Pathologie. Haematoiatrie.*

2. *Classe.*

Krankheiten des Substanzleibes.

Erste Ordnung.

Krankheiten des Seelenleibes, oder des seellich-substanzlichen Leibes. Seelenkrankheiten. Psychische Krankheiten. — *Psychiatrie.*

Zweite Ordnung.

Krankheiten des geistlich-substanzlichen Leibes. Geisteskrankheiten. *Pneumatoiatrie.*

Jede Ordnung dieser beiden Classen umfasst fünf Gattungen.

1. *Classe.*

Krankheiten des Materieleibes.

Erste Ordnung.

Krankheiteiten des fleischlich-materlichen Leibes.

Erste Gattung.

Krankheiten der fleischlich-materlichen Verwirklichung des Grundvermögens zu wollen: Krankheiten des Systems der Muskeln.

Erste Art.

Muskelentzündung.

Den beiden Hauptmomenten der Vegetation nach zerfällt diese, wie jede andere Entzündung, in zwei Unterarten.

Erste Unterart.

Muskelentzündung von übermässiger Verkräftigung — Leben von aussen nach innen —

Zweite Unterart.

Muskelentzündung von übermässiger Vermaterlung — Leben von innen nach aussen —.

Zweite Art.

Muskelschwäche.

Sie entspringt eben so, wie jede Entzündung, aus zwei Quellen und umfasst dem gemäss zwei Unterarten.

Erste Unterart.

Muskelschwäche aus zu geringer Verkräftigung.

Zweite Unterart.

Muskelschwäche aus zu geringer Vermaterlung.

Dritte Art.

Muskellähmung.

Die Muskellähmung entspringt entweder aus Mangel an Leben von innen nach aussen; oder aus Mangel an Leben von aussen nach innen, und umfasst daher ebenfalls zwei Unterarten, welche in mehrere Abtheilungen zerfallen.

Vierte Art.

Muskelkrämpfe.

Der tiefere Grund der Krämpfe ist ebenfalls in dem Verhältnisse der beiden Lebensrichtungen zu einander enthalten, und sie kommen, den viererlei Verstimmungen derselben nach, unter vier Unterarten vor.

Erste Unterart.

Muskelkrampf aus normwidrig vorherrschendem Leben von aussen nach innen.

Zweite Unterart.

Muskelkrampf aus normwidrig vorherrschendem Leben von innen nach aussen.

Dritte Unterart.

Muskelkrampf aus geschwächter Verkräftigung.

Vierte Unterart.

Muskelkrampf aus darniederliegender Vermateriung.

Jede Unterart hat ihre Abtheilungen.

Fünfte Art.

Muskelentartungen.

Sie sind immer Folge normwidriger Vegetation und in derselben einer übermässigen Vermateriung zuzuschreiben. Auch diese fünfte Art begreift mehrere Unterarten und diese mehrere Abtheilungen unter sich.

Erster Classe, erster Ordnung,

Zweite Gattung.

Krankheiten der fleischlich-materlichen Verwirklichung des Grundvermögens, das Gesetz des Lebens und der Gesundheit zu vernehmen. Krankheiten des Systems der Knotennerven.

Erste Art.

Knotennerven- oder Unterleibsnervengeflechtentzündung mit zwei Unterarten, je nachdem der entzündliche Zustand von übermässiger Verkräftiguug oder von übermässiger Vermateriung bedingt ist, und mehrere Abtheilungen derselben.

Zweite Art.

Knotennerven-oder Unterleibsnervengeflechtschwäche; ebenfalls mit zwei Unterarten, in sofern nämlich die Schwäche zunächst von zu geringer Verkräftigung oder von zu geringer Vermateriung ausgeht, und ihren Abtheilungen.

Dritte Art.

Knotennervenlähmung, mit zwei Unterarten und ihren Abtheilungen.

Vierte Art.

Knotennervenkrampf. Der Krampf kommt in jedem System der Leiblichkeit, in welchem Fasern sind, also auch im System der Knotennerven, vor.

Vier Unterarten des Knotennervenkrampfes mit mehreren Abtheilungen u. s. w.

Fünfte Art.

Knotennerven- oder Unterleibsnervengeflechtentartung u. s. w.

Erster Classe, erster Ordnung,

Dritte Gattung.

Krankheiten der fleischlich-materlichen Verwirklichung des Grundvermögens zu verkräftigen. Krankheiten der Gehirnrückenmarksnerven.

Erste Art.

Entzündungen der Gehirnrückenmarksnerven.

Es kommen hier zunächst, der doppelten Richtung des Lebens nach, zwei Unterarten vor.

Da gewöhnlich nur einzelne Theile der Nerven entzündet sind, so zerfällt jede Unterart in mehrere Abtheilungen.

a. Gehirnentzündung.

b. Rückenmarksentzündung.

c. Markhautentzündung.

u. s. w.

Zweite Art.

Schwäche der Gehirnrückenmarksnerven, mit zwei Unterarten und vielen Abtheilungen derselben.

Dritte Art.

Lähmungen der Gehirnrückenmarksnerven mit zwei Unterarten u. s. w.

Vierte Art.

Krampf der Gehirnrückenmarksnerven mit vier Unterarten u. s. w.

Fünfte Art.

Entartungen der Gehirnrückenmarksnerven mit vielen Unterarten.

Erste Unterart.

Gehirnschwamm.

u. s. w.

Erster Classe, erster Ordnung,

Vierte Gattung.

Krankheiten der fleischlich-materlichen Verwirklichung des Grundvermögens zu vermaterien oder Kraft in Materie umzuleben. Krankheiten des Systems der Gefässe und des Herzens.

Diese Gattung ist eben so reich an Arten, Unterarten und Abtheilungen derselben, wie die vorhergehenden.

Erste Art.

Gefässentzündungen.

Zwei Unterarten derselben, in sofern der entzündliche Zustand der Gefässe entweder durch übermässiges Leben von aussen nach innen, oder durch übermässiges Leben von innen nach aussen veranlasst wird.

Zweite Art.

Gefäss-Schwäche.

Zwei Unterarten derselben.

Erste Unterart.

Gefäss-Schwäche aus Mangel an gebendem Leben.

Zweite Unterart.

Gefäss-Schwäche aus Mangel an nehmendem Leben.

Mehrere Abtheilungen dieser Unterarten u. s. w.

Dritte Art.

Lähmungen der Gefässe, mit **zwei Unterarten** u. s. w.

Vierte Art.

Gefässkrampf mit **vier Unterarten** und **vielen Abtheilungen** derselben.

Fünfte Art.

Gefäss- und Herzentartungen mit ihren **Unterarten** und **Abtheilungen** derselben.

Erste Unterart.

Gefässerweichungen u. s. w.

Zweite Unterart.

Gefässverhärtungen mit ihren **Abtheilungen** u. s. w.

Erster Classe, erster Ordnung,

Fünfte Gattung.

Krankheiten der fleischlich-materlichen Verwirklichung des Grundvermögens zu bilden. Krankheiten des Systems der Häute.

Die Arten dieser Gattung der **Krankheiten** sind noch reicher an **Unterarten** und **Abtheilungen** derselben, als die der vorhergehenden.

Erste Art.

Hautentzündungen mit zwei Unterarten und vielen Abtheilungen derselben, als

a. Entzündung der Schleimhäute, *Catarrhe.*

b. Entzündungen der Molken- und Fasernhäute, *Rheumatismen* u. s. w.

c. Entzündungen des Zellengewebes u. s. w.

Zweite Art.

Hautschwächen mit ihren Unterarten u. s. w.

Dritte Art.

Hautlähmungen mit ihren Unterarten u. s. w.

Vierte Art.

Hautkrampf mit seinen Unterarten u. s. w.

Fünfte Art.

Hautentartungen mit vielen Unterarten und Abtheilungen derselben.

---

1. *Classe.*

Krankheiten des Materieleibes.

Zweite Ordnung.

Krankheiten des Blutes oder des blutlich-materlichen Leibes.

Erste Gattung.

Krankheiten der blutlich-materlichen Verwirklichung des Grundvermögens zu wollen. Krankheiten der Faserstoff-Lymphe.

Sie umfasst eben so, wie die erste Gattung der ersten Ordnung, verschiedene Arten, Unterarten und Abtheilungen derselben.

Zweite Gattung.

Krankheiten der blutlich-materlichen Verwirklichung des Grundvermögens zu leben und gesund zu seyn. Krankheiten der Knotennerven-Lymphe, wie sie im Blutwasser enthalten ist, mit mehreren Arten, vielen Unterarten und Abtheilungen derselben.

Dritte Gattung.

Krankheiten der blutlich-materlichen Verwirklichung des Grundvermögens zu verkräftigen. Krankheiten der Gehirnrückenmarks-Lymphe, wie sie ebenfalls im Blutwasser enthalten ist. Nur einer eben so feinen als scharfen Beobachtung wird die Unterscheidung dieser und der vorhergehenden Gattung möglich seyn. So gewiss aber Gehirnrückenmarksnerven-Krankheiten etwas Anderes sind, als Knotennerven-Krankheiten, eben so gewiss ist es, dass sich die Krankheiten dieser Gattung von denen der vorigen bestimmt unterscheiden. –

Dem Erkranken des Fleischleibes gehen immer Krankheiten des Blutleibes voraus.

Vierte Gattung.

Krankheiten der blutlich-materlichen Verwirklichung des Grundvermögens zu vermaterien. Krankheiten der Blutkügelchen, mit ihren, den Arten, Unterarten und Abtheilungen der Krankheiten der Gefässe genau entsprechenden Arten, Unterarten und Abtheilungen.

Fünfte Gattung.

Krankheiten der blutlich-materlichen Verwirklichung des Grundvermögens zu bilden. Krankheiten der gerinnbaren oder der Bildungs-Lymphe, mit ihren verschiedenen, den Arten, Unterarten und Abtheilungen der Krankheiten der fleischlich-materlichen Häute entsprechenden Arten, Unterarten und Abtheilungen.

Unter den Krankheiten der Systeme des Blutleibes sind die Krankheiten der Bildungs-Lymphe am mehrsten, doch aber immer nur noch sehr wenig, bekannt.

Von einer krankhaften Beschaffenheit des Faserstoffs und der Kügelchen im Blute ist wohl in den medicinischen Handbüchern auch die Rede; aber von normaler oder abnormer Knotennerven- und Gehirnrückenmarksnerven-Lymphe, so wie von der eigentlichen Bedeutung der sogenannten näheren Bestandtheile des Blutes, d. i. davon, dass sie Systeme einer besonderen flüssigen Leiblichkeit in der festen sind, findet sich weder in medicinischen noch in anderen Schriften der Naturforscher, meines Wissens, irgend eine Andeutung.

Sollte sich in älteren oder neueren Schriften etwas über diesen wichtigen Gegenstand aufgezeichnet finden, so würde eine Anzeige davon sehr dankbar aufgenommen werden.

2. *Classe* der Krankheiten.

Krankheiten des inwendigen Menschen oder der substanzlichen Natur des Menschen.

Erste Ordnung.

Krankheiten des seellich-substanzlichen Leibes, des Seelenleibes; Seelenkrankheiten; — *Dementia; Insanitas; Insania; Insipientia; Desipientia; Vesania; Paranoia* der verschiedenen Schriftsteller — welche in den mehrsten Fällen Vergiftungen, besonders durch vegetabilische Gifte, in unsern Tagen durch das Alkohol-Gift, meist zuzuschreiben sind.

Unter diesen Giften steht das furchtbare Alkohol-Gift deshalb obenan, weil es von Niemanden, selbst von den mehrsten Aerzten nicht, für giftig gehalten wird. Aber auch Thee, Kaffee, Taback, Opium, Belladonna, Bilsenkraut u. s. w. u. s. w. sind sehr oft die nächsten Ursachen dieser schrecklichen Plagen des menschlichen Geschlechts.

Erste Gattung der Seelenkrankheiten.

Krankheiten der seellich-substanzlichen Verwirklichung des Grundvermögens zu wollen. Krankheiten des den gemeinen oder den Seelenwillen vermittelnden Organs, der seellich-substanzlichen Faser. Willensstörungen. Willenskrankheiten.

Es gehören hierher alle normwidrigen Zustände des Seelenwillens, oder der Begierden in der Seele, welchen immer mancherlei moralische Gebrechen, Eigensinn, Eigenwille, böser Wille, versteckter oder offenbarer Ungehorsam u. s. w. vorausgehen.

Die Gattung der Krankheiten der seellich-substanzlichen Faser umfasst eben so wie die ihr im materlichen Leibe entsprechende Krankheitsgattung verschiedene Arten und Unterarten mit ihren Abtheilungen.

Erste Art.

Entzündungen des seellich-substanzlichen Organs des Willens oder der seellich-substanzlichen Faser mit zwei Unterarten.

Erste Unterart.

Von übermässigem Verkräftigungsleben bedingte Entzündung der seellich-substanzlichen Faser.

Zweite Unterart.

Vo,n übermässigem Vermateriungsleben bedingte Seelenwillens-Organs-Entzündung.

Abtheilungen dieser beiden Unterarten sind

a) **Wildheit.**

b) **Tollheit,** *Mania.*

c) **Wuth, Raserei,** *Furor.*

α. **Geschlechtswuth.**

u. s. w.

Zweite Art.

Erschlaffung des Seelen-Organs des Willens oder der seellich-substanzlichen Faser. Die verschiedenen Grade des schwachen Willens. Es kommen hier auch zwei **Unterarten** vor, je nachdem nämlich das **nehmende** oder das **gebende Leben** im **Seelenwillens-Organe** darniederliegt.

Erste Unterart.

Hypochondrische Seelenwillenserschlaffung.

Zweite Unterart.

Melancholische Seelenwillenserschlaffung.

Dritte Art.

Lähmung des Seelenwillens-Organs, oder der seellich-substanzlichen Faser. Gänzliche Willenlosigkeit — *Abulia* — mit ihren Unterarten u. s. w.

Vierte Art.

Krampf der seellich-substanzlichen Faser, oder Seelenwillenskrampf, mit seinen verschiedenen Unterarten.

Erste Unterart.

Hypochondrischer Seelenwillenskrampf. u. s. w.

Zweite Unterart.

Melancholischer Seelenwillenskrampf. u. s. w.

Fünfte Art.

Willensentartungen mit ihren Unterarten und Abtheilungen derselben.

Es gehört hierher die Mordlust, die Lust Feuer anzulegen, und so manche andere böse, sich und Anderen verderbliche Lust, ohne Wahnsinn und andere Störungen der Seelenverrichtungen u. s. w.

Zweite Gattung
der Seelenkrankheiten.

Krankheiten der seellich-substanzlichen Verwirklichung des Grundvermögens, das

Gesetz des Lebens und der Gesundheit zu vernehmen. Krankheiten des, das Gewissen vermittelnden Organs, oder der seelisch-substanzlichen Knotennerven.

Alle gesetzwidrigen, jederzeit aus Aber- oder Unglauben hervorgehenden Zustände des Gewissens mit ihren Arten, Unterarten und Abtheilungen derselben.

Erste Art.

Entzündung der seellich-substanzlichen Knotennerven, wie sie sich in Gewissensbissen, schrecklich beunruhigenden Zuflüsterungen von inneren Stimmen u. s. w. offenbart. Diese, von der doppelten Richtung des Lebens abhängigen, wahrhaft entzündlichen Zustände des Gewissens, bedingen die Unterarten und deren Abtheilungen.

Zweite Art.

Sie umfasst die verschiedenen Grade der Schwäche der seellich-substanzlichen Knotennerven, wie sie den entzündlichen Zuständen derselben immer folgen, mit ihren verschiedenen Unterarten und Abtheilungen derselben.

Dritte Art.

Lähmung der seellich-substanzlichen Knotennerven, welche sich in dem erschrecklichen Zustande gänzlicher Gewissenlosigkeit offenbart.

Diese Art umfasst eben so viele Unterarten und Abtheilungen derselben, wie die Lähmungen der fleischlich-materlichen Knotennerven.

Vierte Art.

Krampf der seellich-substanzlichen Knotennerven, mit seinen mancherlei Unterarten und Abtheilungen derselben, wie er in dem Zwiespalte und in der Entzweiung des Gewissens u. s. w. zum Bewusstseyn kommt.

Fünfte Art.

Entartungen der seellich-substanzlichen Knotennerven, mit ihren Unterarten u. s. w.

Dritte Gattung
der Seelenkrankheiten.

Krankheiten der seellich-substanzlichen Verwirklichung des Grundvermögens zu verkräftigen. Krankheiten des Systems des Seelenleibes, durch welches das Leben von aussen nach innen vermittelt wird, d. i. Krankheiten der seellich-substanzlichen Gehirnrückenmarksnerven. Leiden des nehmenden Lebens in der Seele. Normwidrigkeiten des seellich-substanzlichen Nehmens.

Sie umfasst alle Leiden oder Normwidrigkeiten der Empfindung und bietet eben so viele Arten, Unterarten und Abtheilungen derselben dar, wie die dritte Gattung der Krankheiten des Fleisch- und des Blutleibes.

Erste Art.

Entzündung der seellich-substanzlichen Gehirnrückenmarksnerven oder des Organs der Empfindung, — Empfindungsüberspannungen mit zwei Unterarten und mehreren Abtheilungen derselben.

Erste Unterart.

Gefühlsüberspannungen mit übermässiger Verkräftigung.

Zweite Unterart.

Gefühlsüberspannuug mit übermässiger Vermateriung.

Zweite Art.

Schwäche des Organs der Empfindung in sehr verschiedenen Abstufungen mit zwei Unterarten.

Erste Unterart.

Hypochondrische Unempfindlichkeit u. s. w.

Zweite Unterart.

Melancholische Empfindungsschwäche u. s. w.

Diese beiden Unterarten umfassen mehrere Abtheilungen, als: **fixe Ideen**, bald **hypochondrischen**, bald **melancholischen** Ursprungs u. s. w.

Dritte Art.

Lähmung des Organs der Empfindung, oder Lähmung der seellich-substanzlichen Gehirnrückenmarksnerven. Empfindungslosigkeit.

Erste Unterart.

Hypochondrische, oder aus Mangel an nehmendem Leben entstandene Empfindungslosigkeit.

Zweite Unterart.

Melancholische, oder auf Mangel an gebendem Leben beruhende Empfindungslosigkeit.

Von beiden Unterarten kommen mehrere Abtheilungen vor, insofern nämlich das Uebel diesen oder jenen Theil nur, oder das ganze System des Seelenleibes ergriffen hat; wie Alles in der, im Entstehen begriffenen, Seelenheilkunde genauer dargelegt wird.

Vierte Art.

Krampf der seellich-substanzlichen Gehirnrückenmarksnerven; Empfindungskrampf mit mehreren Unterarten und Abtheilungen derselben, deren nähere Darlegung der Psychiatrie vorbehalten bleibt.

Fünfte Art.

Entartungen des Empfindungsorgans oder der seellich-substanzlichen Gehirnrückenmarksnerven, — mit mehreren Unterarten und Abtheilungen derselben u. s. w.

Vierte Gattung

der Seelenkrankheiten.

Krankheiten der seellich-substanzlichen Verwirklichung des Grundvermögens zu vermaterien. Krankheiten des Organs des Gefühls. Gefühlsleiden. Leiden des gebenden Lebens in der Seele. Normwidrigkeiten des seellich-substanzlichen Gebens.

Zunächst kommt hier der entzündliche Zustand dieses Systems des Seelenleibes in Betracht.

Erste Art.

Entzündung der seellich-substanzlichen Gefässe oder des Gefühls-Organs: Seelenherzentzündung, wie sie sich in den historisch längst bekannten erschrecklichen Gefühlsüberspannungen offenbart. Sie ist zweifachen Ursprunges und zerfällt daher in zwei Unterarten.

Erste Unterart.

Von übermässigem Verkräftigungsleben bedingte Gefühls-Organs-Entzündung u. s. w.

Zweite Unterart.

Von übermässigem Vermaterlungsleben bedingte Gefühls-Organs-Entzündung u. s. w.

Zweite Art.

Gefühlsschwäche von sehr verschiedenem Grade mit zwei Unterarten.

Erste Unterart.

Hypochondrische Gefühlsschwäche.

Zweite Unterart.

Melancholische Gefühlsschwäche, d. i. Schwäche des Gefühls-Organs von zu geringem Vermateriungsleben.

Mehrere Abtheilungen dieser Unterarten, in welchen ebenfalls fixe Ideen vorkommen, die fast immer melancholischen Ursprungs, d. i. von Normwidrigkeiten des Lebens von innen nach aussen bedingt sind.

Dritte Art.

Lähmungen des Gefühls-Organs, oder des seellich-substanzlichen Gefäss-Systems. Gefühllosigkeit, welche sich immer als Melancholie offenbart.

Insofern die Gefühlslähmungen bald vom nehmenden, bald vom gebenden Leben ausgehen, kommen hier ebenfalls zwei Unterarten vor, welche wieder in mehrere Abtheilungen zerfallen.

Vierte Art.

Krampf des Gefühls-Organs mit mehrern Unterarten und Abtheilungen derselben, als: Gefühlstäuschungen u. s. w.

Fünfte Art.

Entartungen des Gefühls-Organs oder des seellich-substanzlichen Herzens. Gefühlsentartungen mit zwei Unterarten und mehreren Abtheilungen derselben.

Erste Unterart.

Vom nehmenden Leben bedingte Gefühlsentartungen.

Zweite Unterart.

Vom gebenden Leben ausgehende Gefühlsentartungen.

Verschiedene fixe Ideen u. s. w. bilden Abtheilungen dieser Unterarten.

Fünfte Gattung

der Seelenkrankheiten.

Krankheiten der seellich-substanzlichen Verwirklichung des Grundvermögens zu bilden. Krankheiten der seellich-substanzlichen Bildungshäute; der seellichen Denk-Organe; der Einbildung oder der Imagination.

Eine an Arten, Unterarten und Abtheilungen derselben sehr reiche Gattung der Seelenkrankheiten.

Erste Art.

Entzündungen des seellich-substanzlichen Denk-Organs, der seellich-substanzlichen Bildungshäute; mit zwei Unterarten.

Erste Unterart.

Von überwiegendem Verkräftigungsleben bedingte Entzündung der Imagination.

Zweite Unterart.

Von zu geringem Vermateriungsleben bedingte Entzündung der Einbildung.

Den, sich bald auf die verschiedenen Wissenschaften und Künste, bald auf die verschiedenen Stände, bald auf die mancherlei Verhältnisse des Lebens, besonders auf die geschlechtlichen, beziehenden Gegenständen nach, welche die entzündete Imagination vorherrschend beschäftigen, zerfallen diese beiden Unterarten in mehrere Abtheilungen.

Es fallen in dieselben: religiöse, philosophische, verliebte, Dichter-, Kunst- u. s. w. Schwärmereien, Freiheitsschwindel, Hagestolz der beiden Geschlechter u. s. w. u. s. w.

Die Vorläufer der mehrsten dieser Seelenkrankheiten sind Lieblosigkeit und Kälte im Benehmen, wie man zu sagen pflegt, gegen diejenigen Personen, die im gesunden Seelenzustande die geliebtesten und verehrtesten waren.

Das Weitere hierüber in der Psychiatrie, die, wenn Zeit und Musse geschenkt werden, auch zum Drucke befördert werden soll.

Zweite Art.

Erschlaffungen des seellich-substanzlichen Vegetations-Heerdes mit ihren verschiedenen Unterarten und Abtheilungen derselben, als Folge des entzündlichen Zustandes der Denkverrichtungen und als Uebergang zur folgenden Art.

Dritte Art.

Lähmungen der seellich-substanzlichen Bildungshäute, oder der Denk-Organe.

Dem zweifachen Ursprunge dieses höchst traurigen, als Blödsinn allgemein bekannten Zustandes nach, zerfällt sie zunächst in zwei Unterarten.

Erste Unterart.

In Folge übermässiger Verkräftigung entstandene Lähmung der Denk-Organe, hypochondrischer Blödsinn.

Zweite Unterart.

Aus übermässiger Vermateriung entstandene Lähmung der seellich-substanzlichen Häute, melancholischer Blödsinn.

Mancherlei Eigenthümlichkeiten dieses über alle Maassen betrübenden Zustandes bedingen verschiedene Abtheilungen dieser beiden Unterarten.

Vierte Art.

Krampf der Organe des Denkens mit seinen, die verschiedenen Unterarten und Abtheilungen derselben bedingenden Eigenthümlichkeiten.

Fünfte Art.

Entartungen der, das Denken vermittelnden Seelen-Organe, oder der seellich-substanzlichen Bildungshäute. Verrücktheiten, Verstandesverwirrungen, Verstandesstörungen, *Paranoiae*, *Vesaniae* u. s. w. Eine viele Unterarten und Abtheilungen derselben in sich begreifende Art der Seelenkrankheiten.

Die mehrsten der an solchen Entartungen, oder an Lähmungen der seellich-substanzlichen Denk-Organe Leidenden, werden in den sogenannten Irren-,

Narren- oder Tollhäusern als Unheilbare, — leider oft mit Verbrechern, — beaufsichtiget und verwahret.

Der Funke des nicht selten noch vorhandenen gesunden Lebens wird in solchen Verhältnissen nach und nach ganz erstickt; da er doch unter begünstigenden Umständen sehr oft hätte bewahret und noch zu gesundem, das Kranke heilenden Leben angefacht werden können.

Dem Ursprunge der Entartungen dieses Systems des Seelenleibes nach kommen hier zunächst zwei Unterarten in Betracht.

Erste Unterart.

Vom Verkräftigungsleben ausgehende Entartungen des seellich-substanzlichen Organs des Denkens; — hypochondrische Verstandesverwirrung.

Zweite Unterart.

Vom Vermateriungsleben bedingte Entartungen des seellich-substanzlichen Bildungsheerdes; — melancholische Verrücktheit.

Beide Unterarten lassen sich in der Praxis sehr wohl unterscheiden, wenn man die gegenwärtigen Erscheinungen und die Art des Zustandekommens des Uebels genau betrachtet.

Sie zerfallen ihren Eigenthümlichkeiten nach in mehrere Abtheilungen, deren Abhandlung ebenfalls derPsychiatrie anheimfällt.

2. *Classe* der Krankheiten.

Krankheiten der substanzlichen Natur des Menschen.

Zweite Ordnung.

Krankheiten des geistlich-substanzlichen Leibes, des Geistleibes, auch wohl bloss Geisteskrankheiten; *morbi mentis*; *morbi mentales*, der Schriftsteller. Die neuern unterscheiden sie meist gar nicht; die älteren in einzelnen Fällen nur sehr undeutlich von Seelenkrankheiten.

Nichtsdestoweniger sind die Geistes- und Seelenkrankheiten der Natur nach ebenso bestimmt verschieden, wie die Krankheiten des Blut- und des Fleischleibes; *morbi mentis*; *morbi animi; morbi sanguinis seu humorum*; *morbi carnis* u. s. w.

Wer freilich die Krankheiten dieser beiden Regionen der Leiblichkeit nicht zu unterscheiden vermag, der wird noch viel weniger im Stande seyn, das Verschiedenartige der Geistes- und Seelenkrankheiten zu erkennen.

Warum aber finden sich denn in allen Sprachen gebildeter Völker besondere Wörter zur Bezeichnung des Menschen als Seele, d. i. als Seelenbeib und als Geist, d. i. als Geistleib?

Die sehr allgemein verbreiteten Krankheiten dieser zweiten Ordnung der zweiten Classe von Krankheiten, werden in den mehrsten Fällen als so geringfügig, als so unbedeutend angesehen, dass man sie gar nicht beachtet. Sie sind deshalb auch kaum Gegenstand der Medicin, die sich indess dieselben eben so wenig entziehen lassen darf, als den von der Haut nach aussen hin abgeschlossenen fleischlich-blutlich-materlichen Leib, und als die in demselben zunächst enthaltene Psyche.

Alles Leibliche des Menschen, so wie alles sich auf das Leben und den Leib desselben Beziehende ist Gegenstand der Medicin, — und so fällt denn auch ohne allen Zweifel die nächste leibliche Hülle des Geistes, der geistlich-substanzliche Leib mit allem sein Leben Unterhaltenden und ihn Ernährenden in das Gebiet der Medicin.

Wer wollte im Ernste bei gesundem Geiste behaupten, gründlich die Krankheiten des Seelen-, des Blut- und des Fleischleibes, ohne genaue Kenntniss und Berücksichtigung des Zustandes des Menschengeistes und seiner nächsten Umkleidung, oder Leibesregion, d. i. ohne Kenntniss des geistlich-substanzlichen Leibes, behandeln und heilen zu können?

Allen Krankheiten des Fleisch-, des Blut- und des Seelenleibes gehen Geisteskrankheiten voraus, ohne deren genaue Kenntniss eine wahre wissenschaftliche Beurtheilung und eine wahrhaft gründliche Behandlung und Heilung der Leiden und Uebel unseres Geschlechts durchaus unmöglich ist.

Das ist eine unumstössliche Wahrheit aus dem ewig unveränderlichen Gesetzbuche der Medicin, die da bleiben wird, wenn sie auch kein Arzt anerkennen sollte.

Erste Gattung.
der Geisteskrankheiten.

Krankheiten der geistlich-substanzlichen Verwirklichung des Grundvermögens zu wollen. Krankheiten der geistlich-substanzlichen Fasern oder des Geistlichleiblichen, der geistlichen Natur, des geistlichen Organs des Willens.

Diese fünfte, sich durch allerlei Mängel und Gebrechen der geistlichen Begierden, des geistlichen Willens, des willkührlichen Geistestriebes oder Geistesverlangens offenbarende Gattung der Geisteskrankheiten, bietet den allerwichtigsten Gegenstand der Medicin dar.

Kömmt hier Heilung zu Stande, so erfolgt sie gewiss in allen übrigen Systemen des Geistleibes, der dann mit seinem gesunden Leben sicherlich durch den Seelen- in den Blut- und Fleischleib dringt, und mit der Zeit bestimmt alle Krankheiten der verschiedenen Systeme der gesammten Leiblichkeit heilt.

Die Leiden des geistlich-substanzlichen Organs des Willens sind wahre Freiheitskrankheiten, weil im Vermögen des Geistes zu wollen, welches in seiner Verwirklichung Willen ist, die Freiheit des Menschen enthalten ist.

In der rechten, ursprünglichen Freiheit des Menschen, die ihren Grund in Gott hat, und die rechter Art eben nur ist, so lange sie sich durch das göttliche Gesetz bedingen, — beschränken, — lässt, ist Alles gesund, herrlich, vollkommen.

Der geheiligte Wille des Menschen durchdringt, als heiligende, Leben und Gesundheit bewahrende Macht sein ganzes Wesen und seine ganze Natur.

Alle Abirrungen der ursprünglichen Freiheit, des ursprünglichen willkührlichen Geistestriebes, — dem unwillkührlichen, den Glauben ausmachenden Triebe des Geistes gegenüber, — offenbaren sich zunächst als Sucht nach unbedingter, d. i. gesetzloser Freiheit, welche der tiefste Grund aller Krankheiten ist, immer mit übermässiger Thätigkeit beginnt und die erste Art dieser Gattung bedingt.

Erste Art.

Die Sucht, die Gott-lose Begierde, nach unbedingter oder doch wenigstens nach höherer Freiheit, hat wirklich, wo sie erwacht, alsobald einen entzündlichen Zustand des geistlich-substanzlichen Willens-Organs zur unausbleiblichen Folge, der sich zunächst dem, den Glauben vermittelnden Organe und von da aus allmählich allen übrigen Systemen, erst der geistlichen, dann der seellichen und endlich auch der blutlich-fleischlich-materlichen Leiblichkeit mittheilt.

Das Entzündliche kann sich aber nur im Leiblichen offenbaren, welches aus dem gebenden und nehmenden Leben fliesst, dessen Harmonie durch das Vorherrschen bald dieses bald jenes gestört wird.

Darum kommen denn auch von dieser Art Entzündung zwei Unterarten vor.

Erste Unterart.

Entzündungen des geistlich-substanzlichen Willens-Organs mit übermässiger Verkräftigung.

Zweite Unterart.

Entzündungen desselben mit übermässiger Vermateriung.

Jede derselben zerfällt in mehrere Abtheilungen, von welchen in der besonderen Geistesheilkunde — *Pneumatoiatria* — das Weitere.

Zweite Art.

Schwäche und Erschlaffung der geistlich-substanzlichen Fasern, mit zwei Unterarten und mehreren Abtheilungen derselben.

Dritte Art.

Lähmungen des geistlichen Organs des Willens, mit ihren wohlbekannten Unterarten und Abtheilungen derselben.

Vierte Art.

Krampf der geistlich-substanzlichen Fasern.

Diese Art zerfällt dem vierfachen Ursprunge des Krampfes nach in vier Unterarten, von welchen eine jede mehrere Abtheilungen umfasst.

Fünfte Art.

Entartungen des geistlich-substanzlichen, den Willen vermittelnden Organs.

Es kommen auch hier mehrere Unterarten und Abtheilungen derselben vor, von welchen die *Pneumatoiatrie* nähere Auskunft giebt.

Zweite Gattung
der Geisteskrankheiten.

Krankheiten der geistlich-substanzlichen Verwirklichung des Grundvermögens, das Gesetz des Lebens und der Gesundheit zu vernehmen. Krankheiten der geistlich-substanzlichen Instinct- oder Knotennerven. **Krankheiten des Organs, mit dem man glaubt, oder des Natürlichen am Glauben.**

Eine Geistlichlebendigen wohl bekannte Krankheit, von welcher, — was wohl kaum erwähnt zu werden braucht, — denen, deren Geistleib gelähmt oder wohl gar schon erstorben ist, d. i. bei Geistlichtodten, die Rede nicht seyn kann.

Schlimm sind solche, überhaupt alle an Geisteskrankheiten Leidende, daran, wenn sie bei Geistlichgelähmten, oder wohl gar Geistlichtodten Hülfe suchen.

Wie sich die Krankheiten der fleischlich-materlichen Knotennerven durch bestimmte Symptome sicher zu erkennen geben, so offenbaren sich auch die Normwidrigkeiten dieses Systems des Geistleibes durch sehr viele Mängel, Gebrechen und Leiden, also durch sichere Zeichen, auf eine Weise, dass sie Geistlichgesunden unverkennbar sind.

Alle in der besonderen Geistesheilkunde näher bezeichneten Krankheiten dieser Gattung lassen sich auf folgende Arten zurückführen.

Erste Art.

Entzündung der geistlich-substanzlichen Knotennerven. Sie äussert sich als abnorme Thätigkeit im Aberglauben und umfasst **zwei Unterarten.**

Erste Unterart.

Sie ist **von übermässigem Verkräftigungsleben** bedingt.

Zweite Unterart.

Sie ist **von übermässigem Vermateriungsleben** bedingt.

Beide Unterarten begreifen mehrere Abtheilungen in sich, von welchen hier nicht weiter die Rede seyn kann.

Zweite Art.

Schwäche des Organs des Glaubens, welche immer eine Folge des entzündlichen Zustandes ist.

Zwei Unterarten und mehrere Abtheilungen derselben u. s. w.

Dritte Art.

Lähmung der geistlich-substanzlichen Knotennerven. In den mehrsten Fällen entwickelt sie sich nach und nach aus der Erschlaffung und Schwäche dieses Organs der geistlichen Leiblichkeit. Bisweilen geht der entzündliche Zustand unmittelbar in sie über. Sie offenbart sich auf der höchsten Stufe ihrer Entwickelung als entschiedener Unglaube, der ein höchst gefährliches Uebel und sicherer Vorläufer des gänzlichen Verkommens des geistlichen Lebens und seines Erzeugnisses — des Geistleibes — ist.

Der Unglaube wird viel seltener geheilt, als der Aberglaube. Es ist mithin unter diesen beiden grossen Uebeln jener ein viel grösseres, als dieser.

Die Lähmung der geistlich-substanzlichen Knotennerven entspringt aus Mangel entweder an nehmendem oder an gebendem Leben, und zerfällt dem gemäss ebenfalls in zwei Unterarten, von welchen eine jede, mancherlei Eigenthümlichkeiten nach, in mehrere Abtheilungen zerfällt.

Vierte Art.

Krampf in dem, das Glaubensleben vermittelnden Leiblichen mit vier Unterarten und Abtheilungen derselben. Es kommen hier höchst merkwürdige Krankheiten vor, deren genaue Kenntniss von grosser Wichtigkeit ist, weil, wenn sie gehörig beachtet werden, schwere Leiden verhütet werden können.

Fünfte Art.

Entartungen der geistlich - substanzlichen Knotennerven, mit zwei Unterarten und mehreren Abtheilungen derselben.

Die Krankheiten dieser Art sind bisweilen leicht, bisweilen aber eben so schwer zu heilen, als die Lähmuugen der Glaubenshand.

Dritte Gattung der Geisteskrankheiten.

Krankheiten der geistlich - substanzlichen Verwirklichung des Grundvermögens zu verkräftigen. Krankheiten der geistlich-substanzlichen Gehirnrückenmarksnerven; des das verkräftigende, das nehmende Leben vermittelnden geistlich-substanzlichen Organs.

Diese Uebel offenbaren sich durch unvernünftige Handlungen, denen immer allerlei Mängel an Weisheit vorher gehen.

Erste Art.

Entzündungen der geistlich - substanzlichen Gehirnrückenmarksnerven.

Der entzündliche Zustand dieses Systems des Geistleibes besteht darin, dass die scheinbare Weisheit, als Gesammtausdruck der Thätigkeit desselben, alle Regungen des Gemüths unterdrückt. Bis zum höchsten Grade entwickelt, gleicht er einem schönen hellen, aber kalten Wintertage, der in seiner Schönheit vor lauter Kälte die Pulse alles Lebens erstarren macht.

Auch dieses, die Verkräftigung im Geistleibe

vermittelnde System hat als Leibliches nur in den beiden Hauptmomenten der Bildung seinen Bestand. Es bedarf dazu nicht nur besonderer Nerven, sondern auch der Gefässe. Und darum entspringt dieser entzündliche Zustand ebenso, wie jeder andere aus zwei ganz verschiedenen Quellen, welche auch hier zwei Unterarten bedingen.

Erste Unterart.

Entzündungen der geistlich-substanzlichen Gehirnrückenmarksnerven von Uebermaass des nehmenden Lebens.

Zweite Unterart.

Entzündung desselben Organs aus Uebermaass des gebenden Lebens.

Beide Unterarten begreifen mehrere Abtheilungen in sich.

Zweite Art.

Schwäche der geistlich-substanzlichen Gehirnrückenmarksnerven. Das Nehmen in der geistlichen Region des Lebens ist zu gering; ein Zustand, der zu vielen anderen Leiden, besonders der Organe des Gemüths' und der Liebe Veranlassung giebt. Man kann nicht geben, wenn man nicht nimmt; fehlt aber das Geben, so kann es auch nicht zum recht Bilden im Geistlichen oder zum Lieben kommen.

Es kommen hier ebenfalls zwei Unterarten und mehrere Abtheilungen derselben vor.

Durch diese Art der Geisteskrankheiten geht die Entzündung der geistlich-substanzlichen Nerven in Lähmung derselben über.

Dritte Art.

Lähmung der geistlich-substanzlichen Gehirnrückenmarksnerven.

Das blendende Licht des entzündlichen Zustandes der geistlichen Nerven verdunkelt sich nach und nach in der neben demselben bestehenden tödtlichen Kälte, und geht endlich ganz unter, worin eben die Lähmung oder Erstorbenheit dieses herrlichen Gebildes des Geistleibes besteht. Wie jede Lähmung, so geht auch diese bald von den, dem nehmenden, bald von den, dem gebenden Leben dienenden Organen aus; daher denn auch diese Art in zwei Unterarten zerfällt, von welcher eine jede mehrere Abtheilungen darbietet.

Vierte Art.

Krampf der geistlich-substanzlichen Gehirnrückenmarksnerven mit vier Unterarten und mehreren Abtheilungen derselben.

Fünfte Art.

Entartungen der geistlich-substanzlichen Organe des nehmenden Lebens, mit mehreren Unterarten und Abtheilungen derselben.

Vierte Gattung der Geisteskrankheiten.

Krankheiten der geistlich-substanzlichen Verwirklichung des Grundvermögens zu vermaterien. Krankheiten des das Gemüth vermittelnden Organs, also der geistlich-substanzlichen Gefässe, oder des geistlich-substanzlichen Herzens.

Es gehören hierher alle Arten von Gemüthskrankheiten, welche sich von den Gefühlskrankheiten oder von der Melancholie nur dadurch unterscheiden, dass sie tiefer sind, als sie.

Die Gemüthskrankheiten gehen darum der Melancholie, überhaupt die Geisteskrankheiten den Seelenkrankheiten immer voraus. Man kann in seinem Geiste, in seinem Gemüthe, sehr leidend seyn, und dabei immer noch eines gewissen Grades von Seelengesundheit geniessen, — dabei noch richtig denken, schliessen, ja Wissenschaften und Künste treiben, — die Folgen seiner, das Irdische betreffenden, Handlungen sehr wohl berechnen können.

Gemüthskrankheit ist wahre Melancholie in der geistlichen Region des Lebens.

In der wahren Medicin ist daher ganz richtig von Seelen- und geistlicher Melancholie die Rede.

Erste Art.

Entzündung der geistlich-substanzlichen Gefässe.

Es gehören hierher viele melancholische Leiden der verschiedenen Schriftsteller aller Zeiten, von welchen aber auch selbst diejenigen, die in dieser Angelegenheit das Rechte und Wahre zu schauen begehrten, nie klar und deutlich genug den entzündlichen Zustand des gebenden Lebens in den verschiedenen Lebens-Regionen unterschieden.

Bei den nur das Grobsinnliche beobachtenden und darstellenden Schriftstellern kommen bei Beschreibung dieser so wie aller übrigen den Geist- und den Seelenleib betreffenden Gegenständen beklagenswerthe Verirrungen vor.

Dem normwidrigen Vorherrschen der einen oder der anderen Richtung des Lebens, d. i. dem Vorherrschen des **nehmenden** oder des **gebenden** Lebens nach, zerfällt auch diese Art von Entzündung in zwei Unterarten und jede derselben in ihre Abtheilungen.

Erste Unterart.

Von übermässigem Aufnehmen bedingte Gemüthsüberspannungen, oder feurige Geistes-Melancholie mit der Lust zu nehmen.

Zweite Unterart.

Von gesetzwidrig gesteigertem Geben bedingte Gemüthsüberspannung; hitzige Geistes-Melancholie, mit der Lust zu geben oder mit Verschwendung.

Das Weitere siehe in der *Pneumatoiatrie.*

Zweite Art.

Schwäche oder Erschlaffung des das Gemüth vermittelnden Organs, mit zwei Unterarten und mehreren Abtheilungen derselben.

Dritte Art.

Lähmung des das Gemüth vermittelnden Leiblichen. Abgestorbenheit des geistlich-substanzlichen Herzens. Erstorbenheit des geistlichen Lebens von innen nach aussen.

Ein entsetzlicher, qualvoller Zustand des Menschen, der, in sofern das das geistliche Leben von innen nach aussen Vermittelnde Leibliches, Organ, Natur ist, ebenso, wie die Gemüthsüberspannungen, aus zwei verschiedenen, zwei Unterarten bedingenden Quellen entspringt.

Erste Unterart.

Von Mangel an nehmendem Leben aus-

gehende Lähmung des Gemüths-Organs. Schwarze Geistes-Melancholie, — mit mehreren Abtheilungen.

Zweite Unterart.

Von Mangel an gebendem Leben ausgehende Lähmung des geistlich-substanzlichen Herzens. Eiskalte Geistes-Melancholie, mit mehreren Abtheilungen; — siehe das Weitere in der *Pneumatoiatrie.*

Vierte Art.

Krampf des geistlich-substanzlichen Herz- und Gefäss-Systems, mit vier Unterarten und mehreren Abtheilungen derselben.

Fünfte Art.

Entartungen des, das gebende Leben im Geistleibe vermittelnden Leiblichen, mit mehreren Unterarten und verschiedenen Abtheilungen derselben, wie dieses Alles in der Geistesheilkunde näher dargelegt wird.

Fünfte Gattung
der Geisteskrankheiten.

Krankheiten der geistlich-substanzlichen Verwirklichung des Grundvermögens zu bilden. Krankheiten der geistlich-substanzlichen Häute, oder des, die Liebe vermittelnden Organs.

Das vorzüglichste Symptom dieser fünften Gattung der Geisteskrankheiten ist: Lieblosigkeit in ihren vielfachen Abstufungen vom geheimen Neide bis zum offenbaren, ungerechten, bittern Hasse.

Diese Gattung der Krankheiten ist der Schlüssel zu den tiefsten Geheimnissen der Medicin, — der nur der wahren, aufrichtigen, gründlichen Selbsterkenntniss und Selbstverleugnung zufällt.

Die wahre Medicin des innern Menschen — *Psychiatrie* und *Pneumatoiatrie* — kann nur beim Zugange zu diesen tiefsten Geheimnissen der Wissenschaft und Kunst ausgeübt werden.

Und wie der Leib ohne die Seele, — die Seele ohne den Geist, — todt ist, so ist die Medicin des äussern Menschen — *Haematoiatrie* und *Sarcoiatrie*, Humoral- und Solidar-Pathologie, — ohne die Medicin des innern in dicke Finsterniss gehüllt, — ohne Wahrheit, — ohne inniges Leben!!! —

Das Reden und Schreien derer, die diese Wahrheit nicht anerkennen, befremdet nicht, wenn man weiss, dass Lungenschwindsüchtige, und viele andere Kranke, oft noch ganz kurz vor ihrem Tode weit ins Leben hinaus reichende Pläne machen. So sagte eine an der Brechruhr Leidende, deren Herz nicht mehr schlug, deren Pulse schon stockten, sie sey gesund, werde nun aufstehen und wieder ihren Geschäften nachgehen. Nach einigen Minuten gab sie unter entsetzlichem Geschrei ihren Geist auf. — — —!!!

Es umfasst auch diese fünfte Gattung der Geisteskrankheiten fünf Arten.

Erste Art.

Entzündung der geistlich-substanzlichen Häute. Eine gar nicht selten vorkommende, sehr schlimme Art der Geisteskrankheiten, welche auf mancherlei Weise, besonders im Fanatismus, hervorbricht, nnd bisweilen sehr schwer zu erkennen ist; — jedenfalls auch nur von dem erkannt und von normalen Zuständen des geistlichen Lebens unterschieden werden kann, der den Schlüssel zu den tiefern Geheimnissen der Medicin überkommen hat.

Sie zerfällt der zweifachen Richtung des Lebens nach zunächst in zwei Unterarten, von welchen eine jede mehrere Abtheilungen umfasst.

Erste Unterart.

Von übermässig nehmendem Leben oder überspannter Verkräftigungsthätigkeit bedingte Entzündung des Heerdes der geistlichen Vegetation. Sie giebt sich durch ein blendendes Erkennen und Wissen der höchsten und erhabensten Gegenstände zu erkennen, welches aber bloss ein täuschendes Licht mit lebensfeindlichem Hasse ist.

Die Gegenstände des Erkennens und Wissens sind sehr verschieden; das gesetzwidrige Hangen an dem einen oder andern bedingt die Abtheilungen dieser Unterart.

Es kommt hier vor

a. heller Religions-Fanatismus;
b. blendender Freiheits-Fanatismus;
c. leuchtender Philosophie-Fanatismus;
d. lichter Menschenhass

u. s. w.

Zweite Unterart.

Entartung des geistlich-substanzlichen Bildungsheerdes aus gesetzwidrigem Vorherrschen des gebenden d. i. des Lebens von innen nach aussen, oder der Vermateriungsthätigkeit, welche ebenfalls dem besonderen Gegenstande nach, an welchem sich die irrende Liebe entzündete, mancherlei Modificationen darbietet, und deshalb in mehrere Abtheilungen zerfällt.

a. Glühender Freiheits-Fanatismus;

b. Brennender Religions-Fanatismus;

c. Heisser Philosophie-Fanatismus;

d. Lodernder Menschenhass.

u. s. w. lauter Gegenstände, welche sich in der *Pneumatoiatric* näher beleuchtet und ihrer grossen Wichtigkeit nach dargelegt finden.

Zweite Art.

Schwäche des, die Liebe im Geistleibe vermittelnden Organs, oder Lauigkeit in der Liebe, mit zwei Unterarten und mehreren Abtheilungen einer jeden.

Dritte Art.

Lähmung des, das geistliche Bilden oder Lieben vermittelnden Leiblichen.

Die dritte Art dieser fünften Gattung der Geisteskrankheiten geht entweder vom nehmenden oder vom gebenden Leben aus, und sie zerfällt darum ebenso wie jede andere Art von Lähmung in zwei Unterarten.

Erste Unterart.

Lähmung des geistlich-substanzlichen Bildungs-Organs aus Mangel an geistlichem Leben von aussen nach innen.

Diese Geisteskrankheit entwickelt sich immer aus der von übermässiger Verkräftigung bedingten Entzündung der geistlichen Vegetation. Je heller, je blendender das in der Entzündung dieses Organs blitzende Licht war, desto grösser wird der Lebensmangel, und mit ihm desto tiefer auch die Lähmung selbst seyn.

Das ist dann ein geistlicher Blödsinn, der nothwendig jedem andern Blödsinne der übrigen drei Regionen der Leiblichkeit vorausgeht.

Wie in der ersten Unterart der ersten Art der fünften Gattung der Geisteskrankheiten mehrere von den Eigenthümlichkeiten des erkrankten Menschen bedingte Abtheilungen vorkommen, so umfasst deren auch diese Unterart mehrere.

a. Hypochondrische Erstorbenheit der Liebe für religiöse Gegenstände, welcher immer Lieblosigkeit und eine finstere, hypochondrische Verachtung der wahren Religion, d. i. der Religion der Liebe, vorausgeht.

b. Hypochondrische Erstorbenheit der Liebe für die rechte, urgesetzlich beschränkte, den Menschen mit Gott verbindende Freiheit. Es geht dieser Geisteskrankheit immer düstere Verachtung des Nächsten voraus.

c. Hypochondrische Erstorbenheit der Liebe für Kenntnisse der Natur, welche sich durch eine düstere Geringschätzung wissenschaftlicher Gegenstände ankündigt u. s. w. u. s. w.

Zweite Unterart.

Lähmung des geistlich-substanzlichen Bildungsheerdes aus Mangel an geistlichem Leben von innen nach aussen.

Auch dieser Geisteskrankheit geht immer der entgegengesetzte, d. i. ein entzündlicher Zustand desselben Organs voraus. Sie umfasst ebenfalls mehrere Abtheilungen, in welchen die Kälte ebenso das vorherrschende Leiden ist, wie in den Abtheilungen der vorhergehenden Unterart die Finsterniss.

a. Melancholische Erstorbenheit der Liebe für alles Heilige, welche sich durch Lauigkeit und Kälte in den die Religion betreffenden Gegenständen ankündigt.

b. Melancholische Erstorbenheit der Liebe für die urgesetzliche Freiheit. Ihr Vorläufer ist eisiger Menschenhass.

c. Melancholische Erstorbenheit der Liebe für alle Gegenstände der Natur u. s. w. u. s. w.

Vierte Art.

Krampf in den, dem geistlich-substanzlichen Bilden vorstehenden Organen, mit vier Unterarten und mehreren Abtheilungen einer jeden derselben.

Fünfte Art.

Entartungen des geistlich-substanzlichen Bildungsheerdes, welche sich durch ein entsetzliches Gemisch von Liebe zu Hassenswerthem, und von Hass gegen alles Wahre, Rechte und Heilige offenbaren.

Eine eben so allgemein verbreitete als wenig erkannte Geisteskrankheit.

Wie die Entartungen im blutlich-fleischlich-materlichen Bildungsheerde schlimme, den ärztlichen Bemühungen nur all zu oft den hartnäckigsten Widerstand leistende, und um so schlimmere Krankheiten sind, je allgemeiner verbreitet sie erscheinen; so sind denn auch die, in dieser Art vorkommenden Uebel ebenso gross als gefährlich, und um so grösser und gefährlicher, je mehr sie sich ausbreiten.

Wie jene Entartungen, so sind auch diese bald nur über einzelne Theile des geistlich-substanzlichen Bildungsheerdes verbreitet, bald nehmen sie das ganze System ein. In diesem letzteren Falle ist die Entwickelung der allertraurigsten Seelenkrankheiten eine unausbleibliche Folge.

Es bleibt hier der Medicin eine grosse Aufgabe zu lösen übrig, und sie kann, wenn sie rechter Art ist, dem menschlichen Geschlechte in diesen critischen Momenten, da nämlich, wo sich diese, so wie überhaupt jede Geisteskrankheit, in den Seelenleib hineinzuleben, — richtiger hineinzuzucken — beginnt, grosse und sehr wichtige Dienste leisten.

Der mit einer so entsetzlichen, wahrhaft tödtlichen, Geisteskrankheit behaftete Mensch ist im Sinne des Gesetzes weder blöd- noch wahnsinnig, — aber er ist sehr krank, sehr elend, sehr leidend, und wird beides unfehlbar, wenn nicht die rechten Heilmittel angewendet werden, von welchen die *Pneumatoiatrie* Kunde giebt.

Es zerfällt diese Art der Geisteskrankheit in mehrere Unterarten und eine jede derselben in mehrere Abtheilungen, von welchen das Weitere ebenfalls in der Geistesheilkunde abgehandelt wird.

Das sind denn die zwanzig Gattungen der vier Ordnungen der zwei Classen der Krankheiten, in ihrer gesetzlichen Aufeinanderfolge dargestellt.

Diese zwanzig Gattungen kommen auf die verschiedenste Weise mit einander verbunden vor, und machen so eine fast unübersehbare Vielheit von Arten und Unterarten der Krankheitsformen aus.

Wie verschieden aber auch die Form, d. i. das Aeussere, die Natur, der Krankheiten seyn möge, ihrem wahren Wesen nach können durchaus nur zwanzig Gattungsverschiedenheiten vorkommen.

Merkwürdig bleibt immer die stufenweise Herausbildung des abnormen Lebens als Krankheit.

Zuerst wird immer der geistlich-substanzliche Leib, und zwar ein einzelnes System desselben, vom gesetzwidrigen Leben ergriffen. Schnell, wie ein verheerendes Feuer, verbreitet sich die Krankheit dieses Systems über das zunächst mit ihm verbundene, und von da aus bald über alle übrigen; — indess eine geheime Macht dem weiteren Vordringen des Verderbens in den seellich-substanzlichen Leib, von diesem her, einen wunderbaren Widerstand leistet.

Heilt aber die Krankheit des Geistleibes nicht, wird sie, im Gegentheile, immer heftiger, so frisst sie sich endlich, gleich einem Wurme im Innern, nach aussen hin auch in den Seelenleib, von einem System zum andern.

Wie sich aber der Seelenleib der vom Geistleibe herausflammenden Verheerung widersetzte, so widersteht denn auch oft lange Zeit der blutlich-fleischliche Leib dem im seellich-substanzlichen Kreise der Leiblichkeit wüthenden Verderben, welches, wenn auch hier böswillig dem Heilenden aller Einfluss versagt wird, nun ein System nach dem andern im Aeussersten des herrlichen Baues ergreift nnd verdirbt.

Es kommen diesem nach anfangs nicht immer die gleichnamigen Gattungen, der gleichnamigen Ordnungen, der gleichnamigen Classen von Krankheiten mit einander vor, was, wenn der Brand in allen Lebenskreisen wüthet, allerdings der Fall ist.

Wie sich aber die Krankheiten nach und nach bis zum Aeussersten der Leiblichkeit heraussiechten, gleichsam herausfrassen, so werden sie unter dem heilenden Einflusse der fest-flüssig-materlichen und seellich-geistlich-substanzlichen Heilmittel, organen-, systemen- und leibeskreisweise wieder vom Aeussersten ins Innere, und von da ins Allerinnerste zurückgedrängt, hier aber nach ewig unveränderlichen Heilgesetzen vollkommen ausgetilgt.

Merkwürdig ist es auch, dass über die Krankheiten des das Gewissen vermittelnden Leiblichen, d. i. über die seellich-substanzlichen Knotennerven, weder bei den älteren noch bei den neuern Schriftstellern bestimmte Beobachtungen vorkommen. Nur der mit diesen Leiden des unwillkührlichen Seelentriebes zu leben und gesund zu seyn schon Vertraute, findet hier und da in den Abhandlungen über Seelenkrankheiten dunkle Andeutungen darüber.

Diese kurzen Andeutungen über Wesen, Natur und Leben im Allgemeinen, so wie über das Wesen, über die Natur und über das Leben des Menschen ins Besondere, dürften zum Gewinnen einer richtigen Ansicht über Gesundheit und Krankheit im Allgemeinen, so wie über das Gesunde und Kranke in den beiden Doppel-Lebens- und Leibes-Kreisen des Menschen hinreichen. Auch dürften sie zum Verständnisse desjenigen hinlänglich seyn, was noch über die wahre Methode Krankheiten überhaupt und das Kranke im Fleisch- und Blut-, besonders aber im Seelen- und Geistleibe durch das daselbst noch vorhandene Gesunde zu heilen, so wie über die, auf diese Methode gegründete Einrichtung eines *Hygiocomium*, zu sagen übrig ist.

Bemerkt soll hier noch werden, dass die Krankheiten des inwendigen Menschen, d. i. des seellich-geistlich-substanzlichen Kreises der Leiblichkeit, ihrem Wesen nach von den Krankheiten des äussern Menschen, d. i. des fleischlich-blutlich-materlichen Kreises desselben, nicht verschieden sind. Sie unterscheiden sich von denselben nur der Form oder ihrer Natur, dem Lebens- und Leibes-Kreise nach, wo sie vorkommen, — dadurch also, dass in denselben der Heerd des normwidrigen, verstimmten, darum auch, — einseitig zwar — Seelenstörungen genannten Lebens, der seellich-geistlich-substanzliche Leib ist.

Die Methode, das Kranke im Gesunden des inwendigen Menschen, überhaupt Krankheiten, zu heilen, weicht im Wesentlichen von der Methode, das Kranke im Gesunden des Fleisches und des Blutes zu heilen, nicht ab. Der die Krankheiten dieses und jenes richtig behandelnde Arzt wird sicherlich auch ein mit Glück gegen die Leiden des Seelen- und Geistleibes angehender Seelen-Geistesheilkundiger d. i. ein guter Psychiater und Pneumatoiater seyn.

Die wahre Methode Krankheiten zu heilen, besteht in Bewahrung, in Pflege, in Stärkung des Gesunden im Kranken.

Darum kann, wie schon oben, — s. S. 9. 10. u. s. w. — bemerkt ist, ein Institut, in welchem Kranke, sie mögen nun am Fleisch-, am Blut-, am Seelen- oder am Geistleibe leiden, behandelt werden, auch eben so gut *Hygiocomium*, *Maison de Santé* der Franzosen, als *Nosocomium*, genannt werden.

Grundzüge der auf der Lehre vom Werden und Seyn des Menschen beruhenden Methode, Seelen- und Geisteskrankheiten, Krankheiten überhaupt, zu heilen.

Beim Festsetzen der wahren Methode, Seelen- und Geisteskrankheiten, überhaupt das Kranke im Gesunden zu heilen, kommt zunächst das Wesen und die Natur des gesunden Menschen, das Wesen und die Natur des Kranken in ihm, so wie endlich die Art und Weise des Entstehens und der Ausbildung desselben, in Betracht.

In den vorstehenden Blättern ist kurz, und, so weit es die Kürze gestattet, gründlich dargethan worden, dass der Mensch bei seinem Werden vermögenbegabter, erregbarer und darum lebensfähiger Geist ist; dass dieser im Alle des Seyenden erregte Geist sich in demselben seine Natur anlebt; dass dieselbe als zweifach doppelte, als geistlich-seellich-substanzliche, und als blutlich-fleischlich-materliche Leiblichkeit, oder als innerer, aus Geist- und Seelenleib, und als äusserer, aus Blut- und Fleischleib bestehender Mensch erscheint; dass daher der Mensch seinem Wesen nach Geist, seiner Natur nach Leib ist; dass das Leben des Menschengeistes nach den ewig unveränderlichen Urgesetzen Gesundheit, selbstisches Weichen von denselben Krankheit bedingt, u. s. w.

Das Verharren in, und das Weichen aus der, im Wesen des Menschen, also in seinem Geiste gegebenen Lebens-Norm, geht darum nicht von der Natur, von seiner Leiblichkeit, sondern von dem ebenfalls in seinem Geiste gegebenen bedingt freien Willen aus. Krankheit, das Seyn gegen die heiligen Urgesetze des gesunden Lebens, kann demnach, wie oben angedeutet worden ist, nicht in der Natur, in der Leiblichkeit des Menschen, sondern nur in seinem Geiste selbst entspringen, nur von hieraus zu Stande kommen.

Das innerste und ursprüngliche Wesen alles Kranken kann darum nichts Anderes seyn, als selbstischer, böser, die heiligen Urgesetze des gesunden Lebens verachtender, gottloser Wille, kann, mit einem Wort, nichts Anderes seyn, als: der Ungehorsam.

Ist aber die Natur des Menschen ein Erzeugniss des in seinem Geiste erregten und seitdem von daher unablässig quellenden Lebens, so kann auch die Natur der Krankheit nichts Anderes seyn, als ein Erzeugniss dieser gesetzwidrigen, d. i. krampfhaften, Thätigkeit, welches sich wider die ursprüngliche Ordnung alles Seyenden in die gesunde Natur, d. i. in die gesunde Leiblichkeit des Menschen, als kranke Natur, als kranke Leiblichkeit zaubert, — als Krankes dem Gesunden aufdrängt. Dieses dem Gesunden aufgedrängte gleichsam angezauberte Kranke drückt, beschwert, schmerzt.

Das ursprüngliche Wesen aller Krankheit ist also ungehorsamer, böser, selbstischer, eigener, gottloser Wille, die Natur desselben, aus ihm in die gesunde Leiblichkeit hineingezaubertes Krankes.

Die abnorme Thätigkeit, Krankheit, entsteht also im Innersten des Menschen, in seinem Geiste, und von da aus verbreitet sie sich als solche und in ihren Erzeugnissen über alle Lebens- und Leibes-Regionen.

Ist das Wesen der Krankheit, ist ungehorsamer, böser, selbstischer, eigener, gottloser, die heiligen Lebens- und Gesundheisgesetze verachtender Wille da, so wird es sich auch alsobald als eine gegen das gesunde Leben und sein Erzeugniss kämpfende Macht geltend machen, über alle übrigen Vermögen des Geistes verbreiten, ihn verfinstern, schwach, siech, krank machen, und sich als Natur zunächst in den innersten Theil der gesunden Leiblichkeit, in den Geistleib drängen, — zaubern.

Wie nun der Eigenwille sein Eigenes, Selbstisches, Krankes allen übrigen Vermögen des Geistes mittheilte, aufdrängte und dieses Alles seiner nächsten Leibeshülle einverleibte; so wächset wie aus einem Keime das Normwidrige, das Kranke derselben erst in den Seelen-, dann in den Blut- und endlich in den Fleischleib hinein.

Hier im äussersten Kreise der Leiblichkeit breitet sich das böse, Frieden, Wohlseyn und Gesundheit störende Gewächs, nach allen Richtungen hin aus; wuchert, wenn sein Wesen unberührt bleibt, in üppiger Fülle, wie arges Unkraut; kommt selbst zur Blüthe und trägt seinen verderblichen Saamen, den es endlich sogar in allen Richtungen um sich herum streut.

Also entwickelt, ist Krankheit das allergrösste Elend. In ihr nähret der Mensch einen, alles Glück, alle Lebensfreuden vergällenden und verderbenden Feind.

Das Elend ist aber darum so gross, weil nun, nachdem das arge Aftergebilde im äussersten Kreise der Leiblichkeit geblüht und sich besaamet hat, das Kranke im noch übrig gebliebenen Gesunden für sich Bestehendes ist, welches, wenn auch der Geist in die Norm des Lebens einlenket, als Krankes, als Entartetes, als Parasit, auf den Blut-, Seelen- und Geistleib, ja auf den Geist selbst ebenso zurückwirkt, wie anfänglich der selbstische Wille seine böse Macht als Wesen des Kranken über den ganzen Menschen verbreitete und alle Leben und Gesundheit bewahrenden Regungen überwältigte.

Das hier über das Wesen und die Natur der Krankheiten, so wie über die Art und Weise ihres Entstehens, ihres Zustandekommens, Angedeutete, welches der Lehre vom Werden und Seyn des Menschen entnommen und da weiter durchgeführt zu lesen ist, zeigt aufs Bestimmteste, was geschehen muss, wenn Krankheit geheilt, wenn der schlimme, die Gesundheit und das Leben selbst verdrängende Parasit mit Erfolg bekämpft, für immer vernichtet werden und bleiben soll.

Es ergiebt sich daraus von selbst die wahre, in den heiligen Lebens- und Gesundheitsgesetzen begründete Methode das Kranke im Gesunden zu bekämpfen oder das Gesunde im Kranken zu schützen, zu bewahren, zu pflegen, zum Ueberwinden des Feindlichen zu stärken, überhaupt Krankheiten zu heilen.

Wie nun der Zweck der gesammten Medicin zwiefach ist, Bewahrung der Gesundheit und Heilung der Krankheit, so ist auch die Aufgabe derselben nicht einfach, sondern doppelt; sie besteht nicht nur in Zerstörung des eingezauberten Feindlichen, in Vernichtung der lebensfeindlichen Verhältnisse, aus welchen, wie aus einer Quelle, die Elemente zum Bestehen desselben fliessen, ja die sogar geeignet sind, dasselbe in sich selbst, ohne vorhandenen Saamen, zu erzeugen; sondern auch, und zwar vorzüglich, in Pflege des Gesunden der Leiblichkeit, so wie in Bewahrung der Heiligkeit des Geistes.

Diese Doppelaufgabe wird auf zwei sehr verschiedenen Wegen gelöset und bedingt die beiden Haupt-Methoden der ganzen Medicin: die unmittelbare, — directe, — und die mittelbare, — indirecte, — welche beide etwas näher bezeichnet werden müssen.

Unmittelbare oder directe Methode, die Gesundheit zu bewahren und Krankheiten zu heilen.

Der Gegenstand der unmittelbaren oder directen Methode, im Menschen das Gesunde zu bewahren und das Kranke zu heilen, ist streng genommen nur sein Geist selbst. Unmittelbar, d. i. direct, kann aber auf den Menschengeist nur Gott allein einwirken. Die directe Methode der Medicin fällt demnach, im strengsten Sinne genommen, nicht mehr in den Kreis menschlicher Wissenschaft und Kunst, sondern weit über denselben hinaus.

Der Geist des Menschen ist, wie mehrere Stellen dieses Buches nachwiesen, nur in seiner Verwirklichung objectiv, d. i. nur in seiner Verleiblichung Gegenstand der Wahrnehmung Anderer. Daher denn auch, wenn vom Geiste die Rede ist, darunter nur der sich eben verwirklichende, d. i. der sich eben verleiblichende Geist verstanden wird, — der Geist also in seiner nächsten Umkleidung, — d. i. im geistlich-seellich-substanzlichen Kreise seiner Leiblichkeit.

Geist und innere Umkleidung desselben, Substanzleib, ist gleich, bedeutet ein und denselben Gegenstand.

Die unmittelbare oder directe Methode der Medicin, d. i. die Methode, vom Innern des Menschen aus das Gesunde zu bewahren und das

Kranke zu heilen, hat den Geist in **diesem Sinne** zum Gegenstande, und besteht in einem, an **bestimmte Regeln gebundenen medicinischen Einwirken auf denselben**, mit **Mitteln, welche im Reiche der Mächtigkeiten, Kräfte und Substanzen gefunden werden**.

Diese nur wenig bekannte und eben so wenig ausgebildete directe Methode der Medicin, macht den wesentlichsten Theil derselben aus, und ist eben so in ihr begründet wie die mittelbare oder indirecte, **einseitig** ausgebildete Methode.

Mittelbare oder indirecte Methode, die Gesundheit zu bewahren und Krankheiten zu heilen.

Streng genommen bezieht sich die mittelbare oder indirecte Methode der Medicin ebenso auf den Geist des Menschen, wie die directe. Beide haben nur Einen Zweck: **Bewahrung des Gesunden und Heilung des Kranken**, und sie können demnach niemals in Widerspruch mit einander treten.

Nur der Gegenstand der beiden Haupt-Methoden der Medicin ist verschieden.

Wie die directe Methode das Gesunde und Kranke des inwendigen Menschen, — des Geist- und Seelenleibes — mit allem für beides Gegebenen zum Gegenstande hat, so ist der Gegenstand der mittelbaren oder indirecten Methode, das Gesunde und Kranke des äusseren Menschen, — des Blut- und Fleischleibes — mit allen sich auf jenes und dieses beziehenden feinen und groben Materien.

Wesentlich sind diesem nach die beiden Haupt-

Methoden der Medicin nicht von einander verschieden. Nur ihr Gegenstand bedingt eine Verschiedenheit.

Wenn die eine nach bestimmten Regeln mit geeigneten Mitteln durch den substanzlichen Kreis der Leiblichkeit auf das vom Geiste ausgehende Leben einzuwirken lehrt, so handelt die andere von einer ebenso geregelten Einwirkung auf dasselbe durch den materlichen Kreis der Leiblichkeit mit ebenso geeigneten Mitteln.

Mit den, nach bestimmten medicinischen Regeln anfgefundenen, von den fleischlich-blutlich-materlichen Nerven aufzunehmenden Dingen wirkt der Arzt mittelbar eben so auf die Seele, wie mit den nach ebenso bestimmten Regeln aufgefundenen, von den seellich-geistlich-substanzlichen Nervengebilden aufzunehmenden Substanzen und mit den von ihnen getragenen Kräften und Mächtigkeiten auf den Geist.

Den beiden Haupt-Methoden der Medicin untergeordnete Methoden.

Die sogenannte directe und die indirecte Methode der Medicin gründet sich also auf die doppelte Natur des Menschen; auf den innern nur fein-, und auf den äusseren, nur grob-sinnlich wahrnehmbaren Kreis der Leiblichkeit. Daher medicinische Methode für den innern und für den äussern Menschen.

Die nur fein-sinnlich wahrnehmbare Natur des Menschen ist der seellich-geistlich-substanzliche, die nur grob-sinnlich wahrnehmbare der fleischlich-blutlich-materliche Kreis seiner Leiblichkeit.

Jede der beiden Haupt-Methoden der Medicin begreift diesem nach zwei untergeordnete Methoden in sich.

Die directe Haupt-Methode begreift die in der *Pneumatologie* begründete Methode, welche den Geist in seinen verschiedenen Zuständen, mit allem sich auf sie Beziehenden, und die in der *Psychologie* gegebene Methode, welche das Gesunde und Kranke der Seele mit allem sich auf beides Beziehenden zum Gegenstande hat, in sich.

Die indirecte Haupt-Methode der Medicin umfasst dagegen die sich aus der *Haematologie* ergebende, auf Bewahrung des Gesunden und auf Heilung des Kranken im Blute beziehende, und die älteste, aus der *Sarcologie* hervorgegangene, das gesunde und kranke Fleisch behandelnde Methode.

Daher denn vier, zwar nicht wesentlich, formell aber sehr bestimmt verschiedene, innigst mit einander zusammenhängende, das Gesunde, — was wohl zu beachten ist — ebenso, wie das Kranke im Menschen berücksichtigende Methoden der gesammten Medicin.

Jede dieser vier, den beiden Haupt-Methoden untergeordneten Methoden begreift, den fünf, vierfach verwirklichten Grundvermögen des Geistes nach, wieder fünf besondere Methoden in sich, die ganz richtig als specifische Methoden bezeichnet werden.

Das sind denn die zwanzig specifischen Methoden der Medicin, welche die zwanzig Systeme der gesammten Leiblichkeit, in ihrem gesunden und kranken Zustande mit allen für sie gegebenen Mächtigkeiten, Kräften, Substanzen und Materien zum Gegenstande haben.

Ausser diesen zwanzig, in den beiden zweifachen Haupt-Methoden der Medicin begriffenen specifischen Methoden, kann es keine andere mehr geben. Was man auch sonst noch für eine Heil-Methode oder

Heilart anführen konnte, sicherlich kann sie auf eine der zwanzig hier angedeuteten specifischen Methoden zurückgeführt werden.

Es entsprechen diese beiden zweifachen Haupt- und die denselben untergeordneten specifischen Methoden nicht nur den Verzweigungen der Medicin als Wissenschaft und Kunst, sondern auch ganz genau der, auf das Wesen und die Natur des Menschen gegründeten, streng logischen, Eintheilung der Krankheiten.

Erste Haupt-Methode der Medicin.

Mittelbare oder indirecte Methode der Medicin.

Sie entspricht dem äusseren Menschen, d. i. dem fleischlich-blutlich-materlichen Kreise der Leiblichkeit, und der *Ersten Classe* der Krankheiten, d. i. den Krankheiten des äusseren Menschen, oder des Fleisch- und Blutleibes.

Zweite Haupt-Methode der Medicin.

Unmittelbare oder directe Methode der Medicin.

Sie entspricht dem inneren Menschen, d. i. dem seellich-geistlich-substanzlichen Kreise der Leiblichkeit, und der *Zweiten Classe* der Krankheiten, d. i. den Krankheiten des Seelen- und Geistleibes.

Die *Erste, der ersten Haupt-Methode untergeordnete Methode* entspricht dem äussersten Kreise der

Leiblichkeit: dem Fleischleibe und der *ersten Ordnung* der *ersten Classe* der Krankheiten.

Die *zweite, der ersten Haupt-Methode untergeordnete Methode* entspricht dem Blutleibe und der *zweiten Ordnung* der *ersten Classe* der Krankheiten.

Die *erste, der zweiten Haupt-Methode untergeordnete Methode* entspricht dem Seelenleibe und der *ersten Ordnung* der *zweiten Classe* der Krankheiten.

Die *zweite der zweiten Haupt-Methode untergeordnete Methode* entspricht dem Geistleibe und der *zweiten Ordnung* der *zweiten Classe* der Krankheiten.

Jede der vier, den beiden Haupt-Methoden untergeordneten Methoden umfasst *fünf specifische Methoden*, so dass es demnach *zehn indirect* und *zehn direct specifische Methoden der Medicin* giebt, welche sich alle zusammen aus der dritten, fünften und siebenten Tabelle — s. Seite 69. 71 und 73. — ergeben.

Diese *zwanzig specifischen Methoden* der Medicin geben, was hier noch einmal hervorgehoben werden soll, nicht bloss Regeln, nach welchen Kranke zu behandeln — zu curiren — sind, sondern, und zwar vor Allem, Regeln, nach welchen das Gesunde im Kranken zu bewahren, und, worauf es dabei vorzüglich ankommt, zum Heilen, zum Besiegen des Feindlichen geschickt zu machen ist.

Die, die *specifischen Methoden* der Medicin ausmachenden Regeln stammen also nicht sowohl aus der *Nosologie* und *Nosocomie*, als vielmehr aus der *Hygiologie* und *Hygiocomie*, wie bereits an mehreren Stellen angedeutet worden ist.

Einseitig und daher verwerflich ist jede medicinische Methode, deren Regeln bloss aus der allgemeinen und besondern Krankheitslehre — *Nosologie* und *Nosocomie* — geflossen sind.

Rechter Art, gründlich, in allen Beziehungen der Wahrheit entsprechend, kann das Handeln des Arztes nur seyn, wenn die dasselbe leitenden, die Methode ausmachenden Regeln, aus den beiden letzten Büchern der Medicin zugleich fliessen, deren wahre Quelle das erste Buch derselben, die *Anthropologie*, oder die Lehre vom Werden und Seyn des Menschen ist.

Es ist vergeblich, Recepte — nach richtigen Regeln, — zu verschreiben, wenn nicht zugleich — nach eben so richtigen Regeln — die Lebensweise genau bestimmt wird.

Medicamente sollen Kranken nichts Anderes seyn, als Gesunden Erregungs-, Belebungs- und Nahrungsmittel. Diese sollen die Gesundheit bewahren, jene das Gesunde im Kranken zum Ueberwinden desselben erregen, stärken, ermächtigen, beleben, ernähren.

Das Heilen des Kranken ist das Vergängliche, Zeitliche; das Bewahren des Gesunden das Bleibende, Ewige in der Medicin. — Darum ist dieselbe eben so ewig und wahr, wie jede andere ächte Wissenschaft und Kunst.

Die drei Bücher der Medicin mit den zwanzig aus ihnen stammenden specifischen Methoden sind in der Wahrhaftigkeit Gottes begründet.

Einige Bemerkungen über die eben dargestellten Methoden der Medicin, in ihrer Anwendung auf Kranke, besonders auf Seelen- und Geisteskranke.

Die Heilung des Kranken im Gesunden, oder die Pflege des Gesunden im Kranken, erfordert in den meisten Fällen die Anwendung beider Methoden der Medicin: die specifisch-indirecten und die specifisch-directen.

Nur dann, wenn die specifisch-directen Methoden bereits heilend eingewirkt haben, und wenn sie fortfahren, ihren Einfluss geltend zu machen; wenn also das Wesen der Krankheit bereits vernichtet, und das rechte, gesunde Leben im Geiste erregt zu werden beginnt, auch fortwährend daselbst unterhalten wird; das Kranke aber noch neben dem Gesunden in der Menschennatur, besonders im blutlich-fleischlich-materlichen Kreise derselben als ein giftiger Schmarotzer fortwuchert, sind die specifisch-indirecten Methoden allein anzuwenden.

Selten dürften sie in Seelen-, niemals werden sie in Geisteskrankheiten ausreichen. Denn beide als Normwidrigkeiten des innern Menschen unterscheiden sich eben besonders dadurch von den Krankheiten des Blut- und Fleischleibes, dass sie als Wesen des giftigen Gewächses, demselben Gedeihen und Bestand geben und es zum Blühen und Besaamen aller Lebens- und Naturkreise treiben.

Bei Behandlung ausgebildeter Seelen- und Geisteskrankheiten finden demnach immer beide Methoden-Reihen, die specifisch-indirecte und die specifisch-directe, Anwendung; und wenn es einen Unterschied in Rücksicht auf die Behandlung der Krankheiten der substanzlichen und der materlichen Natur des

Menschen giebt, so besteht er darin, dass dort in allen Fällen alle Methoden der Medicin, — die specifisch-directen sowohl als auch die specifisch-indirecten — angewendet werden müssen, hier fast immer die letztern ausreichen dürften.

Mag es daher wohl viele Krankheiten geben, welche den Gebrauch der Heilmittel für den Seelen- und Geistleib nicht erfordern, so würde doch ganz gewiss der zum Bekämpfen des im seellich-geistlich-substanzlichen Kreise der Menschennatur vorhandenen Kranken herbeigerufene Arzt nichts auszurichten vermögen, wenn ihm der für dasselbe gegebene Arzneischatz unbekannt wäre, oder wenn er ihn unbeachtet lassen wollte.

Wer den Seelen- und den Geistleib als Materie, — wenn auch als ganz feine, unwiegbare, also zu den sogenannten Imponderabilien gehörige — betrachtet, und die Krankheiten beider allein mit grob- und feinmaterlichen Medicamenten heilen zu können meint, ist im Irrthume, und kein Arzt für den innern Menschen. Die Heilungen von Krankheiten desselben, deren er sich rühmen zu können meint, kommen auf eine Weise zu Stande, von welcher er keinen Begriff hat, auch nicht haben kann, weil sie in Kreisen des Seyenden stattfanden, für welche ihm die Sinne fehlen, und für welche er auch keine haben mag. Sie gehören zu den unzähligen, im Uebersinnlichen stattfindenden Vorgängen, die sich von da aus eben so in die Welt des Grobsinnlichen oder des Materlichen herüberziehen, wie die Kreise der substanzlichen Menschennatur an die der materlichen gränzen, und unmittelbar in sie übergehen.

Man pflegt dergleichen ungewöhnliche Lebensvorgänge, welche im Ueberirdischen, d. i. im Substanzlichen, beginnen, ins Irdische, d. i. ins Materliche herüberspielen und da zur Vollendung gelangen, Wunder zu nennen. Doch sind sie in Wahrheit nicht wunderbarer, als jeder andere, in seinem immerwährenden Wiederkehren nicht mehr auffallende Lebensvorgang.

Was man aber auch zum Heilen irgend einer Krankheit des Fleisch-, des Blut-, des Seelen- und des Geistleibes thun, mit welcher Treue, Sorgfalt und Umsicht man auch dabei verfahren möge, von gründlicher Heilung kann nur die Rede seyn, wenn mit der Form auch zugleich das tiefste Wesen derselben vernichtet worden ist.

Das Natürliche, das Leibliche kann gründlich nur vernichtet werden, wenn auch das Wesen, aus dem es quillt, gänzlich vertilgt worden ist. — Das Kranke kann, so lange die Quelle desselben im Innersten des Menschengeistes, — im bedingt freien Willen desselben, — besteht, nicht gründlich heilen.

Wer die Quellen seiner Leiden, seiner Schmerzen, seiner Krankheiten nicht anerkennt, also auch nicht vernichten mag, der wird, der muss siech, krank, elend bleiben.

Das sind medicinische Wahrheiten, die man vielleicht nicht gern hören wird. — Aber sie sind nicht erfunden, sondern in der wahren Medicin gegeben. Darum müssen sie auch ausgesprochen und gehört werden.

Das Kranke in den vier Lebens- und Naturkreisen des Menschen kann eben auf keine andere, als auf die angegebene Weise richtig bekämpft und gründlich geheilt werden.

Nur Heilungen solcher Art können die bitteren, sich oft wiederholenden Klagen über Rückfälle verstummen machen.

Und so dürfte es auch leicht geschehen, dass das auf diese Wahrheiten gegründete, nun noch näher zu beschreibende *Hygiocomium* nicht die Anerkennung und Unterstützung findet, die es zu seiner weiteren Ausbildung gar sehr bedarf. — Ja es ist möglich, dass es den bereits gewonnenen Bestand wieder verliert.

Wäre das aber auch wirklich der Fall, so wird doch die Medicin, aus der es hervorgegangen ist, nicht untergehen; ewig, wie alles auf Wahrheit Beruhende, wird sie wahr und eine treue Pflegerin der Gesundheit bleiben, — und wo Gesundes unter dem qualvollen Drucke des Kranken leidet, wo Seufzer nach Befreiung von demselben zu Gott emporsteigen, da wird ihr auch immer ein Raum, — eine Stube, ein Haus, ein ganzes Institut: *Hygiocomium* — gewidmet werden.

Verfielen ja die Denkmäler des Wahren und Guten aus früheren Zeiten, und jetzt noch stürzen christliche Kirchen zusammen; ewig jugendlich bleiben der Sinn und die Liebe, die sie gründeten.

Medicinische und religiöse Wahrheiten sind aber aufs Innigste mit einander verbunden, wie wir deutlich genug aus den Urkunden der wahren Religion, d. i. der Religion der Liebe, entnehmen.

Wo ihr im rechten Sinne Tempel geweiht wurden, — Tempel, in welchen man Gott im Geiste und in der Wahrheit anbetete, — da entstanden auch immer Krankenhäuser, Spitäler, Siechenhäuser — *Nosocomium*, *Valetudinarium* — u. s. w., in welchen man Kranke pflegte und Krankheiten zu heilen suchte. Und wo jetzt noch solche sind und neu entstehen, da wird die weiter durchgebildete medicinische Wissenschaft und Kunst auch immer Raum — *Hygiocomium* — für die rechte Pflege des Gesunden im Kranken zu gewinnen suchen und auch sicher finden.

In den vom Staate geschützten und gegründeten **Kirchen** erfahren Leidende, wie sie ihren Geist zum rechten Leben erregen, und so vom Innersten aus das demselben Feindliche überwinden; in den **Nosokomien**, wie sie das Kranke im Organe des Geistes, in der vierfachen Leiblichkeit zerstören; und in den **Hygiokomien**, — wahre Früchte der weiter durchgebildeten Medicin — wie sie den im vierfachen Instincte gegebenen Gesundheitsgesetzen nach, die Gesundheit und neben dem Kranken das Gesunde rechtmässig bewahren, pflegen und zum Heilen stärken sollen.

Die Bibel, das heilige Wort Gottes, zu dessen Ausbreitung grossartige Institute bestehen, lehrt aber nicht bloss, was in den Kirchen verkündiget werden soll, sondern es giebt auch **Anleitung**, und zwar die **allein wahre, rechte**, was man in Noso- und Hygiokomien zu thun und zu lassen hat.

Wollte man aber auch zugeben, dass in demselben Anleitungen solcher Art nicht zu finden wären, — wie sie an so vielen Stellen doch wirklich gefunden werden, — so kann doch der Arzt dieser Quelle beim Studium und bei der Ausübung seiner Wissenschaft und Kunst nicht entbehren.

Denn nur die heilige Schrift, — kein anderes Buch der ganzen Welt, — giebt ihm Kunde von den **allerhöchsten Lebens- und Gesundheitsgesetzen**, wie sie eben im Glauben gegeben sind und durch denselben jedem Einzelnen geoffenbaret werden. Ohne Glauben hat das Gewissen, das geheime Verlangen im Blute, und der mächtige Trieb im Fleische, d. i. der Instinct, keine Wahrhaftigkeit.

Die in diesen immer äusserlicher werdenden Lebens- und Naturkreisen ebenfalls gegebenen Lebens-

und Gesundheitsgesetze sind ohne das Licht des Glaubens dunkel, unverständlich, höchst trüglich.

Und der Arzt muss, nicht um seiner selbst, sondern ganz besonders Derer wegen, denen er rathen soll, bestimmt wissen, wie neben dem siechen Leben das gesunde von oben herab, vom Geiste aus, erregt wird, weil ihm sonst die Heilung, die Belebung und Ernährung von den äussern Kreisen der Menschennatur aus, für immer verschleiert bleibt, was in der Medicin von den traurigsten Folgen ist.

Nähere Beschreibung des *Hygiocomium* und Darlegung der einzelnen, dem Wesen und der Natur des Menschen entsprechenden Theile desselben.

Das der Pflege des heilenden Gesunden im Siechen und Kranken gewidmete *Hygiocomium* umfasst, den beiden Doppel-Kreisen der Leiblichkeit, der fleischlich-blutlich-materlichen und der seellich-geistlich-substanzlichen Natur des Menschen nach, zwei Haupttheile und vier denselben untergeordnete Abtheilungen.

Die Eintheilung dieses Instituts ist demnach ebenso wenig willkührlich, als die Classification der Krankheiten und als die Art und Weise, sie zu heilen, d. i. die Bestimmung der wahren Methoden der Medicin. Es gründet sich vielmehr alles Dieses auf genaue Kenntniss des Wesens und der Natur des Menschen, von welcher indess in den vorstehenden Blättern so viel dargelegt worden ist, als eben zum Verständnisse unwandelbarer Wahrheiten, auf welchen das *Hygiocomium* beruht, nöthig erschien.

Die Eintheilung des *Hygiocomium* in vier solche Abtheilungen ist für das Heilgeschäft von der allergrössten Wichtigkeit, und es kommt bei derselben besonders der Grad der Krankheit, sodann aber auch die Ausdehnung derselben, d. i. der Lebens- und Leibeskreis, ja selbst das System desselben in Betracht, in welchem sie mit besonderer Gewalt herrscht, oder wohl gar wüthet. Das Uebel muss diesen Verschiedenheiten nach sehr verschieden behandelt werden. Anders ist die Behandlung, wenn der Wurm an den Systemen der innern, verborgenen, d. i. substanzlichen, Lebens- und Leibeskreise naget; anders, wenn er dieselben verdorben und sich aus ihnen heraus nun auch in die äusseren, offenbaren, d. i. materlichen Kreise des Lebens und der Leiblichkeit gefressen hat; anders, wenn er bloss noch im Geist-, anders, wenn er auch schon im Seelen-, anders, wenn er nun auch im Blut- und anders endlich, wenn er sogar im Fleischleibe verheert; anders wiederum, wenn er in allen Kreisen des Lebens und der Leiblichkeit mit gleicher; anders, wenn er nur in dem einem oder andern mit besonderer Gewalt wüthet; anders zuletzt ist die Praxis, wenn er seine verderbliche Macht nur in einem oder in einigen, oder in mehreren der zwanzig Systeme geltend macht.

Da wird denn dem Uebel bald erst bloss mit den Mitteln der directen, bald ausser diesen auch mit den der indirecten Haupt-Methode; bald nur mit den einer, bald mit den einiger, bald mit den mehrerer denselben untergeordneten specifischen Heilmethoden, helfend, heilend, entgegen gewirkt.

Wie nun diese sehr verschiedenen, im Wesen und in der Natur des Menschen beruhenden Krankheitsverhältnisse, das die beiden Krankheits-Classen, die beiden Ordnungen einer jeden, die fünf Gattungen jeder Ordnung, die Arten jeder Gattung, die Unterarten jeder Art, und endlich sogar die Abtheilungen jeder Unterart Bedingende enthalten, welche zusammen die beiden Doppel-Haupt-Methoden der Medicin mit ihren zehn direct- und zehn indirect-specifischen Heil-Methoden dringend fordern; so zerfällt denn auch ein alle Krankheiten umfassendes Institut — das *Hygiocomium* — zunächst von selbst in die beiden oben angedeuteten zwei Haupttheile, von welchen man den einen, in so fern die in denselben auszuübende medicinische Praxis sich vorherrschend auf den äussern, grobsinnlich wahrnehmbaren, also offenbaren Theil des Menschen bezieht, welcher also. mit allem in ihm Vorzunehmenden, der grobsinnlichen Wahrnehmung offen daliegt, offenbares Gesundheits-Institut, — *Hygiocomium apertum*; — den andern hingegen, in so fern die in demselben zu übende medicinische Praxis zunächst nur den innern, nur feinsinnlich zu gewahrenden, also den verborgenen Theil desselben zum Gegenstande hat, verborgenes Gesundheits-Institut, — *Hygiocomium occultum* — nennt.

Indess kommt es auch hierbei auf den Namen nicht an, wenn nur die vorhandene, in der Wahrheit begründete, und darum an sich selbst unveränderliche Sache richtig bezeichnet wird.

Der verborgene Hauptheil dieses medicinischen Instituts, das *Hygiocomium occultum*, entspricht der zweiten Classe der Krankheiten, so wie der zweiten Haupt-Methode der Medicin; der offenbare Haupttheil desselben, das *Hygiocomium apertum*, der ersten Classe der Krankheiten und der ersten Haupt-Methode der Medicin.

Wie nun jede Classe der Krankheiten zwei bestimmte Heil-Methoden erfordernde Ordnungen umfasst, so zerfällt auch, ganz aus demselben Grunde, ein jeder der beiden Haupttheile des *Hygiocomium* in zwei demselben untergeordnete Abtheilungen.

Erste Abtheilung des offenbaren Hygiocomium.

Von den beiden Abtheilungen des offenbaren Gesundheits-Instituts — *Hygiocomium apertum* — gehört die erste, vorzugsweise den beiden äussersten Lebens-

und Leibeskreisen, besonders aber dem äussersten derselben entsprechende, für die Allerkränksten unsers Geschlechts, für die irren Seelengeisteskranken, d. i. für die Wahn- und Blödsinnigen, für Menschen demnach, die den einzelnen Systemen ihres Geist-, Seelen-, Blut- und Fleischleibes, so wie ihrem Geiste selbst nach, so erkrankt sind, dass sie die Folgen ihrer Handlungen im Sinne des Gesetzes nicht mehr zu berechnen im Stande sind, und denen, wenn ihr Zustand chronisch geworden, dasselbe einen Vormund bestimmt.

Bei den in demselben befindlichen Kranken ist das Unvermögen, die Folgen der Handlungen zu berechnen, im Fleische und im Blute, daher also fleischlich-blutlich-materlich leiblich begründet; und darum ist der Mensch in diesem Zustande auch nicht für sein Denken, Reden und Thun verantwortlich, zurechnungsfähig, wie das Gesetz sagt. Er handelt nicht mehr aus freier, vom Geiste selbst ausgehender und durch die nächste Umkleidung desselben, durch den Geist- und Seelenleib vermittelter Selbstbestimmung, sondern nach dem materlich-natürlichen Triebe seines erkrankten Blutes und Fleisches.

Diesen Zustand aber, der, wenn auch eine erblich überkommene Anlage vorhanden seyn sollte, immer selbstisches Weichen von den Gesetzen des Lebens und der Gesundheit voraussetzt, in jedem einzelnen Falle sicher und bestimmt zu unterscheiden, ist keine leichte Aufgabe; die Lösung derselben erfordert tiefe, ja man darf sagen, vollendete Kenntniss des Wesens und der Natur des Menschen.

Nicht selten ist der Blöd-, viel öfter aber der Wahnsinn, ein unmittelbar von freier Selbstbestimmung ausgehender Zustand, der anfänglich, ehe er sich allen

Richtungen nach verleiblicht hat, sehr sorgfältig vom Wahn- und Blödsinne im Sinne des Gesetzes zu unterscheiden ist.

Was hier von den krankhaft veränderten Systemen des Blut- und Fleischleibes ausgeht, die eben dem bedingt freien Menschengeiste keine normalen, d. i. gesunden Werkzeuge mehr sind, das geht dort von diesem selbst und von seiner nächsten Verwirklichung aus. Und wenn es im ganz verwirklichten, d. i. im ausgebildeten Wahn- und Blödsinne unmöglich ist, sich einigermassen frei den Lebens- und Gesundheitsgesetzen gemäss zu bestimmen; so ist diese Möglichkeit da gegeben, wo der Krankheitszustand noch nicht in allen Kreisen der Leiblichkeit organisch verwirklicht ist, sondern mehr noch in einem Thätigkeits- oder Lebensverhältnisse besteht.

Wem das hier Gesagte zu fern liegt, der suche es sich durch eine Betrachtung des Werdens des Menschen näher zu bringen. Der werdende Mensch bietet anfänglich auch blosse Thätigkeits- oder Lebensverhältnisse dar. Indess bleibt es nie bloss bei solchen. Das Leben verwirklicht sich immer und offenbart sich durch Verwirklichtes, durch Erzeugtes.

Der erst als abnorme Thätigkeit vorhandene Wahn- oder Blödsinn geht, weil sich alles Leben mit der Zeit immer in seinen Erzeugnissen verwirklicht, in organischen über.

Der verleiblichte, organische, zur Natur gewordene, also ausgebildete, Wahn- oder Blödsinn ist darum ein so erschreckliches Uebel, weil es als solches auf den Geist höchst störend einwirkt, so zwar, dass selbst dann noch, wenn der Geist schon wieder in die rechte Lebensbahn zurückgekehrt ist, Wahn- oder Blödsinn noch längere Zeit bestehen kann.

Denn es ist sehr schwer, den Regungen kranker Organe vom Geiste aus ordnend und heilend zu begegnen. Doch muss die Seelen-Geistesheilkunde diese Aufgabe lösen helfen, wenn Seelen-Geisteskranke geheilt werden sollen.

Es giebt also zwei Arten von Wahn- und Blödsinn. Die eine ist bloss im Geist- und Seelenleibe organisch, im Blut- und Fleischleibe hingegen nur als Thätigkeit vorhanden.

Im Anfange ist diese Art, wie überhaupt jede Seelengeisteskrankheit, bloss normwidrige, d. i. leidenschaftliche Thätigkeit des Geistes. Zorn, Eifersucht, Hochmuth, Rachsucht, Geiz, Wollust, kurz irgend eine Leidenschaft, böse Lust oder Begierde war sicherlich der Faden, welcher sich zu dem qualvollen Zustande der Seelengeisteskrankheit, des Wahn- und Blödsinnes herausgesponnen hat.

Die zweite Art stellt den Wahn- und Blödsinn in allen Kreisen der Leiblichkeit verwirklicht dar; sie ist von der ersten also bloss dem Grade nach verschieden.

Wenn in der ersten Art das Unvermögen, die Folgen des Denkens, Redens und Thuns zu berechnen, bloss im Geiste und in der Seele organisch begründet ist, so ist es in der zweiten Art ausserdem auch im Blute und im Fleische nicht bloss als Thätigkeit, sondern verleiblicht vorhanden.

Jene ist im Sinne des Gesetzes eigentlich kein Wahn- oder Blödsinn, weil in derselben das Unvermögen, die Folgen der Handlungen zu berechnen, kein bleibender, oft ein schnell vorüber gehender, Zustand ist. Sie ist blosse Seelengeisteskrankheit. Nur dann, wenn dieses Unvermögen in allen Lebens- und Leibeskreisen ausgebildet, ein bleibend chronischer Zustand geworden ist, ist der Wahn- oder Blödsinn da, den das Gesetz meint, den es nur meinen kann.

Die so oft bemerkbare Unsicherheit des Urtheils in den Verhandlungen über den wahren Zustand Seelengeisteskranker, offenbart recht deutlich eine grosse Lücke im Bereiche der medicinischen Wissenschaft und Kunst.

Sehr fehlerhaft ist es daher, bei gerichtlicher Untersuchung dieser Zustände, durch Widerspruch und auf andere Weise krankhafte Thätigkeiten solcher Art zu erregen zu suchen.

Das Gesetz darf ein solches Verfahren nicht dulden; es ist gegen Pflicht und Gewissen und muss geradezu verboten werden. Denn ein eben durch Widerspruch, oder auf irgend eine andere Weise, erregter Wahn- oder Blödsinn ist nur der erste Anfang des wahn- oder blödsinnigen Zustandes, den das Gesetz meint, und der, was entsetzlich ist, sogar durch die Untersuchung veranlasst werden kann.

Diese Verhältnisse erklären eben auch die so oft vorkommenden Widersprüche der untersuchenden Aerzte.

Diese erste Abtheilung des offenbaren Gesundheitshauses, welche man, in sofern der Wahn- und Blödsinn erst dann zu Stande kommen können, wenn das Leiden in den der Willkühr unterworfenen Theilen der Lebens- und Leibeskreise, selbst auch an der äussersten Gränze derselben ganz ausgebildet ist, Abtheilung für die schlimmsten im Fleische ausgebildeten Leiden, *Sarcoromium*, nennen kann, ist also die eigentliche Irrenheilanstalt, wie sie das Gesetz meint.

Das Gesetz ordnet die Vormundschaft nur über solche Seelengeisteskranke an, die eben wie unmündige Kinder die Folgen ihrer Handlungen nicht berechnen, die nicht mehr im rechten Sinne für sich wollen, denken und thun können. Es würde eine strafbare Verletzung der menschlichen Freiheit, also geradezu gegen das Gesetz seyn, diese Vormundschaft auch über solche Kranke ausdehnen zu wollen, die, wenn auch seelengeisteskrank, doch die freie Selbstbestimmung nicht ganz verloren haben. Gleich wie nur dann erst Menschen für invalid erklärt werden, wenn ihre körperlichen Gebrechen wirklich von der Art sind, dass sie eben ihren Verpflichtungen nicht mehr nachkommen können; so können denn auch nur Diejenigen für wahn- oder blödsinnig erklärt werden, die in Wahrheit ganz unfähig sind, für sich im rechten Sinne zu wollen, zu denken und zu handeln.

Und wie man nur jenen zu helfen sich verpflichtet erkennt, so darf auch diesen vorzeitige Hülfe nicht aufgedrängt werden.

Die gerichtliche Wahn- oder Blödsinnigkeitserklärung ist ein Verfahren, welches durchaus nur da eintreten darf, wo der Wahn- oder Blödsinn wirklich in allen Kreisen der Leiblichkeit, im Geist-, Seelen-, Blut- und Fleischleibe, organisch durchgebildet, also wirklich vollkommen verleiblicht vorhanden ist.

Der bis zu diesem Grade ausgebildete Wahn- und Blödsinn ist ein entsetzliches Uebel, eine Krankheit, welche den damit Behafteten, wenn nicht für immer, doch gewiss für eine lange Zeit unfähig macht, des Rechtes bedingt freier Menschen zu geniessen, an den Verhandlungen und Geschäften der menschlichen Gesellschaft Theil zu nehmen. Wer erschrickt nicht vor einer solchen Beraubung, die ohne Unterschied des Standes und Alters, alle, wirklich von dieser Plage Heimgesuchten trifft!

In die ohnedies schon so tief herabgezogene Wagschale des Elendes fallen nun auch noch die, mit dem gerichtlichen Verfahren nothwendig verbundenen, für wenig Begüterte sehr bedeutenden Unkosten.

Wenn irgend ein Act der Justiz Um- und Vorsicht gebietet, so ist es der der Wahn- oder Blödsinnigkeitserklärung, und kein Eingriff in die Rechte der Menschheit könnte wohl gesetzwidriger, daher strafbarer seyn, als der, Jemanden für wahn- oder blödsinnig, also für ganz zerstört an seinem Leibe, zu erklären, wenn solches doch nicht wirklich der Fall ist. Darum mögen sich zur gerichtlichen Untersuchung vorgeladene Aerzte, von deren Gutachten das Verfahren der Gerichtspersonen allein geleitet wird, wohl vorsehen, dass sie, vielleicht aus Mangel an nöthiger Kenntniss und Erfahrung, nicht eine grosse Schuld auf sich laden.

Gerichtspersonen wollen aber auch ihre Verpflichtungen wohl in Acht nehmen, nur mit dem Gegenstande ganz vertraute Aerzte, d. i. gründlich durchgebildete Seelengeistesheilkundige, zu so wichtigen Untersuchungen vorzuladen.

So wolle denn aber auch der Staat selbst diese Angelegenheit fest ins Auge fassen, und nicht nur für gründlichen Unterricht über Seelengeistesheilkunde an den Universitäten Sorge tragen, sondern auch streng darauf halten, dass nur der für einen Seelengeistesheilkundigen erklärt werde, der bei den Staatsprüfungen den Beweis geführt hat, diesen Gegenstand seinem ganzen Umfange nach inne zu haben.

Ist diese wichtige Angelegenheit wohl geordnet, so wird es auch den polizeilichen Behörden möglich werden, Missgriffe zu vermeiden; die für nöthig erachteten Beschränkungen nur auf wirkliche Wahn- und Blödsinnige auszudehnen, das Heilgeschäft nicht dadurch zu stören, dass sie auch bei solchen eintreten sollen, die zwar seelengeisteskrank, aber keineswegs im Sinne des Gesetzes wahn- oder blödsinnig sind.

Die für wirklich Wahn- oder Blödsinnige wohlthätigen und durchaus nöthigen beschränkenden Einrichtungen und Anordnungen sind für blosse Seelengeisteskranke im höchsten Grade nachtheilig und dem Heilgeschäfte sehr hinderlich, wie bald dargelegt werden soll.

Aber auch selbst die für jene nöthigen Beschränkungen müssen stets mit strenger Rücksicht auf die Heilzwecke angeordnet werden; denn alle, auch selbst die aufs Alleräusserste Erkrankten, die Wahn- und Blödsinnigen, bieten immer noch etwas Gesundes in ihrer Natur dar, von welchem die wunderbare, nicht selten vorkommende Gesundheit in den der eigenen Willkühr entzogenen Theilen des Materieleibes ausgeht, an welches sich die Hoffnung einer, auch in solchen Fällen möglichen Heilung knüpft, und durch welches dieselbe zunächst vermittelt wird. Dieses, dem gänzlichen Verfalle mächtig widerstrebende Gesunde wirkt vom fleischlich-blutlich-materlichenKnoten- oder Instinct-Nerven-System aus, wie oben, als vom vierfachen Instincte die Rede war, bereits angedeutet worden ist, und im zweiten Theile dieser Schrift näher dargelegt werden soll.

Die Richtigkeit dieser wichtigen Behauptung findet in der Erfahrung volle Bestätigung. Die merkwürdigsten hierher gehörigen Fälle sind die, welche darthun, dass für unheilbar erklärte Wahn- und Blödsinnige nach vielen Jahren wieder zu sich gekommen und gesund geworden sind, von welchen indess viele bald nachher starben.

In Betreff der aufs Tiefste ergriffenen, der väterlichen Obhut des Staates anheimgefallenen, und deshalb der besonderen polizeilichen Aufsicht unterworfenen Seelengeisteskranken, d. i. der eigentlichen Wahn- und Blödsinnigen, habe ich bereits im Jahre 1834 in der Hufelandischen medicinisch-chirurgischen Gesellschaft einige, in C. W. Hufeland's Journal der practischen Heilkunde. — 1835 Fünftes Stück. Mai. S. 89 — abgedruckte Bemerkungen vorgetragen, die ihrem Inhalte nach hier zu wiederholen nicht überflüssig seyn dürfte.

Die eben so geheime als mächtige Neigung des menschlichen Herzens, Verbotenes zu begehren und Gebotenem zu widerstreben, offenbart sich in hohem Grade auch ohne Ausnahme bei allen Seelengeisteskranken, und zwar entschieden bei Wahn- und Blödsinnigen. Nicht selten bedient sich daher der gerichtliche Arzt dieser Neigung als eines unfehlbaren Mittels, das im Innern verborgene Leiden zu erforschen.

Wie nothwendig nun auch die zum Schutze für Wahn- und Blösinnige angeordneten polizeilichen Sicherheitsmaassregeln seyn mögen, so haben sie, dieser schlimmen Herzensneigung wegen, doch immer etwas der Heilung derselben sehr Nachtheiliges in ihrem Gefolge. Ja, nicht selten wird durch dieselben die schlummernde Neigung zur Leidenschaft, zur furchtbaren That entflammt, welche durch die medicinische Behandlung vertilgt werden soll, und welche ohne ein so störendes Dazwischenkommen auch sicherlich nie erregt worden wäre.

Das ist ein grosser Schade, der nur zu oft beobachtet wird, wenn jene an sich wohlthätigen Sicherheitsmaassregeln ängstlich oder rücksichtslos gehandhabt werden.

Aber sie haben noch einen anderen nicht minder grossen, sich auf die der Pflege und der Aufsicht gewidmeten Personen beziehenden Nachtheil, der nicht unerwähnt bleiben darf.

Wärter und Wärterinnen, Aufseher und Aufseherinnen werden, wenn sie ihre Kranken gehörig eingeschlossen, durch Gurt und andere Fessel verwahrt wissen, anfangs sorglos, nach und nach saumselig in der Erfüllung ihrer Pflichten, wodurch das Heilgeschäft grosse Störungen erleidet und wirklich nicht selten Veranlassung zu oft wiederkehrenden Ausbrüchen von Wuth gegeben wird.

Wissen sie dagegen, dass ihre Pflegebefohlenen nur gegen die ersten Versuche, zu entfliehen oder sich sonst zu schaden, gesichert sind, so bleibt ihre Aufmerksamkeit ununterbrochen gespannt, und auf Ermittelung der Verhältnisse gerichtet, welche dazu beitragen können, sie in einer ruhigen Gemüthsverfassung zu erhalten, was für die Bekämpfung des der Heilung so hinderlichen Argwohnes der Kranken vom wohlthätigsten Einflusse ist.

Wenn Kranke in anderen Anstalten kaum gebändiget werden konnten, wurden sie, in die von mir geleiteten versetzt, bald ruhig. Es können dazu Belege aus der neuesten Zeit dargebracht werden, und es ist anziehend, Geheilte sich darüber äussern zu hören.

Sucht man aber auf der einen Seite im *Hygiocomium* ein ängstliches Absperren und Fesseln der demselben anvertrauten Seelengeisteskranken sorgsamst zu vermeiden, so ist man dagegen auf der anderen eifrigst bemüht, eine gehörige Anzahl treu pflegender und aufsichtführender Personen um sie seyn zu lassen.

Die Verwahrung durch Zaun, Thür und Fenster

10 *

darf nicht fehlen, werde aber mit der nöthigen Rücksicht auf die dem menschlichen Herzen eigenthümliche Neigung, von der eben die Rede war, durchgeführt.

Die beste, den Heilzwecken förderlichste, aber freilich auch zugleich die kostbarste Verwahrnng Geistesseelenkranker sind und bleiben eben treue, in wahrer Liebe dienende und pflegende Menschen.

Von Lebensüberdruss verfolgte wahn- oder blödsinnige Geistesseelenkranke lasse man immer zu ebener Erde wohnen.

Diese Praxis hat sich seit einer Reihe von Jahren, während welcher ich mich mit Behandlung solcher Kranker beschäftige, nützlich erwiesen. Es hat sich dabei kein Fall ereignet, den man hätte beklagen müssen.

Sollte aber dabei auch wirklich ein Mal ein Unglücksfall vorkommen, so wolle man nicht vergessen, dass sich dergleichen, und zwar gar nicht so selten, auch da ereignen, wo Alles fest verschlossen und aufs Beste verwahrt ist.

Den beiden Geschlechtern nach zerfällt jede Abtheilung des *Hygiocomium*, also auch diese erste des ersten Haupttheiles desselben, das *Sarcocomium*, in zwei Unterabtheilungen; die eine ist für das männliche, die andere für das weibliche Geschlecht.

Sind nun gleich diese Unterabtheilungen im Innern des *Sarcocomium* dem Anstande und der Ordnung gemäss, und in vielen anderen Hinsichten durchaus nöthig, so ist doch, meinen seit Jahren gemachten Erfahrungen nach, eine streng durchgeführte Sonderung der beiden Geschlechter dem Heilgeschäfte keineswegs so förderlich, als man vorgiebt; ja sie hat, wenigstens in Privat-Instituten, ihre grossen Nachtheile.

Wie überhaupt ein stilles, einfaches Familienleben, ein ruhiges, wohlgeordnetes häusliches Verhältniss bei der Behandlung aller Arten Seelengeisteskranker, von der allergrössten Bedeutung ist, und ein solches bei Einrichtung von Instituten für dieselben immer als Muster vorschweben sollte, so soll dasselbe auch, rücksichtlich des Verhältnisses der beiden Geschlechter zu einander, nichts Besonderes darbieten. Hülfsbedürftigkeit, Noth, Kummer, Sorgen u. s. w. 'sind die geheimen Triebfedern der Geselligkeit, sie sind das, die Glieder einer Familie verbindende Band, und machen auch aus den kranken und gesunden, oft den Verhältnissen, den Leiden, dem Alter und dem Geschlechte nach sehr verschiedenen Bewohnern eines solchen Instituts, eine Familie.

Heilbare Seelengeisteskranke, selbst der schlimmsten Art, die Irren, d. i. die Wahn- und Blödsinnigen, haben ein grosses, wunderbares Interesse für einander, welches am gesteigertsten zwischen den beiden Geschlechtern hervortritt. Der über den eigenen Zustand ganz unklare Familienvater, Jüngling, Gelehrte, Beamte, Künstler oder Landmann, durchschaut mit bewunderungswürdiger Klarheit den Unsinn der, in der Ferne beobachteten Familienmutter, Jungfrau, gelehrten Dame, Geschäftsfrau, Künstlerin u. s. w.

Solche Reflexionen Geistesseelenkranker sind es aber nicht selten, die als helle Blicke in die Nacht des eigenen Wahnes blitzen, und das erste Beginnen der Heilung bedingen.

So ist denn wirklich das Leben der beiden Geschlechter in ein und derselben Abtheilung des *Hygiocomium* den Heilzwecken eher förderlich als hinderlich.

Sind es nicht sehr oft Frauen, die den Mann, und nicht eben so oft Männer, die die Frau zu dem machen, was sie sind?

Das *Sarcocomium* soll zwar streng gesonderte Unterabtheilungen für das männliche und weibliche Geschlecht darbieten; Männer und Frauen aber mögen wohl unter einem Dache wohnen, sich auf dem Wege nach den gesonderten, aber nicht gefängnissartig abgeschlossenen Hof- und Gartenräumen begegnen, grüssen und auch selbst bescheiden anreden dürfen, eben so, wie in den übrigen Abtheilungen des *Hygiocomium*, in anderen Kranken- und Gesundheitshäusern, und im geselligen Leben überhaupt.

Denkt man sich freilich eine öffentliche Irrenanstalt, wo Hunderte von irren Seelengeisteskranken aller Art ihr Unterkommen gefunden haben, und wo die Pflege, — in so fern sie unter solchen Verhältnissen möglich ist, — und Aufsicht von vielleicht acht bis zwölf derselben einer einzigen Person übertragen ist, da dürfte ein solches Beisammenwohnen der beiden Geschlechter nicht ohne ärgerliche, das Heilgeschäft sehr störende Auftritte Statt finden.

Sind dagegen eine gehörige Anzahl treu pflegender und beaufsichtigender Leute in dem wohleingerichteten, mit grossen Hof- und Gartenräumen versehenen, höchstens für zwanzig irre Seelengeisteskranke berechneten Privat-Institute, so können Unordnungen irgend einer Art nicht vorkommen und die eben gerühmten Vortheile schmälern.

Sollen nun gleich die beiden Unterabtheilungen des *Sarcocomium* für das männliche und für das weibliche Geschlecht in der Art eingerichtet und gehalten werden, dass die gewöhnlichen Familien- und häuslichen Verhältnisse so viel als möglich unverändert bleiben, so fordern dagegen nicht nur **medicinische**, sondern auch **moralische**, **gesetzliche** und **polizeiliche** Rücksichten, eine viel strengere Sonderung der Irren, d. i. dem Gesetze nach Wahn- und Blödsinnigen, von zurechnungsfähigen Geistesseelenkranken, als sie bisher Statt gefunden hat und jetzt noch Statt findet.

Die wahre viergliederige Medicin ordnet die allerstrengste Scheidung der für so verschiedenartige Kranke bestimmten zwei Abtheilungen des offenbaren *Hygiocomium* an.

Haus, Hof und Garten des bloss für wahn- und blödsinnige Seelengeisteskranke bestimmten *Sarcocomium* müssen ganz streng von den gleichnamigen Räumen der zweiten, Nervenschwachen, Hysterischen, Hypochondrischen, Melancholischen, Brustkranken u. s. w. so wie allen zurechnungsfähigen Seelengeisteskranken gewidmeten Abtheilung desselben, soll das Heilgeschäft einen gedeihlichen Fortgang haben, geschieden seyn.

Wenn Kranke dieser Art als Wahn- und Blödsinnige in Irren-, Narren- oder Tollhäusern untergebracht und ärztlich behandelt werden, so ist das der stärkste Beweis für das wirkliche Daseyn der schon öfters erwähnten Lücke in der medicinischen Wissenschaft und Kunst.

Aber diese beiden Abtheilungen dürfen auch nicht zu weit von einander liegen. Am zweckmässigsten ist es, wenn sie sich, streng gesondert zwar, aber doch auf ein und demselben Gehöfte befinden.

Die Gründe für eine solche Annäherung derselben auf einem und demselben Gehöfte ergeben sich aus einer näheren Erwägung der hier obwaltenden Verhältnisse und Bedürfnisse von selbst.

Gebietet die grosse Verschiedenartigkeit der Natur des Leidens unzurechnungs- und zurechnungsfähiger Kranker die strengste Sonderung beider; so gestattet dagegen das sich in allen Fällen gleich bleibende Wesen desselben diese Annäherung der für sie bestimmten Abtheilungen nicht nur, sondern sie steht sogar mit den besonderen Heilzwecken in Harmonie.

Zurechnungsfähige Seelengeisteskranke und andere zu solchen Uebeln Anlage offenbarende nervenschwache hysterische, hypochondrische, melancholische u. s. w. Kranke werden heilsam von der Nähe des *Sarcocomium* in dem ihnen noch übrigen Gesunden berührt, und zur An- und Aufnahme von Heilmitteln der direct-specifischen Heil-Methoden, besonders aber zur treuesten Benutzung des ihnen noch von freier Selbstbestimmung Uebriggebliebenen bestimmt, wozu sie nicht leicht auf irgend eine andere Weise gebracht werden dürften.

Dann empfehlen dringend diese Annäherung auch Rücksichten auf die Verwaltung und auf das Oeconomische, besonders aber auf eine sorgsame, gar nicht so leicht ausführbare Beaufsichtigung.

Bei Vertheilung der Kranken in den beiden Unterabtheilungen des *Sarcocomium* kommt wieder Mancherlei in Betracht; der Stand, der Beruf, die bisherige Lebensart, selbst das Alter u. s. w.; sodann aber auch die Art, und besonders der Grad des Leidens.

Den drei Hauptständen der menschlichen Gesellschaft nach, zerfällt jede Unterabtheilung in drei Classen, so dass auch in dieser Beziehung die in der geselligen Einrichtung begründete Ordnung in allen Theilen des *Hygiocomium* wieder gefunden wird.

Die erste Classe ist für Kranke aus den höheren

Ständen, die zweite für Kranke des Mittelstandes, und die dritte für Kranke aus den niederen Ständen.

Ausbrüche von Wuth und Tobsucht sind, da sie meist nur in Folge ungeeigneter Behandlung vorkommen, in wohleingerichteten Irrenheilanstalten selten. Kommen sie aber vor, so schwindet bei den damit Befallenen jeder Unterschied irgend einer Art, und will der Anstand gleich, der Geschlechter wegen, eine Sonderung, so ist deshalb doch für die drei Classen jeder Unterabtheilung nur ein zu diesem Zwecke besonders eingerichtetes Zimmer nöthig.

Was den Grad und die Art der Krankheit, den Stand, den Beruf und die bisherige Lebensart, das Alter, andere Eigenthümlichkeiten u. s. w. betrifft, so sind den Kranken die Zimmer so anzuweisen, dass in diesen Hinsichten Verwandtes Darbietende zunächst neben einander wohnen, so dass der ruhige durch den unruhigen, der ungelehrte durch den gelehrten, der wortkarge durch den schwatzhaften, der schamhafte durch den schamlosen, der ernste durch den spöttelnden u. s. w. irren Geistesseelenkranken so wenig als möglich gestört werde.

Das die Hausordnung dieser ersten Abtheilung des ersten Haupttheiles des *Hygiocomium*, d. i. Arbeit und Ruhe, Wachen und Schlafen, Essen und Trinken u. s. w. Betreffende, soll in der Darlegung der zweiten Abtheilung desselben angeführt, und hier indess nur bemerkt werden, dass es eine sehr schwere Aufgabe, vielleicht die allerschwierigste in der ganzen Medicin ist, im *Sarcocomium* eine wohlberechnete Hausordnung, von der doch, grossen Theils wenigstens, die Heilung der in dasselbe aufgenommenen Kranken abhängt, auch wirklich durchzuführen.

Ehe zur Darstellung der zweiten Abtheilung des offenbaren *Hygiocomium* geschritten werden kann, ist es nöthig, das Verhältniss des Arztes zum *Sarcocomium*, überhaupt zu Irrenheilanstalten, etwas näher zu beleuchten, weil darüber die Praktiker eben nicht einig sind.

Es fragt sich hier vor Allem, sollen Aerzte oder sollen der Medicin unkundige Personen Institute für die Behandlung irrer Seelengeisteskranker, d. i. Wahn- und Blödsinniger, dirigiren?

Die Mehrzahl der Praktiker kommt darin überein, dass die Direction solcher Institute zum Wohle des Ganzen von Aerzten ausgehen müsse. Ein Arzt soll die Seele des Ganzen seyn. — C. F. W. Roller, die Irrenanstalt nach allen ihren Beziehungen. Karlsruh, 1821. —

Andere, aber gewiss nur solche, die sich nicht ins Besondere mit der Seelengeistesheilkunde, sondern nur im Allgemeinen mit der Verwaltung befassen, oder solche, denen die Last der Direction zu drückend erscheint, halten es für gerathener, die Leitung derselben Personen zu übertragen, die sich mit dem eigentlichen Heilgeschäft weiter nicht befassen.

Die innere Einrichtung und die ganze Leitung solcher Anstalten steht aber in so enger Beziehung zum Heilgeschäfte, dass jene eben so wie diese nur mit dem vielumfassenden Gegenstande ganz Vertrauten übertragen werden kann.

Darum sind der Medicin Unkundige für dieses Geschäft in keiner Art geeignet; ja noch mehr, es eignen sich zu demselben selbst nicht einmal in gewöhnlicher Weise ausgebildete, sonst ganz geschickte, Aerzte.

Wer solchen Instituten mit gutem Erfolge vorstehen soll, muss die Anthropologie ihrem ganzen Umfange nach und die auf ihr beruhende Seelengeistesheilkunde gründlich studirt, und auch bei den öffentlichen Staatsprüfungen sattsame Beweise seiner Kenntniss in allen diesen Zweigen der Medicin gegeben haben.

Die grossen von unserm Staate eingerichteten Irrenheil- und Pflegeanstalten werden, wie in den mehrsten andern Staaten, von besonders dazu gebildeten Aerzten, als obersten Beamten, dirigirt; die privatim errichteten leiten gewöhnlich dem ärztlichen Stande nicht angehörige Personen.

Bei der Errichtung und Leitung von Privat-Irrenheilanstalten müssen indess dieselben Grundsätze befolgt werden, nach welchen der Staat die seinigen errichtet und leitet. Ein Arzt dirigirt dort Alles — ganz richtig — allein. Er, — er allein ordnet alles an, wählt sich die zur Beaufsichtigung und Verpflegung nöthigen Personen, und entlässt sie, sind sie nicht, was sie seyn sollen, nach seinem Erachten, auch wohl auf der Stelle. So muss es auch seyn, soll Einhelligkeit der hier Thätigen erzielt, soll den Unordnungen gesteuert werden, die unablässig von den durch und durch erkrankten Irren, d. i. Wahn- und Blödsinnigen, ausgehen.

Irrenheilanstalten, welchen in der Seelengeistesheilkunde unerfahrene Personen vorstehen, und in welchen Aerzte der verschiedensten Ansichten ihre Irren behandeln, werden eben niemals den Grundsätzen der wahren *Psychiatrie* und *Pneumatoiatrie* gemäss, sondern den, vielleicht ganz irrigen, Meinungen des jedesmaligen Inhabers nach, eingerichtet und geleitet werden.

Der sich ins Besondere mit Behandlung Geistesseelenkranker beschäftigende Arzt bedarf, soll seine Praxis erfolgreich seyn, eines besonders dazu wohleingerichteten Heilinstituts.

Möchten diese Bemerkungen beachtet werden, und bei einer neuen Revision der Vorschriften und Gesetze für die Privat-Irrenhäuser, Eingang finden.

Noch eine andere nicht minder wichtige Frage ist die: ob es überhaupt nicht besser sey, Heil-Institute für Irre, d. i. Wahn- und Blödsinnige, bloss vom Staate aus einzurichten und zu leiten?

Die Beantwortung dieser eben so anziehenden als wichtigen Frage kann hier nicht in ihrer ganzen Ausdehnung erfolgen. Es kann hier nur so viel darauf erwidert werden, dass sich die medicinische Wissenschaft und Kunst nichts von ihrem Objecte, am allerwenigsten einen so hochwichtigen Theil desselben, entziehen lassen darf, was doch gewiss geschehen würde, wenn Irre, oder vielleicht wohl gar alle Geistesseelenkranke, nur in den vom Staate errichteten und geleiteten Heil-Instituten behandelt werden könnten und dürften.

Die Wissenschaft gestattet Einseitigkeiten der Art nicht, und die Strafe würde, wenn man sie nicht als solche anerkennen wollte, hier um so weniger ausbleiben, als die Theorie und die Praxis eben jetzt von der Förderung der *Psychiatrie* und *Pneumatoiatrie* sehnsüchtig neue Lebensmomente erwartet.

Wie sollte denn die Geistesseelenheilkunde gefördert werden, wenn sie denen, die sie fördern sollen, den Aerzten, entzogen, — wenn die Behandlung Geistesseelenkranker nur Einzelnen unter ihnen übertragen würde!

Die medicinische Wissenschaft und Kunst verlangt dringend ein umfassendes Studium der Geistesseelenheilkunde; sie kann ohne die ernsteste Würdigung derselben eben so wenig wahrhaft gefördert werden, als ohne genaue Kenntniss der Anatomie, der Physiologie und der Naturkunde überhaupt.

Dagegen würden aber auch wieder sehr bald die bloss Geistesseelenkranke behandelnden Aerzte nothwendig in nicht minder grosse Einseitigkeiten verfallen müssen.

Der wahre Arzt umfasst zu jeder Zeit seinen Gegenstand ganz; er kann es nicht dulden, wenn man ihm einen Theil desselben entziehen will, und ruht nicht eher, als bis er ihn ganz, allen seinen Richtungen nach, inne hat.

Mit neuem Eifer würde aber die Geistesseelenheilkunde, dieser eben so interessante als gewichtige Zweig der Medicin, getrieben werden, wenn Unbekanntschaft mit demselben, besonders bei den Staatsprüfungen, als eine bedeutende Lücke im Bereiche des medicinischen Wissens und Könnens gerügt würde.

Zweite Abtheilung des offenbaren Hygiocomium.

Die zweite Abtheilung des ersten Haupttheiles des *Hygiocomium* ist für Kranke überhaupt, besonders aber für solche, die in Gefahr stehen, irre, d. i. wahn- oder blödsinnig zu werden, daher zunächst für zurechnungsfähige Geistesseelenkranke, zu welchen die Melancholischen, die Hypochondrischen, die von hysterischen und anderen Krämpfen Geplagten, die Nervenschwachen, unter denen die mehrsten eine schwache Brust, d. i. Anlage zu den verschiedenen Arten von Lungenschwindsucht haben u. s. w., gehören.

Diese zweite Abtheilung unterscheidet sich demnach auf das Allerbestimmteste von der ersten, nämlich vom *Sarcocomium*, dadurch, dass in ihr nur solche Kranke behandelt werden, deren Krankheiten noch im Werden begriffen, eine freie Selbstbestimmung gestatten. Die hier zu behandelnden Kranken bieten in den verschiedenen Lebens- und Leibeskreisen, neben dem Normwidrigen, d. i. Kranken, noch so viel Gesundes dar, dass sich eben der — selbst auch böswillige — Geist in demselben frei bewegen, frei bestimmen kann; denn wenn auch die aus dem Innersten herausgelebten Organe der Leiblichkeit leidend und schwach sind, so dienen sie doch immer noch dem frei für die Selbsterhaltung bestimmenden Willen.

Bei den Kranken der ersten Abtheilung, d. i. des *Sarcocomium*, hat sich das Uebel schon in das Fleisch einzubilden angefangen, oder es hat sich wohl gar schon in dasselbe hineingelebt. Bei Kranken dieser zweiten Abtheilung fängt es eben an, sich aus der Seele in das Blut hineinzudrängen; aber noch leistet sowohl vom Fleischleibe als auch vom Geiste selbst her eine geheime Macht dem Vordringen des Verderbens wunderbaren Widerstand.

Bezwecken nun die sämmtlichen Einrichtungen des *Sarcocomium* und das ganze medicinische Thun in demselben eine gänzliche Zerstörung alles Kranken zunächst im Fleischleibe; so soll in dieser zweiten Abtheilung des offenbaren *Hygiocomium* nicht nur dem Vordringen des

Uebels in den Blutleib Einhalt gethan, sondern es soll, wenn es bereits in denselben hereinzubrechen angefangen haben sollte, wieder aus ihm verdrängt werden, indem man kunstgemäss das heilende Gesunde zum Ueberwinden des Feindlichen zu erregen, zu beleben, zu stärken sucht. Es wird demnach hier eine eigenthümliche, bereits durch die Solidar-Pathologie angedeutete Pflege des Gesunden im flüssigen Theile der materlichen Leiblichkeit, des Blut- oder Saftleibes also, geübt, und deshalb kann der Ort, wo das geschieht, sehr wohl Anstalt für die Pflege des heilenden Gesunden im Blutleibe, *Haematocomium* demnach, genannt werden.

Da, wie an vielen Stellen dieser Schrift angedeutet worden ist, und im zweiten Theile derselben noch näher dargelegt werden soll, die Erregung des Blutlebens zunächst von der Seele ausgeht, diese aber rechter Art nur seyn kann, wenn eben das Seelenleben instinctmässig, d. i. gewissenhaft, von Statten geht, so kann, wenn bei der Einrichtung eines *Hygiocomium* eine besondere Rücksicht auf Behandlung Geistesseelenkranker genommen wird, dieses dadurch angedeutet werden, dass man die zweite Abtheilung des offenbaren *Hygiocomium* als eine Anstalt bezeichnet, in welcher, um das heilende Gesnnde des Blutleibes recht zu pflegen, auch zugleich eine umsichtige, sorgsame Pflege des heilenden Gesunden im kranken Seelenleibe ausgeübt wird.

Man wird daher diese Abtheilung ganz richtig bezeichnen, wenn man sie *Psycho-haematocomium*, d. i. Institut für die Pflege des heilenden Gesunden im kranken Blut- und Seelenleibe, nennt.

Die Geschichte der *Humoral-Pathologie* und der

Psychiatrie deutet diese Benennung an und rechtfertiget sie auch vollkommen.

Das *Psycho-haematocomium* ist also die Abtheilung des offenbaren *Hygiocomium*, in welcher zunächst nicht-irre, d.i. zurechnungsfähige, Geistesseelenkranke, sodann aber auch alle übrigen, besonders jedoch diejenigen Kranken Aufnahme finden und behandelt werden, bei welchen man die Entwickelung eines irren, d. i. wahn- oder blödsinnigen Zustandes, befürchtet.

Es ist dasselbe ein dringend vom dermaligen Zustande unseres Geschlechtes gefordertes Institut ganz eigener Art, und es beruht auf schreienden, in der weitern Durchbildung des Siechthums desselben begründeten Bedürfnissen.

Täglich kommen den Aerzten Kranke vor, die im Sinne des Gesetzes weder wahn- noch blödsinnig, wohl aber geistesseelenkrank sind, für deren Heilung in den Verhältnissen, in welchen sie erkrankten, nichts geschehen kann, die aber ohne grossen Nachtheil auch eben so wenig weder in gewöhnlichen Kranken- oder Gesundheitshäusern, noch in Irrenanstalten untergebracht und behandelt werden können.

Nichts bleibt in der Welt, wie es ist und war, Alles ist in einem beständigen Vorschreiten begriffen. Das Unentwickelte bildet sich immer mehr aus, das Arge wird immer ärger, das Kranke immer kränker. Darum müssen jetzt und in der Folge zu errichtende Krankenanstalten und Gesundheitshäuser eine ganz andere, den jedesmaligen Verhältnissen angemessene Einrichtung erhalten.

Wie in der medicinischen Wissenschaft und Kunst selbst des weiter vordringenden Siechthums wegen, immer mehr Rücksicht auf den Geist-, Seelen- und Blutleib wird genommen werden müssen, so wird man auch aus demselben Grunde in der Folge bei Einrichtung neuer Heil-Institute diese immer innerlicher werdenden Lebens- und Leibeskreise vielmehr beachten müssen, als bisher.

Das Siechthum des Geistes und der Seele wird immer offenbarer, und hiermit die Zahl der Irren, d. i. der Wahn- und Blödsinnigen, immer grösser werden, wenn die Berufenen noch länger anstehen, die ihnen in den dringendsten Bedürfnissen gestellte Aufgabe auf geeignete Weise und mit den gegebenen Mitteln zu lösen.

Das häufige Vorkommen so leicht in Wahn- oder Blödsinn übergehender und dann selten heilbarer Geistesseelenkrankheiten, welche immer eine Folge der Unkenntniss oder des Verkennens des Wesens und der Natur des Menschen sind, macht die zweite Abtheilung des offenbaren *Hygiocomium*: das *Psycho-haematocomium*, unentbehrlich.

Wenn mit gewöhnlichen, sogenannten leiblichen, Krankheiten behaftete Menschen, aus Mangel der nöthigen Pflege bei den Ihrigen, ins Kranken- oder Gesundheitshaus — *Maison de Santé* — zu gehen begehren; so verlangen Melancholische, Hypochondrische, und andere nicht-irre Geistesseelenkranke, denen es keineswegs zu Hause an liebender Pflege gebricht, nach einem stillen Orte, an welchem sie sich nicht nur der Heilung hinderlicher, sondern auch die weitere Entwickelung des Uebels begünstigender und es bis zum Wahn- oder Blödsinne steigernder Verhältnisse entnommen sehen. Dieser Ort ist eben das *Psycho-haematocomium*.

Es ist dasselbe aber auch ein Institut, durch welches der Weg aus dem *Sarcocomium* in die beiden Abtheilungen des verborgenen *Hygiocomium*, und von diesen aus wieder in die gewöhnlichen Verhältnisse des Lebens führt.

Die aus dem irren, d. i. aus dem wahn- oder blödsinnigen Zustande zurückgekommenen Kranken, Kranke demnach, die die Folgen ihrer Handlungen wieder zu berechnen im Stande sind, die wieder in das richtige Verhältniss zur Aussenwelt eingetreten sind, gehören zwar nicht mehr unter die Irren des *Sarcocomium*, dürfen da nicht mehr ohne Nachtheil für die fernere Behandlung verweilen; doch sind sie immer noch geistesseelenkrank, und so schwach, dass es nicht minder gefährlich für sie seyn würde, ihnen wieder den Eintritt in ihre früheren Lebensverhältnisse zu gestatten. Am Blut-, Seelen- und Geistleibe matt, siech und krank, sollen sie die weitere Bekämpfung ihrer Uebel da — zunächst im *Psycho-haematocomium* — abwarten, wo nach den Grundsätzen der wahren Medicin das belebte Gesunde noch mehr gestärkt und zum Vertilgen des Kranken in allen Leibes- und Lebenskreisen geschickt gemacht wird.

Ausser Kranken dieser und jener Art sollen aber auch im *Psycho-haematocomium* andere, bloss an leiblichen Uebeln Leidende aufgenommen und behandelt werden, und es möge sich in dieser Hinsicht nicht von gewöhnlichen Kranken- oder Gesundheitshäusern unterscheiden.

Als ein solches würde denn dieses *Psycho-haematocomium* auch von Seiten des Staates zu betrachten seyn.

Die in demselben befindlichen Kranken stehen, da sie sich alle diesen Aufenthaltsort aus freier Selbstbestimmung gewählt haben, unter keiner besonderen polizeilichen Aufsicht; auch kann bei keinem die Rede von einer gerichtlichen Gemüthsuntersuchung seyn, selbst dann nicht, wenn wirklich Seelengeisteskrankheit vorhanden wäre, wie solche oft bei Brust- und vielen andern Kranken beobachtet wird, ohne dass es Jemanden einfiele, sie für wahn- oder blödsinnig zu halten. Alle die Rechte der Menschheit schützenden Gesetze verbieten ein solches Verfahren auf das Entschiedenste, wie bereits oben bemerkt worden ist. Zum allgemeinen Besten möge hier noch ein Mal der Schade hervorgehoben werden, der nicht-irren Geistesseelenkranken durch dergleichen gerichtliche Gemüthsuntersuchungen ohnfehlbar zugefügt wird.

Melancholie, Hypochondrie, Hysterie, Nervenschwächen aller Art und jeder andere nicht-irre geistesseelenkranke Zustand, von welchem man die Entwikkelung des Irreseyns, d. i. des Wahn- oder Blödsinnes im Sinne des Gesetzes, befürchtet, ist von Entzündung ergriffenen edlen Organen zu vergleichen, welche, ohne verschlimmert zu werden, keine Berührung vertragen.

Soll und muss nun aber dessenungeachtet dasselbe doch genau untersucht werden, und geschieht die Untersuchung unzart, vielleicht wohl gar mit ungeübten Händen; so wird sicherlich das Uebel vermehrt, Eiterung und ein böses Geschwür veranlasst werden.

Noch viel schlimmer ist es, wenn das gerichtliche Verfahren eben aus der dunkeln Nacht des Wahn- oder Blödsinnes Gerettete betrifft.

Das bei ihnen noch vorhandene Uebel ist Geschwüren gleich, die, nachdem sie lange unter heftigen Schmerzen stinkenden Eiter absonderten, und dabei immer weiter um sich frassen, sich endlich reinigten, verkleinerten und sogar zu schliessen begannen, nun aber in diesem günstigen Zustande einer unzarten, vielleicht wohl gar Ungeübten übertragenen Untersuchung unterworfen werden. In der lange ersehnten Heilung begriffen, werden sie betastet, sondirt, von einander gezogen, so aber heftig gereizt und aufs Neue entzündet. Die gewiss darauf folgende Eiterung wird übler, und der ganze Zustand überhaupt bösartiger, als er vorher war.

Schauderhaft wäre ein solches Verfahren, und es kann Niemanden gestattet seyn; Jedermann wird es als eine entsetzliche, strafbare Grausamkeit zurückweisen.

Und doch findet Aehnliches nicht selten aus Mangel an Kenntniss bei zurechnungsfähigen, besonders aber bei den in der Genesung begriffenen irren Geistesseelenkranken — gesetzlich sogar — Statt.

Man will von Rechts und der Ordnung und der Sicherheit wegen wissen, wie es mit gewissen als geistesseelenkrank bezeichneten Personen steht. Das Gericht ordnet die Untersuchung ihres Gemüthszustandes an. Zwei dazu bestellte Aerzte, oder der Physikus, müssen dieselbe vornehmen, und sie sollen die Wahrheit ihrer Aussage durch einen Eid, wenn es verlangt wird, bestätigen.

Ist nun das Irreseyn, d. i. der wahn- oder blödsinnige Zustand, in allen Kreisen der Leiblichkeit verleiblicht vorhanden; so unterliegt die Untersuchung eben so wenig Schwierigkeiten, als sie in keiner Beziehung Schaden verursachen kann.

Sind die vermutheten Uebel aber nicht da, oder sind sie, wirklich vorhanden, bereits in der Heilung begriffen; so erfordern Pflicht und Gewissen der untersuchenden Aerzte, genau, — gleichviel sanft oder unsanft, — zu prüfen, dem leidenden Theile auf den Grund zu schauen, und ihn zu diesem Behufe auf alle nur mögliche Weise zu betasten, zu sondiren, ja selbst von einander zu ziehen.

Viele in der Genesung begriffen gewesene Irre sind dabei in ihren Wahn- oder Blödsinn zurückgefallen; ebenso viele noch zurechnungsfähige Geistesseelenkranke auf diese Weise in den entsetzlichen, jammervollen Zustand des Irreseyns gestürzt worden.

Die wenig ausgebildete, den mehrsten Aerzten, Geistlichen und Juristen kaum bekannte Geistesseelenheilkunde entschuldigt die vielen in diesen Beziehungen bis daher begangenen Fehler.

Nun ist dieser Zweig der Medicin wenigstens so weit ausgebildet, dass Missgriffe solcher Art wohl eingesehen und vermieden werden können.

Geistesseelenkranke können nur dann einer gerichtlichen sogenannten Gemüthsuntersuchung unterworfen werden, wenn der Wahn- oder Blödsinn wirklich in allen Lebens- und Leibeskreisen, also im geistlich-seellich-substanzlichen und im blutlich-fleischlich-materlichen Theile der Leiblichkeit durchgebildet ist, und wenn bei den vereidigten Sachverständigen darüber auch nicht der mindeste Zweifel mehr obwaltet. Im *Hygiocomium* Untergebrachte können ihr nur dann erst unterworfen werden, wenn sie in die Abtheilung desselben für Unzurechnungsfähige, in das *Sarcocomium*, d. i. in das Irrenhaus versetzt werden mussten, und wenn es ärztlich feststeht, dass von dem dabei nöthigen Verfahren kein Nachtheil zu befürchten ist.

Ist der Wahn- oder Blödsinn noch nicht vollkommen in den blutlich-fleischlich-materlichen Theil der Leiblichkeit eingelebt, gleichsam eingebildet, also in diesem Doppelkreise derselben erst nur noch als Thätigkeit vorhanden; so ist der damit Behaf-

tete auch noch fähig, die Folgen seiner Handlungen, wenn er nur will, zu berechnen.

Der Schade aber, der in irgend einer Beziehung dadurch entstehen könnte, dass ein Mal ein Irrer nicht für wahn- oder blödsinnig gehalten worden wäre, steht in keinem Verhältnisse zu der Verletzung der Rechte unseres Geschlechts, auf welche hin er vermieden werden könnte.

Und wenn in einem zweifelhaften Falle die gerichtliche Gemüthsuntersuchung auch wirklich das Vorhandenseyn eines irren Zustandes darthut; so muss immer noch gefragt werden, ob denn derselbe nicht erst durch die Untersuchung selbst veranlasst worden ist?! Denn wie verwundete Organe, etwa operirte oder sonst wie verletzte Augen u. s. w. durch eine, selbst vorsichtige Untersuchung verdorben worden sind; so kann auch durch ungeeignetes Beschauen und Betasten wunder oder entzündeter Stellen im geistesseelenkranken Zustande grosser Schade angerichtet, erst Wahn- und dann sogar Blödsinn herbeigeführt werden.

Kann unter solchen Umständen der gewissenhafte Arzt die *Psychiatrie* und die *Pneumatoiatrie* ferner noch unbeachtet lassen? Ist seine medicinische Bildung vollendet, wenn er diese wichtigsten Zweige der Medicin nur oberflächlich studirte, oder wenn sie ihm vielleicht gar ganz unbekannt geblieben sind?

Der Staat muss es denjenigen, die bei den öffentlichen Staatsprüfungen nicht den Beweis geführt haben, in der Geistesseelenheilkunde eben so, wie in allen übrigen Zweigen der Medicin, wohl unterrichtet zu seyn, geradezu untersagen, in solchen Angelegenheiten Gutachten zu geben.

Warum gestattet denn das Gesetz Wundarzten, selbst Chirurgen der ersten Classe, nicht die gerichtliche Untersuchung Wahn- oder Blödsinniger?!

Als Muster dient auch bei der Einrichtung des *Psycho-haematocomium* eine wohlgeordnete Häuslichkeit, welche man hier, wo die Kranken noch im Besitze ihrer Vernunft sind, viel leichter, als im *Sarcocomium*, wird herstellen und erhalten können.

Der Anstand und die Ordnung verlangen im *Psycho-haematocomium* eben so wie im *Sarcocomium* eine gewisse Sonderung der Geschlechter. Es zerfällt demgemäss ebenfalls in zwei Unterabtheilungen, von welchen die eine das weibliche, die andere das männliche Geschlecht aufnimmt.

Bei Anordnung der einzelnen Wohnungen in den beiden Unterabtheilungen muss im *Psycho-haematocomium* immer um so mehr auf den Stand des Kranken, so wie auf die Natur und auf den Grad ihrer Leiden Rücksicht genommen werden, als sie eben noch im Besitze ihrer Vernunft sind.

Wie im *Sarcocomium*, so zerfällt auch hier jede Unterabtheilung den drei Hauptständen der menschlichen Gesellschaft nach in drei Classen. Die einzelnen Wohnungen derselben sind der Verwandtschaft und dem Grade des Leidens nach anzuordnen.

Nicht-irre Geistesseelenkranke, an hysterischen und an andern Krämpfen, an der Brust u. s. w. Leidende wohnen immer zunächst neben einander.

Die Kost und die übrige Lebensweise wird bei jedem einzelnen Kranken nach bestimmten medicinischen Regeln festgesetzt.

Die Beaufsichtigung und Pflege wird, aus nahe

liegenden Gründen, in gewöhnlichen Fällen im *Psychohaematocomium* weniger kostbar seyn, als im *Sarcocomium*.

Abgesehen von den Vortheilen, welche das Bestehen dieser Abtheilungen des offenbaren *Hygiocomium* in ein und demselben Gehöfte, oder doch wenigstens in dicht an einander gränzenden, für das Wirthschaftliche, so wie für die Krankenbeaufsichtigung darbietet, so ist diese Annäherung auch in medicinischer Hinsicht von sehr grosser Bedeutung.

Wie der irre geistesseelenkranke Mann durch die in der Ferne beobachtete wahn- oder blödsinnige Frau nicht selten auf seinem Irrwege aufgehalten und in die rechte Bahn zurückgebracht wird, so übt auch die Nähe des *Sarcocomium* auf nicht-irre Geistesseelenkranke eine nicht minder heilende, sehr wunderbare Macht aus. Wie denn auch die historische Kenntniss der türkischen und das Vorhandenseyn aller übrigen schlecht eingerichteten Irren-, Narren- und Tollhäuser für sie Heilsames darbieten. Alle diese Institute sind ihnen aufgehobene drohende Finger, die als substanzliche Medicamente ihre Wirkung eben so wenig verfehlen, als die wirksamsten aus den Apotheken.

Diese Heilverhältnisse machen eine solche Art der Verbindung der beiden Abtheilungen des offenbaren *Hygiocomium* eben so nothwendig, als die oben — s. S. 151 — angeführten Gründe die Vereinigung derselben unter einem Dache auf das Entschiedenste verbieten.

Geistesseelenkranke, besonders Wahn- und Blödsinnige, ihren Kräften und dem Zwecke gemäss zu beschäftigen, gehört zu den schwierigsten Aufgaben der

Medicin; denn es handelt sich hierbei nicht bloss um zweckmässige, umfassende Anordnungen, sondern auch und zwar ganz besonders um die Geneigtheit Kranker, das Angeordnete auszuführen. Zeigt sich nun die von der freien Selbstbestimmung ausgehende Willigkeit zu handeln schon bei Gesunden sehr wandelbar; wie veränderlich und schwer zu gewinnen wird sie dann nicht bei Geistesseelenkranken, besonders bei Wahn- und Blödsinnigen seyn!

Bei den Mehrsten ist eine grosse Abneigung gegen alle Beschäftigung vorhanden, deren tieferer Grund zunächst zu erforschen ist.

Sie entspringt in allen Fällen entweder aus dem Geiste selbst und beruht dann immer auf ungebrochenem, selbstischem, bösem Willen, oder sie ist leiblich und kann dann, selbst bei gebrochenem, gutem Willen, schwer, und zwar um so schwerer überwunden werden, als sie sich schon in die äusseren Kreise der Leiblichkeit eingelebt hat, als sie schon materlich verwirklicht ist.

Die eigensinnige, selbstische, böswillige, also die nur als Thätigkeit vorhandene Abneigung zu handeln, zu arbeiten, von der schon eingelebten, also organisch begründeten, zu unterscheiden, ist eine schwere Aufgabe, deren Lösung eben so grosse Menschenkenntniss als Erfahrung erfordert, und doch hängt gerade von dieser Unterscheidung, wie von selbst einleuchtet, sehr viel ab. Strenge und Zwang bei wahrhaft leiblich begründeter Abneigung, d. i. bei Unvermögen zu arbeiten, richtet grossen Schaden an und hebt, wenn er streng durchgeführt wird, die Hoffnung einer etwa noch möglichen Heilung ganz auf.

Dieser wichtige, in das Gebiet der practischen Geistesseelenheilkunde gehörige Gegenstand wird hier nur in sofern erwähnt, als man ihn bei den Anordnungen in den beiden Abtheilungen des offenbaren *Hygiocomium* wohl zu beachten hat.

Alle Menschen, welchem Stande sie auch angehören mögen, haben ein, wie es scheint, in ihrer ursprünglichen Bestimmung begründetes Wohlgefallen an der Landwirthschaft, an der Gärtnerei, überhaupt an den verschiedenen Geschäften einer einfachen, ländlichen Häuslichkeit.

Hat der Mensch in seinem geistesseelenkranken Zustande die Freude am geselligen Zusammenleben verloren; ist die Freundlichkeit, das Zutrauen, kurz die Liebe seines Herzens in Feindschaft, in Misstrauen, in bittere Lieblosigkeit umgewandelt: so offenbart es doch immer noch einen Hang zu den stillen Freuden der Natur und zum Leben in ihr. Das harmlose Treiben der ihm nicht feindlichen zahmen und wilden Thiere im Hofe, im Garten, auf dem Felde; aber auch die ihn in ihrer Geschäftigkeit nicht weiter beachtenden Hof-, Garten- und Feldarbeiter ziehen ihn an, fesseln seine Aufmerksamkeit und entrücken ihm den quälenden Gegenstand seines Harmes, seines Wahnes, seines Unwillens, seines Zornes, seiner Wuth; sie erwecken in ihm unwillkührlich das Verlangen nach der Thätigkeit, die so froh, so heiter macht. Und dieses Verlangen ist ein Rest gesunden Lebens, der, instinct-d. i. gesetzmässig gepflegt, das giftige Gewächs des ungerechten Hasses erst seinem Wesen, sodann aber auch seiner Natur nach verdrängt und der erste Schritt zur Heilung ist.

In der Stadt, besonders in der grossen, volkreichen, sind von einer ländlichen Häuslichkeit kaum noch Spuren vorhanden. Darum sind denn auch die Gehöfte zum Einrichten des ersten Haupttheiles eines

Hygiocomium nicht innerhalb der Mauern derselben zu suchen.

Aber gerade die grosse, volkreiche Stadt fasst die mehrsten Quellen der das gesunde Leben vergiftenden und vernichtenden Elemente in sich, welche zunächst ihre verderblichen Wirkungen an den Bewohnern derselben äussern. Darum kommen verhältnissmässig in grossen Städten mehr Geistesseelenkranke und Irre vor, als auf dem Lande, wo die falsche Bildung, unheilige Kunst und aufblähende Wissenschaft nicht so unbedingten Eingang finden.

Dieses Umstandes wegen dürfen aber auch die beiden Abtheilungen des offenbaren *Hygiocomium* nicht zu fern von der Stadt angelegt werden, und darum müssen mit ihrem geräumigen Gehöfte auch grosse Gärten, Haine, Wiesen und Felder verbunden seyn, deren Fruchtbarkeit bedingende Naturverhältnisse ganz gleichen Schritt mit denen halten, die dem Leben und der Gesundheit des Menschen förderlich sind.

Gutes Quell- oder Brunnenwasser fehlen da gewiss eben so wenig, als ein die nöthige Bewässerung gewährender Bach, der, wenn auch nicht gerade zwischen Gebirgen, doch gewiss an mässigen Anhöhen dahinrieselt, auf welchen das allen hygiocomischen Forderungen entsprechende Wohnhaus seinen Platz findet.

Bei der Anlage des offenbaren *Hygiocomium*, besonders der zweiten Abtheilung desselben: des *Psychohaematocomium*, muss aber auch auf die religiösen Bedürfnisse des Geistes selbst die umsichtigste Rücksicht genommen und für wohl geeignete Räume zur Erregung und Belebung des Geistes durch Wort und Harmonie der Töne gesorgt werden.

Von diesen beiden Arten, das tiefste Wesen des Menschen zn erregen und zu beleben, ist besonders die letztere, Erregung durch die Musik, da von hoher medicinischer Bedeutung, wo der Sinn zur Aufnahme des gesprochenen Wortes sehr geschwächt oder wohl gar ganz gelähmt erscheint. Die reine Harmonie der Töne erregt den Geist, man möchte sagen, unmittelbar, wirkt also auch auf solche Kranke, die mittelbar kaum noch berührt werden können. Die Musik gehört, wie die practische Gesundheits- und Krankenpflege lehrt, zu den mächtigsten Erregern des geistlichen Lebens, welches denn da, wo sie in ihrer Reinheit geübt und geliebt wird, ganz gewiss vorhanden ist.

Aber auch für den, die Behandlung irrer und nicht-irrer Geistesseelenkranker leitenden Arzt möge bei der Errichtung solcher Institute wohl gesorgt werden.

Wenn auf der einen Seite viele und wichtige Gründe für das Wohnen des Arztes, ja für die Gestaltung seines besonderen Familienlebens in der zweiten Abtheilung des offenbaren *Hygiocomium*: im *Psychohaematocomium*, selbst sprechen; so erfordern auf der anderen nicht minder gewichtige Gründe die strengste Sonderung seiner Haus-, Hof- und Gartenräume von denen der Kranken.

Der günstigere Erfolg der Behandlung Geistesseelenkranker in Privat-Instituten ist grossentheils durch die in denselben herstellbare wohlgeordnete Häuslichkeit, und durch das in ihr waltende Leben Gesunder bedingt. Denn wie Krankes das gesunde Leben unvermerkt in sein Siechthum zieht; so überwältigt nach und nach die Macht des Wohlseyns, der

Zufriedenheit, des Glaubens, des Vertrauens und der Liebe Gesunder das sieche Leben Kranker.

Dieser durch die tägliche Erfahrung bestätigte Satz stellt aber auch zugleich die Nothwendigkeit nicht nur einer strengen Sonderung des Arztes und seiner Familie von den beiden Abtheilungen des offenbaren *Hygiocomium* ins hellste Licht; sondern er empfiehlt auch überhaupt in Bezug auf die Person des Arztes selbst grosse Vorsicht. Der Geistesseelenkranke behandelnde Arzt ist mehr als alle übrigen mit denselben Beschäftigten dem schädlichen Einflusse des Kranken in der Natur, besonders aber im Wesen des Menschen, ausgesetzt. Die Pflicht und der Wunsch zu helfen machen das ofte Nahen zu der Quelle des Schadhaften zum nothwendigen, unabweisbaren Geschäfte. Je tiefer aber jene liegen, und je allgemeiner dieses bereits in die Leiblichkeit eingelebt ist, desto anstrengender und gefahrvoller ist die ärztliche Arbeit. Die Flamme ergreift und verzehrt das ihr nahe Gebrachte, indess das ferner Liegende unversehrt bleibt.

Wie man sich aber zu jedem Kampfe mit Feindlichem zweckmässig rüsten und vorbereiten kann, so stehen auch dem Geistesseelenkranke behandelnden Arzte vor allem Schaden bewahrende Rüstungen und Waffen zu Gebote, deren nähere Beschreibung bei einer anderen Gelegenheit gegeben werden soll.

In Betreff der zur Heilung von Geistesseelenkrankheiten erforderlichen Zeit und der von derselben abhängigen Dauer des Aufenthaltes damit Behafteter in den beiden Abtheilungen des offenbaren *Hygiocomium* möge hier nicht unbemerkt bleiben, dass sie, wie die Erfahrung lehrt, in einem bestimmten, nachweisbaren Verhältnisse mit der Zögerung des Scheidens aus den Verhältnissen, in welchen sich das Uebel entwickelte, stehen. Je länger die Zögerung und je eingewurzelter mit derselben das Leiden, desto unsicherer ist der Erfolg, was, wenn das oben — s. S. 56, besonders 121 — Bemerkte wohlerwogen wird, nicht auffallen kann.

Muss aber wohl ein nach den Angaben der wahren Medicin eingerichtetes Gesundheits-Institut als ein organisch-Ganzes aus den angeführten vier Abtheilungen bestehen; so folgt daraus keinesweges, dass jeder einzelne Kranke alle, um vollkommen geheilt zu werden, durchwandern müsse. Es kommt nicht selten der Fall vor, dass Einzelne, wenn sich auch das Uebel in alle Lebens- und Leibeskreise eingelebt hatte, schon aus dem *Psycho-haematocomium* vollkommen und dauernd geheilt hervorgehen.

Die Besorgniss aber, dass in einzelnen Fällen Kranke aus irgend einem Grunde zu lange in derartigen Insituten gehalten werden könnten, wird durch die in unserem Staate bestehenden Gesetze und durch genaue ihnen entsprechende Aufsicht gänzlich beseitigt.

Ohne das Zeugniss zweier Aerzte oder des Stadtphysicus darf kein Mensch in eine Irrenheilanstalt oder in das *Sarcocomium* aufgenommen werden; hat aber die Aufnahme Statt gefunden, so lässt die Obrigkeit nach einigen Monaten den Zustand des Aufgenommenen immer durch eine besondere aus Aerzten und Rechtsanwalten bestehende Commission aufs Neue untersuchen. Ueber die bei der Wahl der ärztlichen Mitglieder derselben nöthige Vorsicht und über die schuldige Schonung bei der Untersuchung selbst sind bereits oben — s. S. 142—145 - die nöthigen Winke gegeben worden.

Zweiter Hauptttheil des *Hygiocomium*. Das verborgene Gesundheits-Institut. — *Hygiocomium occultum.* —

Unter Anwendung der verschiedenen Methoden der Medicin — s. S. 127 u. s. w. — kann also der Erfolg der ärztlichen Behandlung in den beiden Abtheilungen des offenbaren *Hygiocomium* ein so günstiger seyn, dass nichts mehr zu thun übrig bleibt. Das Leben der daselbst Behandelten geht wieder nach der Norm vor sich; ihre Gesundheit ist so weit hergestellt, dass sie in die Verhältnisse zurükkehren können, aus welchen sie durch ein schweres Leiden gewaltsam fortgetrieben worden waren.

Aber nicht immer ist das ärztliche Bemühen im offenbaren *Hygiocomium* mit einem so erwünschten Ausgange gekrönt.

Leider bleibt nicht selten, wenn auch das Kranke in der Leiblichkeit vom Gesunden derselben so weit überwunden worden ist, dass sich der Geist wieder frei bewegen und nach den Gesetzen der Gesundheit bestimmen kann, noch eine grosse Schwäche aller Lebensrichtungen, besonders eine grosse Trägheit der willkührlichen Selbstbestimmung zum Vollbringen des erkannten Rechten zurück, welche das Wiedereintreten in die früheren Lebensverhältnisse sehr bedenklich macht.

Nichtsdestoweniger werden aber solche noch

schwache Genesene in den mehrsten Fällen doch als vollkommen Geheilte betrachtet und entweder von den Angehörigen zurückgenommen, oder auch wohl vom Arzte selbst aus der Behandlung entlassen.

Die Erfahrung zeigt das Nachtheilige eines solchen Verfahrens; sie weiset es an den vielen Rückfällen in dieselben, ja nicht selten in noch viel schlimmere Krankheiten nach und offenbart uns so eine grosse Lücke in der psychischen Heilmethode.

Solche von ihren Uebeln zwar befreite, aber noch an allgemeiner Schwäche, besonders an Willensträgheit Leidende bedürfen, soll die Genesung von Dauer seyn, noch so lange der sorgsamsten ärztlichen Pflege, bis das Gesunde in ihnen zum entschiedenen Ueberwinden des Lebensfeindlichen wirklich erstarkt ist; denn nur in diesem Falle kann die Gesundheit bewahret bleiben, die Krankheit als vollkommen geheilt betrachtet werden.

In keiner Lage des Lebens ist daher ein wohl berechneter Uebergang aus einem Zustande in den andern so nöthig, als hier; denn wenn schon Gesunde raschen Wechsel verschiedenartiger Verhältnisse nicht wohl vertragen, so wird er solchen noch schwachen Genesenen gewiss immer schaden.

Wenn aber die Heilung bis auf diesen Schwächezustand gelungen ist; so würde die anfangs so heilsame Beschränkung in den beiden Abtheilungen des offenbaren *Hygiocomium* der weitern Bekämpfung des Uebels eben so hemmend entgegentreten, als die Freiheit der Verhältnisse, in welchen sie sich entwickelte.

Der Zustand dieser der Stärkung Bedürftigen verlangt demnach dringend ein Drittes; einen den ärztlichen Forderungen in allen Hinsichten entsprechenden Uebergangsort, einen Weg gleichsam, der aus dem offenbaren Gesundheitshause in die gewöhnlichen Verhältnisse des Lebens zurückführt und diesen stellt der zweite Haupttheil des Gesundheits-Instituts, das verborgene Gesundheitshaus, — *Hygiocomium occultum* — dar.

Das verborgene Gesundheitshaus ist demnach ein Ort, welcher zur Aufnahme und weiteren Behandlung derjenigen Kranken bestimmt ist, die, von einem bedeutenden Leiden des inwendigen Menschen glücklich befreit, noch so schwach und willensträg sind, dass sie den Anforderungen der menschlichen Gesellschaft noch nicht genügen können und, den gewöhnlichen Stürmen des Lebens Preis gegeben, gewiss wieder erkranken, entweder in die eben überstandene oder wohl gar in eine noch schlimmere Krankheit zurückfallen würden.

Es unterscheidet sich also der zweite Haupttheil des *Hygiocomium* wesentlich vom ersten, und zwar dadurch, dass, wenn dort die Krankheit selbst, hier die nach derselben noch zurückgebliebene allgemeine Schwäche Gegenstand der ärztlichen Behandlung ist.

Es leuchtet ein, dass das verborgene *Hygiocomium* ein sehr wichtiger Theil des Gesundheits-Instituts ist, und dass ohne dasselbe in den mehrsten Fällen gründliche Heilung nicht nur der Geistesseelenkrankheiten, sondern auch aller übrigen oben — s. S. 157 u. s. w. — angeführten Krankheiten, besonders der melancholischen, der hypochondrischen, und der hysterischen, kaum oder auch wohl gar nicht möglich ist.

Das *Hygiocomium occultum* ist eigentlich eine Nachschule, in welcher den Grundsätzen der wahren Medicin gemäss Verlorenes wieder erlangt, oder Versäumtes nachgeholt werden soll. Die Hauptaufgabe in demselben ist Stärkung und Heiligung des Willens, von welchem, wie bekannt ist, und im zweiten Theile dieser Schrift näher dargethan werden soll, der ganze Zustand des Menschen abhängt. In der gesetzmässigen Lösung dieser Hauptaufgabe dürfte dasselbe allen gerechten Forderungen entsprechen.

Der besonderen Natur des inwendigen Menschen nach — s. die tabellarischen Uebersichten S. 67—73 und S. 136—138 — zerfällt der zweite Recht Haupttheil des Gesundheits-Instituts ebenso, wie der erste, in zwei Abtheilungen, welche sich denn auch genau so zu einander verhalten, wie das *Sarcocomium* und das *Psycho-haematocomium.*

Wie nun die vielen zum Heilen der mancherlei Schäden des äussern Menschen eingerichteten Institute dringenden Bedürfnissen abhelfen; so erfordern denn auch die vielen bisher wenig oder gar nicht erkannten und beachteten Leiden des inwendigen, aus Seele und Geist bestehenden Menschen eine gleiche Berücksichtigung und zwar um so mehr, als sie die verborgene Quelle jener oft so schmerzhaften Uebel ausmachen. — s. S. 21. 37. 38. 42. 56. 120. u. s. w. —

Erste Abtheilung des verborgenen Hygiocomium.

Die Aufgabe der Medicin ist vollkommene Heilung der Krankheiten, welche nur gelöset werden kann, wenn das Kranke aus allen Lebens- und Leibeskreisen herausgelebt, also ebenso aus denselben zurückgebildet wird, wie es sich in sie hinein bildete.

Zurückbildung des in den äussersten Kreis der Leiblichkeit eingelebten Kranken ist die Aufgabe, welche im *Sarcocomium*, Fortsetzung dieses Heilungsprocesses, d. i. Zurückbildung des Kranken im Blute, die, welche im *Psycho-haematocomium* gelöset werden soll.

Mit der, wenn auch ganz glücklichen Lösung dieser doppelten Aufgabe ist aber die Heilung der Krankheit, d. i. die Bekämpfung des in die Leiblichkeit eingelebten Feindlichen, noch nicht beendiget.

Das Lebensfeindliche muss auch in der Tiefe, in den innern Kreisen der Leiblichkeit aufgesucht und bekämpft werden.

Das im *Psycho-haematocomium* erfolgreich beendigte Geschäft soll in der ersten Abtheilung des verborgenen *Hygiocomium* wieder aufgenommen und da weiter durchgeführt werden, d. i. auch die nach so schweren Krankheiten im Fleische und Blute zurückgebliebene Schwäche soll ebenfalls geheilt werden.

Eine genaue Betrachtung dieser Schwäche zeigt nämlich, dass sie vom innern Menschen, zunächst von der Seele ausgeht und ihren wahren Grund in daselbst wirklich noch vorhandenem Kranken hat, welches noch zu bekämpfen, zurückzubilden, zu heilen, übrig ist.

Solche von der Krankheit im sichtbaren Theile der Leiblichkeit Befreite gleichen in vielen Hinsichten eigensinnigen Kindern, die recht gut wissen, was sie thun sollten, aber doch lieber bei ihrem Eigensinne beharren, weil ihnen der gute Wille fehlt. Bei manchen Veranlassungen sinken sie in wahre, wenn auch nicht lange anhaltende Unfreiheit zurück, von welcher sie sich ohne den Beistand Sachverständiger kaum befreien können. Bei ungeeigneter Behandlung aber entwickelt sich aus diesem Zustande leicht das alte Uebel wieder, welches um so schwerer zu heilen ist, je öfterer es wiederkehrte.

Die Bekämpfung, die Zurückbildung, kurz die Heilung dieses als Organisches in die Seele, — ja selbst in den Geist, — eingelebten Kranken nun ist eben die Aufgabe, welche in dieser ersten Abtheilung des verborgenen *Hygiocomium* gelöset werden soll.

Wer die Seele nicht als Leibliches, als Organisches erkannt hat, kann ihre Krankheiten nicht erkennen; kann sie nicht heilen und bedarf auch keines besonderen Ortes dazu.

Darum musste, soll die Nothwendigkeit des verborgenen *Hygiocomium* mit seinen beiden Abtheilungen gehörig eingesehen werden, der innere Mensch seiner Seele und seinem Geiste nach als Organisches, als Leibliches, als Natur dargelegt werden.

Die erste Abtheilung des verborgenen *Hygiocomium* ist der Ort, an welchem nach den Grundsätzen der wahren Medicin das am äusseren Menschen nur als zurückgebliebene Schwäche bemerkbare, daher verborgene Kranke der Seele ärztlich behandelt und wo möglich geheilt werden soll.

Wie man aber in den beiden Abtheilungen des offenbaren *Hygiocomium*, wenn gleich der Gegenstand der ärztlichen Behandlung in demselben zunächst der Fleisch- und der Blutleib ist, auch die Seele und den Geist berücksichtiget, — was eben durch die Benennung der zweiten Abtheilung: *Psycho-haematocomium*, angedeutet ist; — so muss man auch, sollen die Krankheiten der Seele wirklich geheilet werden, dabei stets die sorgsamste Rücksicht auf die beiden äussersten, den materlichen Theil der Leiblichkeit ausmachenden Lebens- und Leibeskreise: auf den Fleisch- und auf den Blutleib, nehmen. Denn wie die Seele auf das Blut und dieses auf das Fleisch wirkt; so übt beides auch einen bestimmten Einfluss auf die Seele aus — s. oben Seite 55. 56. u. s. w.

Aus irgend einer Ursache im äussern Menschen entstandene Krankheiten: Katarrhe, Rheuma, Syphilis, Hämorrhoiden, Entzündungen edler Organe und Congestionen in denselben, besonders im Kopfe, in den Lungen, im Herzen, in den Genitalien u. s. w. können das in der Seele noch vorhandene Uebel bis zum Wahnsinne, bis zur Wuth steigern. Darum dürfen solche Kranke nicht sich selbst überlassen bleiben.

Die erste Abtheilung des verborgenen *Hygiocomium* besteht aus gewöhnlichen Wohnhäusern, welche auf den zum *Psycho-haematocomium* gehörigen Gärten und Feldern, wenn sie geräumig genug sind, erbaut werden können. Ist dieses nicht der Fall, so können dazu auch in der Nähe des Instituts befindliche Familienhäuser dienen, die jedoch eine solche Lage haben müssen, dass sie zum Beobachten und, wo es nöthig ist, zum Behandeln der in sie Aufgenommenen leicht vom *Psycho-haematocomium* aus überblickt und bald erreicht werden können.

Sonst unterscheiden sich die diese Abtheilung ausmachenden Wohnungen äusserlich durch gar nichts von gewöhnlichen Familienhäusern. Dagegen ist die innere Einrichtung und die Lebensweise in denselben in allen Hinsichten ärztlich aufs Genauste für diejenigen berechnet, die darinnen erstarken und auch am inwendigen Menschen heil werden sollen.

Alle Anordnungen zielen auf Menschen, deren Gesundes bereits grosse Siege über das Kranke in dem fleischlich-blutlichen Theile der Leiblichkeit davon getragen hat, und die das Fremde nun auch aus ihrem inwendigen Menschen, zunächst aus der Seele verdrängen, mit dem erstarkenden Gesunden überwinden sollen.

Jeder einzelne Kranke erfordert, soll dieses Ziel glücklich erreicht werden, ausser den allgemeinen, eigene ihn ins Besondere berücksichtigende Einrichtungen und Anordnungen.

Die Vorstände solcher Haushaltungen müssen in jeder Hinsicht ausgezeichnete Menschen seyn. Treue Befolgung der ärztlichen Verordnungen, Thätigkeit, Häuslichkeit, strenge Ordnungsliebe, vor Allem aber wahre Gottesfurcht und Frömmigkeit, das sind Eigenschaften, die ihnen nicht mangeln dürfen.

Es eignen sich zu denselben besonders treue Menschen aus dem Handwerksstande: Schneider, Schuhmacher, Buchbinder, Uhrmacher, Gold- und Silberarbeiter, Tischler, Drechsler, Seidenwirker, Weber, vorzüglich Gärtner u. s. w., auch ehrliche Wittwen und andere bejahrte Personen, die sich gern nützlich machen möchten und Schweres zu leisten bereit sind.

Bekämpfung des Kranken in den verschiedenen Systemen und Organen der Seele ist — siehe oben S. 236 — die Hauptaufgabe dieser ersten Abtheilung des verborgenen *Hygiocomium*, welche nur durch sorgsame und allseitige Pflege des Gesunden im inwendigen Menschen gelöset werden kann.

In so fern man also in derselben die Seele als Leibliches, Organisches wahrhaft ärztlich pflegt, wird sie richtig als Institut, Ort für die ärztliche Seelenpflege — *Psychocomium* — bezeichnet.

Das *Psychocomium*, als erste Abtheilung des verborgenen *Hygiocomium*, zerfällt ebenso, wie das *Sarcocomium* und *Haematocomium*, den beiden Geschlechtern nach in zwei Abtheilungen. Nur in besonderen Fällen würde jedoch hier auf strenge Sonderung der Geschlechter zu halten seyn. Nach aussen hin bietet gewöhnlich dasselbe nichts dar, was anders wäre, als in den gewöhnlichen Verhältnissen der menschlichen Gesellschaft.

Das *Psychocomium* ist aber nicht bloss in rein ärztlicher, sondern auch in mancher anderen Hinsicht ein sehr nützliches, ja selbst nothwendiges Institut.

Noch schwache, also noch nicht vollkommen genesene seelengeisteskrank gewesene Personen kehren nämlich nahe liegender Gründe wegen nicht gern unmittelbar aus der ersten oder zweiten Abtheilung des offenbaren *Hygiocomium* zu den Ihrigen zurück, welchen, in den mehrsten Fällen wenigstens, dieses unmittelbare Zurückkommen von dorther nicht minder unangenehm ist. Unter diesen Umständen nun ist das *Psychocomium* dem Kranken, den Verwandten desselben, ganz besonders aber dem vollkommene Heilung erstrebenden Arzte ein sehr willkommener, ein wichtiger, ein nothwendiger Weg in die frühern Lebensverhältnisse.

Das wohleingerichtete und im rechten Geiste geleitete *Psychocomium* ist ein sicheres Mittel, den vielen Klagen über Rückfälle in Seelengeisteskrankheiten:

Tobsucht, Wahnsinn, Blödsinn u. s. w., abzuhelfen, und gewiss wird es sich des Beifalles einsichtsvoller, wohlmeinender Menschen zu erfreuen haben.

Von dem die Beschäftigung, die Erholung, den Schlaf, das Essen, das Trinken u. s. w. betreffenden Theile der Hausordnung des *Psychocomium* soll, wenn vom Directorium des *Hygiocomium* die Rede seyn wird, gehandelt werden.

Die Dauer des Aufenthaltes in dem nach den Regeln der wahren Medicin eingerichteten und fortwährend im rechten Geiste geleiteten *Psychocomium* hängt grossen Theils vom Kranken selbst ab. Je entschiedener sein Wille ist, das erkannte Rechte zu thun und die aus der wahren Gesundheitslehre fliessenden Regeln zu befolgen, desto früher wird das noch vorhandene Kranke gänzlich überwunden und die Gesundheit vollkommen hergestellt werden.

Wie es um die Entschiedenheit in dieser Hinsicht steht, ist bekannt genug; und so wird es denn auch nicht befremden, wenn der Erfolg der Behandlung im *Psychocomium* den Wünschen nicht immer entspricht.

Aber auch selbst dann, wenn von keiner Seite etwas verabsäumt und das vorgesteckte Ziel: Seelengesundheit, glücklich erreicht worden ist, werden nicht alle im *Psychocomium* Behandelte unmittelbar aus demselben entlassen und in das gesellige Leben zurückgeführt werden können.

Denn wie viele, im offenbaren *Hygiocomium* Behandelte einer gewissen, in wahrer Krankheit der Seele begründeten Schwäche der Verrichtungen des Fleisch- und des Blutleibes wegen eine Fortsetzung der Behandlung im *Psychocomium* dringend erfordern; so offenbart sich nicht selten, wenn nun auch die Schwäche des äussern Menschen mit der Heilung des eigentlichen psychischen Uebels glücklich überwunden worden ist, noch eine grosse Infirmität in den Seelenverrichtungen, die ihren wahren Grund eben so, wie jene Schwäche, in noch vorhandener Krankheit des geistlichen Kreises der Leiblichkeit hat.

Diese sich besonders in der freien Selbstbestimmung kund gebende Unsicherheit der psychischen Verrichtungen wird sehr oft, wenn auch übrigens das Heilgeschäft den aller erwünschtesten Fortgang hatte, beobachtet und sie steht mit der Dauer, mit der Heftigkeit und mit der besonderen Art der Entstehung des Uebels in genauem Verhältnisse. Bestand das Uebel seit langer Zeit, trat es, bei selbst kurzer Andauer, mit ausserordentlich grosser Heftigkeit hervor, oder waren, bei allmähliger Entwickelung desselben die Störungen über alle Systeme der Leiblichkeit verbreitet; so wird, wenn auch sonst alle Umstände zu seinem baldigen Ueberwinden aufs Günstigste zusammen wirkten, die erwähnte Infirmität der Denkverrichtungen gewiss immer bemerkt werden. Sie erfordert, da sie in noch vorhandener, wahrer Krankheit der geistlichen Sphäre der Leiblichkeit begründet ist, eine fortgesetzte wohlberechnete Behandlung an geeignetem Orte und in geeigneten Verhältnissen, die da, wo man erkrankte, am wenigsten gefunden werden dürften; denn diese sind fast immer von der Art, dass selbst ganz

Hergestellte nicht ohne Gefahr in sie zurückkehren können.

Unter solchen Umständen, meinet man vielleicht, könnte ja der Aufenthalt im *Psychocomium* verlängert werden. Aber Alles hat seine Zeit.

Wie der Aufenthalt im *Sarco*- und *Haematocomium* verderblich werden muss, wenn das Leiden im Fleisch- und Blutleibe überwunden ist; so würde auch sicherlich vom physischen Uebel Befreiten ein längeres Verweilen im *Psychocomium* nachtheilig werden.

Bei dieser Lage der Dinge finden sich Alle, die, die Rath ertheilen sollen eben so, wie die, die Rath suchen, in wahrer Verlegenheit.

Diese Verlegenheit ist es, die die Nothwendigkeit eines Instituts darthut, in welchem die noch am geistlichen Leibe Kranken weiter behandelt werden können, welches aber auch zugleich den von widrigen Verhältnissen bedrohten Geheilten so lange ein Asyl darbietet, bis die Gefahr vorüber, bis das ihrer Gesundheit Widerstrebende in der Zeit untergegangen ist.

Ein solcher Zufluchtsort ist eben die zweite Abtheilung des verborgenen *Hygiocomium*, welches nun noch näher zu beschreiben übrig ist.

Zweite Abtheilung des verborgenen Hygiocomium.

Diese zweite Abtheilung des verborgenen *Hygiocomium* ist ebenso für die gründliche Heilung Seelengeisteskranker, als auch für die Bewahrung der Gesundheit mancher vollkommen Geheilter von sehr grosser Wichtigkeit.

Was im *Sarcocomium* begonnen und im *Haematocomium*, so wie im *Psychocomium* fortgesetzt worden ist, soll an dem der Pflege des Geistes gewidmeten, daher ganz richtig als *Pneumatocomium* bezeichneten Orte beendigt, dann aber auch als Erlangtes bewahret werden.

Bemerkung. Wie oben — s. S. 8 u. s. w. — die Wahl des Ausdrucks: *Hygiocomium* — *ὑγιοκομεῖον*, ein Ort, eine Anstalt, ein Institut, wo für das Gesunde gesorgt, das Gesunde gepflegt wird — von ὁ, ἡ ὑγιής, έος, gesund, unversehrt, wohlbehalten, unbeschädigt, und κομέω, ich sorge, besorge, pflege, warte — zum Bezeichnen des Ganzen gerechtfertigt worden ist: so dürfte auch die Bezeichnung der beiden Abtheilungen des offenbaren und die des verborgenen *Hygiocomium*, — *Sarcocomium*, *Haematocomium*, *Psychocomium* u. *Pneumatocomium* — vor dem Richterstuhle der Kritik wohl bestehen. Denn wie durch ὑγιοκομεῖον im Allgemeinen der Ort bezeichnet wird, wo Pflege des Gesunden im Menschen Statt findet: so enthalten diese Zusätze die nähere Bestimmung, in welcher Beziehung diese Pflege gedacht werden soll, indem sie sich nach dem vorherrschenden Sitze des Kranken im Menschen entweder vorzugsweise auf das Gesunde im Fleische — ἡ σάρξ, κός, das Fleisch, — oder im Blute — τὸ αἷμα, τος, das Blut, — oder in der Seele — ἡ ψυχή, ῆς, — von ψύχω, ich athme, ich athme aus — der Athem; die Seele als Princip des Lebens, als Sitz der Leidenschaften und Begierden, als Sitz der Vernunft, — oder im Geiste — τὸ πνεῦμα, ατος — von πνέω, ich blase, ich wehe, vom Winde; ich athme — der Hauch, der Athem, der Wind, der Geist — desselben bezieht.

Eigentlich hätte, um ganz zu bezeichnen, was bezeichnet werden soll, zwischen das Besonderes und Allgemeines bezeichnende Wort jedes Mal auch das angedeutet werden müssen, dem es im besonders zu Pflegenden gilt: das Gesunde, die Gesundheit, als: *Sarco-hygiocomium*, *Haemato-hy-*

Das *Sarcocomium*, in welchem die allerkränksten Menschen behandelt werden, — Menschen demnach, deren Gesundes fast ganz vom Kranken verdrängt worden ist, — zeigt sich in allen Beziehungen als Krankenanstalt. Die äussere Form als solche schwindet in dem Maasse, als das Gesunde das Kranke überwindet, so dass sich schon das *Psycho-haematocomium* kaum noch als Spital zeigt; und wenn im *Psychocomium* nur hier und da noch Spuren desselben vorkommen, so ist davon im *Pneumatocomium* gar nichts mehr zu erkennen.

Das *Pneumatocomium* ist eigentlich das der Gesundheitspflege — *Hygiocomia* — gewidmete *Sanctuarium*, in welchem unablässig die Gesetze der allseitigen, den Menschen als vierfache Natur und als Geist erfassenden Medicin vorgehalten, und zwar zunächst als heilige Anordnung der Gesundheitslehre — *Hygiologia* — vollzogen werden.

Dieses *Sanctuarium* kann zwar überall errichtet, gesetzmässig aber soll es bei den Dienern des

giocomium, *Pneumato-hygiocomium*. Da indess dem Ganzen die Aufschrift: *Hygiocomium* vorsteht, und die Abtheilungs-Benennungen durch diesen Beisatz allzulang geworden seyn würden, so hat man ihn weggelassen.

Für die zweite Abtheilung des verborgenen *Hygiocomium* ist aber auch: *Pneumatocomium*, Ort für die Pflege des Geistes, bezeichnend genug; denn die Pflege des Geistes mit seiner nächsten Verwirklichung, dem Kreise der geistlichen Leiblichkeit, lässt keine andere, als eine den Gesetzen des Lebens und der Gesundheit entsprechende zu; da hingegen nicht nur die beiden Kreise der materlichen, sondern auch der zunächst folgende Kreis der substanzlichen Leiblichkeit: der seellich-substanzliche Kreis, wohl eine gegesetzwidrige, eine verderbliche Pflege zulassen.

Wortes Gottes, besonders bei den Landgeistlichen und in ihren nächsten Umgebungen verwirklicht gefunden werden. In ihm unterhält der Mensch eine unmittelbare Verbindung mit seinem Schöpfer, in welcher er täglich, stündlich, ja jeden Augenblick seinen Geist, als vom rechten Arzte, heilen, stärken und heiligen lässt. Der gottlosen Welt ist es ein Spott, ihrem Herrn aber ein grosser Stein des Anstosses, den er gern aus dem Wege räumen möchte, wenn er ihm nicht zu mächtig wäre, so dass er es anstehen lassen muss. Unablässig strömt eine alles Feindliche in unschädliche Elemente auflösende Kraft aus ihm und somit kann Gesundkeit und Leben Gefährdendes nicht bis dahin gelangen. Im Spotte der Bösen erschöpft sich eben das Bestreben des Argen, ihm zu schaden oder es wohl gar zu vernichten. Aber unbeachtet kann er es nicht lassen; denn es bedroht viel mehr sein Reich, als dass er ihm schaden könnte.

Bis auf die zweite Abtheilung seines zweiten Haupttheiles kann das *Hygiocomium* in einem falschen, lügenhaften Sinne nachgeäffet werden, und Nachgeäfftes hann man sogar in allen Abtheilungen eines im rechten Sinne errichteten Gesundheits-Instituts so wohl von Seiten der Pfleglinge, als auch von Seiten der Pflegenden vorfinden; nur das *Pneumatocomium* erleidet keine Verfälschung, nnd kann auch nicht nachgeäffet werden.

Fehlt nun dem *Hygiocomium* nur sein *Sanctuarium* nicht; so wird das Falsche, die Lüge, das Leben und Gesundheit Ertödtende, wo und wie es auch in irgend einer seiner Abtheilung herauftauchen möge, der von demselben ausgehenden, alles Unreine auflösenden Kraft wegen, immer und immer wieder vernichtet werden.

Errichter und Vorsteher solcher Gesundheits-Institute haben demnach, sollen sie gedeihen, vor Allem ihre Aufmerksamkeit auf das *Sanctuarium*, auf die Pflegeanstalt des Geistes, zu richten, und, weit entfernt, dem in demselben herrschenden Geiste zu widerstreben, sich vielmehr bei allen ihren Verrichtungen unablässig von ihm regieren zu lassen.

So wird das Verborgene im Offenbaren sichtbar, das *Sanctuarium* in jeder Abtheilung des *Hygiocomium* ebenso vorgefunden werden, wie der belebende Geist in allen Kreisen der Leiblichkeit des lebendigen Menschen.

Ohne das *Pneumatocomium* ist das *Hygiocomium* eben so todt, als der Mensch ohne den Geist.

Das *Pneumatocomium* besteht demnach nicht in einem besonders errichteten Gebäude, welches man mit dem Finger zeigt; nein! sondern da ist es, wo liebende Menschen, treue Seelsorger, Geistliche im Geiste und in der Wahrheit thätig sind, — die ihnen von Christo, ihrem Herrn anvertraute Heerde als ehrliche, gewissenhafte Männer in der Kraft Gottes weiden, in der Art, wie ein Pastor Oberlin im Steinthale, der kein anderes Geschäft, als das für der Seelen Heil zu sorgen, kannte.

Ist nun gleich der Geist solcher Pfleger des menschlichen Geschlechts das erste und wesentlichste Erforderniss zum Errichten und Bestehen von *Pneumatocomien*, werden diese aber in der Stadt eben so wie auf dem Lande gefunden; so eignet sich denn doch, aus ganz nahe liegenden Gründen, das Land viel mehr dazu, als die Stadt. Dort ist feierliche, beruhigende Stille der Natur das Gewöhnliche; hier die Leidenschaft entzündende und entflammende Unruhe.

Das *Pneumatocomium* kann im Pfarrhause selbst, aber auch eben so gut, ist dieses nicht geräumig genug, in jedem andern, an dasselbe gränzenden Hause errichtet und den besonderen Bedürfnissen des in demselben zu Pflegenden gemäss eingerichtet werden.

Die zweite Abtheilung des verborgenen *Hygiocomium* befindet sich demnach nicht mehr, wie die bisher beschriebenen Abtheilungen, in den nächsten Umgebungen des behandelnden Arztes, sondern absichtlich in einer bedeutenderen Entfernung von ihm, die also nicht etwa als ein Mangel desselben, sondern vielmehr als ein Erforderniss zum Gelingen angesehen werden muss.

Zur Bekämpfung des Kranken im Fleisch-, im Blut- und auch im Seelenleibe ist die unmittelbare Nähe des behandelnden Arztes eben so nöthig, als bloss ein mittelbares Helfen, Unterstützen desselben aus der Ferne erfordert wird, wenn das Uebel nur noch in der geistlichen Sphäre der Leiblichkeit besteht, oder wenn der vollkommen Genesene bloss noch bewahrt und gestärkt werden soll.

Mit dem Eintritte eines Kranken in das *Pneumatocomium* theilt der bisherige Arzt die weitere Behandlung mit dem Geistlichen, bei dem er sich befindet.

Die fernere Mitwirkung des bisherigen Arztes ist desshalb nöthig, damit in Bezug auf leibliche, eine tiefere ärztliche Kenntniss erfordernde Leiden nichts versäumt werden möge; beseitigte aber auch die nöthige ärztliche Bildung von Seiten des Geistlichen alle Besorgniss in dieser Hinsicht, so bleibt die Verbindung mit dem bisherigen Arzte in einer anderen Beziehung von Wichtigkeit; sie übt nämlich eine wohlthätige Macht auf die freie Selbstbestimmung des Pfleglings für das Rechte, die Gesundheit Fördernde, und zwar selbst dann noch aus, wenn sie der grössern Entfernung wegen auch nur eine briefliche seyn könnte.

Sehr gut kommt es Geistlichen, denen Menschen solcher Art in Pflege und Aufsicht gegeben werden, zu Statten, wenn sie während ihrer Studienjahre die Gelegenheit wahrnahmen, sich im Gebiete der Heilkunde des innern Menschen — *Psychiatrie* und *Pneumatoiatrie* — Kenntnisse zu erwerben, und es kann angehenden Theologen nicht genug empfohlen werden, sich ja mit diesem Gegenstande vertraut zu machen. Denn wenn sie auch niemals in den Fall kommen sollten, einem *Pneumatocomium* vorzustehen; so wird sich gewiss nicht selten der Fall ereignen, dass sie durch guten Rath der Entwickelung der schlimmsten Krankheiten vorbeugen und so ihren Pfarrkindern die wichtigsten Dienste erweisen können.

Welche Fortschritte sie aber auch in diesem Gebiete gemacht haben mögen: so dürfte es doch grossen Nachtheil mit sich bringen, wenn der Vorschlag allgemeinen Eingang finden sollte, Geistlichen überhaupt die Behandlung Seelengeisteskranker auch in den ersten Stadien des Uebels zu übertragen; wie man denn auch schon hat behaupten hören, dass solche Kranke nur von Philosophen geheilt werden könnten. In England ist jener Vorschlag bereits vor längerer Zeit ausgeführt worden und auch in Teutschland fängt man an, ihn in Schutz zu nehmen. Die nachtheiligen Folgen dieses Missgriffs fangen bereits an, sich zu zeigen, und sie werden sich gewiss immer vernehmlicher herausstellen. Die ganze Praxis des Lebens ist eben so gegen diese Behauptung, wie gegen jenen Vorschlag. Aber so gewiss es ist, dass Geistlichen, abgesehen von ihrer amtlichen Stellung, aus Mangel an den nöthigen Mitteln und practischen Fertigkeiten, die Behandlung der noch in den niederen Kreisen der Leiblichkeit wüthenden Seelengeisteskrankheiten nicht überlassen werden kann und darf, so ist hinwiederum gewiss auch kein Verhältniss des Lebens so geeignet, die Heilung dieser bis zur höchsten — d. i. geistlichen — Region des Leibes zurückgebildeten Uebel zu beendigen und den nun vollkommen Geheilten die nöthige Stärkung zu geben, als das der Geistlichen, besonders derjenigen, die auf dem Lande leben.

Wenn gleich der idealische Entwurf des *Hygiocomium* eine Theilung jeder Abtheilung der beiden Haupttheile desselben, also auch eine Sonderung des *Pneumatocomium* in zwei Theile, von welchen der eine für weibliche, der andere für männliche Pfleglinge ist, darstellt; so ist es damit doch nicht anders zu halten, als mit der Sonderung der beiden Geschlechter, wie sie sich in der Wirklichkeit des gewöhnlichen Lebens darstellt.

Dem *Hygiocomium*, als Ort, an welchem das Gesunde im Kranken nach bestimmten medicinischen Regeln gepflegt, Gesundheitspflege — *Hygiocomie* — angeordnet und practisch ausgeübt wird, stehen die dieselbe anordnenden und practisch ausübenden Personen gegen über; von welchen jene — die practische Ausübung anordnenden, den Vorstand: das Directorium, bilden.

Das, practische Ausübung der Gesundheitspflege anordnende und veranlassende Directorium verhält sich mit dem ihm zu- und untergeordneten Personen zu dem im Vorstehenden beschriebenen *Hygiocomium*, wie der Geist des Menschen zu seiner Leiblichkeit. Was der Geist seiner Leiblichkeit ist, das ist dieses Directorium dem *Hygiocomium*. Der Geist regiert in seiner aus sich selbst herausgelebten vierfachen Leiblichkeit; er ist der wahre Director derselben. Und so regiert denn auch das Directorium in dem von ihm errichteten *Hygiocomium*.

Das Directorium desselben besteht aus dem Vorsteher des Ganzen — Director — und den ihm zu-, zum Theil aber auch aus den ihm untergeordneten Personen.

Zugeordnete Personen, oder Mitdirectoren sind die dem *Pneumatocomium* zunächst Vorstehenden: die Geistlichen, bei denen es sich befindet.

Ihnen, den vor- und zugeordneten Directoren sind alle übrigen im Gesundheits-Institute in irgend einer Art thätigen Personen gesetzlich untergeordnet.

Die denselben obliegenden Geschäfte sind doppelter Art. Sie haben entweder bloss das Bestehen des äusseren Menschen, des Fleisch- und des Blutleibes, die täglichen Bedürfnisse des Lebens, d. i. das Oeconomische, zum Gegenstande; oder sie betreffen die Pflege des Gesunden im Kranken überhaupt, welche, wenn sie rechter Art ist, sich zunächst immer auf den innern Menschen, auf den Seelen- und auf den Geistleib, und zwar vor Allem auf das Wollende in denselben bezieht.

Jene, eine bloss mittelbare Verbindung zwischen ihnen und den Pfleglingen veranlassenden Geschäfte machen den Inhalt einer gesonderten Verwaltung aus, welche richtig als Oekonomie-Verwaltung bezeichnet wird.

Die zweite, Pflegende und Pfleglinge unmittelbar mit einander verbindende Art von Geschäften macht den Inhalt einer Verwaltung aus, welche man gleich richtig Medicinal-Verwaltung nennt.

Das Directorium, als Seele des *Hygiocomium*, begreift demnach zunächst unter sich:

1. die vorzugsweise den äusseren Menschen versorgende Oekonomie-Verwaltung;

2. die sich vorzugsweise mit der Bekämpfung des Kranken im Innern des Menschen befassende Medicinal-Verwaltung.

Die rechte Sorge für das Bestehen des äussern Menschen kann indess nie ganz vom innern absehen; vielmehr hat sie eigentlich immer nur das Höhere, die Seele und den Geist, zum Gegenstande; wie denn aber auch wieder umgekehrt eine wahre Stärkung des Gesunden im innern Menschen, im Seelen- und im Geistleibe, zum Ueberwinden des Kranken in ihnen, nur durch Vermittelung der beiden äussersten Lebens- und Leibeskreise — des Fleisch- und des Blutleibes nämlich — zu Stande kommen kann.

Die Oekonomie-Verwaltung verhält sich zur Medicinal-Verwaltung etwa so, wie das offenbare *Hygiocomium* zum verborgenen. Doch machen diese beiden Verwaltungen eben so, wie die beiden Hauptabtheilungen des *Hygiocomium*, ein Ganzes aus. Es kann Eines ohne das Andere nicht bestehen. Die Oekonomie-Verwaltung hat das Diätetische zu besorgen, welches eine Hauptangelegenheit bei der Heilung durch Pflege des Gesunden im Kranken ist.

Es ergiebt sich hieraus die Innigkeit der Beziehungen, in welchen die beiden Verwaltungen zu einander stehen. Leider werden sie im practischen Leben, zum grossen Nachtheile Leidender, wenig beachtet. In den mehrsten Fällen sucht jede dieser Verwaltungen selbstisch das Ihrige. Nur das Streben nach einem gemeinschaftlichen höheren Ziele kann die zu wünschende Vereinigung beider herbeiführen, welche auch allein die bekannte Scheu des Volkes vor dem Spitalwesen zubesiegen im Stande seyn dürfte.

An der Spitze der Oekonomie-Verwaltung steht der Verwalter — Oekonom, — oder die Verwalterin — Oekonomin — und der Rechnungsführer.

Die Medicinal-Verwaltung versieht ein Assistenzarzt; ihm zur Seite steht ein Oberaufseher — Inspector — oder eine Oberaufseherin — Inspectorin.

Die Oekonomie-Verwaltung bezieht sich auf
das Haus selbst;
die Reinigung der Wäsche;
die Küche;
den Hof;
die Gärten, Wiesen und Felder.

Zum Besorgen der da vorkommenden Geschäfte sind verschiedene Personen, als:
Hausknechte;
Wäscherinnen;
Köchinnen, Köche und Küchenmägde;
Gärtner, Gartenknechte und Feldarbeiter u. s. w.
nöthig, welche sämmtlich zunächst dem Oekonomen oder der Oekonomin zu Diensten untergeordnet sind.

Stehen nun gleich alle diese Dienstleute in keiner unmittelbaren Beziehung zur Medicinal-Verwaltung; so hängt doch von der Liebe und Treue, mit der sie ihre Geschäfte besorgen, hauptsächlich die Ordnung im *Hygiocomium*, ja sogar, zum Theil wenigstens, auch selbst der gute Erfolg der ärztlichen Behandlung ab. Sie haben darum ausser den gewöhnlichen Verpflichtungen der Dienstleute noch besondere, sich auf den inneren Menschen beziehende Obliegenheiten.

Daher denn Verpflichtungen und Obliegenheiten der bei der Oekonomie-Verwaltung angestellten Personen zuvörderst zwar in Bezug auf die beiden Abtheilungen des offenbaren, sodann aber auch in Bezug auf die beiden Abtheilungen des verborgenen *Hygiocomium* vorkommen.

In einem mässig besetzten und so vortheilhaft eingerichteten *Hygiocomium*, dass sich das *Sarcocomium*, die eigentliche Irrenheilanstalt, ganz in der Nähe des *Haematocomium* befindet; dieses aber und das *Psychocomium* auf ein und demselben wohl arrondirten Grundstücke eingerichtet sind, dürfte Eine Oekonomie-Verwaltung für alle drei Abtheilungen ausreichen.

Ist dagegen das Gesundheits-Institut von grossem Umfange und sehr besetzt, so muss jede Abtheilung ihre gesonderte Oekonomie-Verwaltung erhalten. Daher dann eine besondere Oekonomie-Verwaltung für das *Sarco*-, eine andere für das *Psycho-haemato-* und wieder eine andere für das *Psychocomium*.

Das *Pneumatocomium* hat jeden Falls seine gesonderte Oekonomie-Verwaltung, die in nichts von der Verwaltung eines ordentlichen christlichen Hauswesens abweicht.

Alle bei der Oekonomie-Verwaltung des *Hygiocomium* Thätigen erhalten ihre eigenen Allgemeines und Besonderes umfassenden Geschäftsanweisungen —

Instructionen — schriftlich, von welchen das zur Mittheilung Geeignete später angeführt werden soll.

Der Medicinal-Verwaltung nächster Gegenstand sind die Pflegebefohlenen selbst. Es handelt sich hier vor Allem um eine allseitige und so besondere Pflege des Gesunden in ihnen, dass das neben demselben bestehende Kranke wirklich nicht nur aus ihrem vierfachen Leben und aus der demselben entsprechenden vierfachen Natur — Leiblichkeit —, sondern auch aus ihrem innersten Wesen — Geist — verdrängt, hier ebenso wieder herausgelebt werde, wie es sich, gegen die Norm der Gesundheit, in Wahrheit aufgedrängt, eingelebt, eigentlich eingezaubert hat.

Siehe da ein viel Kraft des Willens, Einsicht, Ausdauer, Selbstverläugnung, kurz christliche Liebe erforderndes Geschäft, zu welchem sich nur in der Ausübung wahrer Tugend befestigte, die allervorzüglichsten Menschen also, eignen.

Der in allen Verhältnissen verderbliche Miethlingsdienst verdirbt besonders viel bei den der Pflege bedürftigen Kranken. Eine lieblose Kranken- oder Gesundheitspflege führt den schlagendsten Beweis für den Mangel der Herzensgüte, deren sich die Menschen so gern, so oft und so sehr rühmen. — — — ! ! !

Zur Verrichtung dieser wichtigen Geschäfte sind zuvörderst Krankenwärter oder Gesundheitspfleger und Krankenwärterinnen oder Gesundheitspflegerinnen nöthig.

Aufklärung, Bildung, Vervollkommnung ist die Aufgabe des Lebens, an deren Lösung immer sehr gearbeitet worden ist und der besonders in unseren

Tagen viele Kräfte gewidmet werden, — mit welchem Erfolge? ergiebt sich, wenn thätig liebende, sich dem Dienste Anderer gänzlich hingebende Menschen, christliche Wärter und Wärterinnen, Pfleger und Pflegerinnen gesucht werden. Es ist nicht genug, sich Fertigkeiten in der Art und Weise, Kranke zu bedienen, anzueignen; liebende Hingebung ist, wenn nicht wichtiger, doch gewiss eben so wichtig, wie sie, und das wahre Kennzeichen der Meisterschaft in der Kunst Kranke zu pflegen. An den zu diesen Geschäften im *Hygiocomium* geeigneten Personen ist ein wahrer Mangel. Die besten unter der Menge der sich zu denselben Meldenden sind, im günstigsten Falle, kaum als Lehrlinge zu betrachten, die also gar sehr der besonderen Beaufsichtigung und einer fortgesetzten Unterweisung bedürfen. Darum sind ihnen Personen an die Seite zu stellen, die die Lehre überstanden, Treue in der Selbstverläugnung üben und Bildung genug haben, Andere im rechten Sinne beaufsichtigen und unterweisen, selbst pflegen und warten zu können.

Sie sind als Oberwärter, Oberpfleger, und Oberwärterinnen, Oberpflegerinnen dem Assistenz-Arzte und der ihm beigeordneten Person — Inspector oder Inspectorin —, die es alle in der dienenden, sich selbst verläugnenden Liebe zur Meisterschaft gebracht haben, unterzuordnen.

Einem Oberpfleger und einer Oberpflegerin untergeordnete Pfleger und Pflegerinnen und ein jenen beiden vorgeordneter, wohl unterrichteter, besonders auch in der Pharmacie erfahrener Assistenz-Arzt, nebst der ihm beigeordneten inspicirenden Person — Inspector oder Inspectorin —, das ist das die Medicinal-Verwaltung im *Hygiocomium* ausmachende Personal, welches mit dem die Oekonomie-Verwaltung bildenden im besten Vernehmen stehen muss, wenn die Gesundheitspflege einen gedeihlichen Fortgang nehmen soll.

Wie die bei der Oekonomie-Verwaltung Angestellten durch besondere schriftliche Anweisungen — Instructionen — auf ihre Verpflichtungen und Geschäfte hingewiesen werden; so erhalten solche auch die Beamten und Dienstleute der Medicinal-Verwaltung.

Diese Instructionen umfassen allgemeine für alle im *Hygiocomium* thätige Personen gültige, und besondere, die Einzelnen betreffende Anweisungen.

Die allgemeinen Anweisungen beziehen sich entweder auf die bei der Oekonomie-, oder auf die bei der Medicinal-Verwaltung angestellten Personen, und zerfallen demgemäss in zwei Capitel.

Würde es nun wohl zu weit führen, alle diese bis ins Einzelne gehende Anweisungen hier anzuführen; so dürfte es doch als ein Mangel dieser Darstellung des *Hygiocomium* erscheinen, wenn nicht wenigstens der wichtigeren derselben Erwähnung geschähe.

Allgemeine, für alle im Hygiocomium angestellte Personen gültige Instructionen.

Wer in einem *Hygiocomium* — in einem der Pflege des Gesunden im Kranken gewidmeten Institute — thätig zu sein wünscht, muss vor Allem, seine eigene Gesundheit nach den Regeln der wahren Gesundheitslehre zu pflegen und zu bewahren, fest und redlich entschlossen, er muss ein Mensch seyn, der in jedem besonderen Falle Schädliches und Heilsames zu unterscheiden vermag, der innigst von der Nothwendigkeit der Entsagung aller schädlichen und einer weisen Mässigkeit im Gebrauche aller gesunden Nahrungs- uud Belebungsmittel, so wie überhaupt von der hohen Wichtigkeit der Bekämpfung der Völlerei und jedes anderen schädlichen Genusses, welcher Art er auch seyn möge, durchdrungen, der sich der Bereitwilligkeit deutlich bewusst ist, die Gesundheit im Allgemeinen nach allen seinen Kräften schützen, kurz die wahre Gesundheitspflege — *Hygiocomie* — üben zu wollen. Er muss sich mithin zu einem Mitgliede solcher Vereine für die Gesundheitspflege eignen, zu deren Bildung Ideen in einer kleinen eben herausgegebenen Schrift dargelegt worden sind, — Vereine, die sich für unser an so vielen Schäden leidendes Geschlecht als höchst wichtig und nothwendig darstellen *).

Da die erste Bedingung zur Ausübung einer wahren Gesundheitspflege normale Beschaffenheit desjenigen Systems der Leiblichkeit ist, mit welchem der Geist wie mit dem eigentlichen Gesundheitssinne die Leben und Glückseligkeit bedingenden heiligen Urgesetze vernimmt; dieser Sinn aber in unseren Tagen durch übermässigen Genuss des an sich unschädlichen Weines, Bieres und anderer Weiniges haltiger Getränke verstimmt und geschwächt; beim Gebrauche aber alkohol-gifthaltiger Getränke und Speisen krank gemacht

*) Ueber den Unterschied des Geistigen im Weine und im Branntweine. Darstellung eines auf einem wissenschaftlichen Irrthume beruhenden, zunächst die Mässigkeits-Angelegenheit betreffenden Hindernisses menschlicher Glückseligkeit, und Vorschläge zur Beseitigung desselben von Dr. Friedr. Wilh. G. Kranichfeld. Berlin, 1838. W. Thome.

und zuletzt ganz gelähmt wird; auf solche Weise aber verstimmte, geschwächte, kranke, gelähmte Menschen zur Gesundheitspflege durchaus ungeeignet sind; so ergiebt sich daraus ganz von selbst, dass man bei einem *Hygiocomium* nur angestellt werden könne, wenn man den beiden folgenden Grundsätzen der Vereine für die Gesundheitspflege mit voller Ueberzeugung beistimmt.

Erster und höchster Grundsatz der Vereine für die Gesundheitspflege:

> Unbedingte und gänzliche Enthaltsamkeit vom Genusse aller alkohol-gifthaltigen Getränke und Speisen.

Ausnahmen können nur in dem Falle Statt finden, wenn das Alkohol-Gift von einem, solche Enthaltsamkeit streng übenden Arzte als Arzneimittel verordnet worden ist.

Zweiter nicht minder wichtiger Grundsatz derselben:

> Weise, den Anforderungen des vierfachen Instinctes der Zeit und den Umständen wohl entsprechende Mässigung im Genusse des Weines, des Bieres und aller anderen Weiniges haltigen Getränke und Speisen.

Diese beiden Grundsätze stehen in der allgemeinen Instruction für alle im *Hygiocomium* angestellte Personen oben an. Wer sie in Wahrheit als die seinigen anerkennt, und den redlichen Vorsatz hat, zunächst seine eigene Gesundheit, sodann aber auch die seiner Nebenmenschen, besonders der im *Hygiocomium* lebenden, auf alle Art und Weise den im natürlichen und im geistlichen Instincte, d. i., im Triebe des Fleisches, im Verlangen des Blutes, im Gewissen der Seele und im Glauben des Geistes gegebenen und deutlich vernehmbaren Lebens- und Gesundheitsgesetzen nach zu pflegen, zu schützen, zu bewahren, der ist zum Dienste im *Hygiocomium* geeignet, — von dem, aber auch nur von dem, kann man erwarten, dass er treulich auch den wichtigen Verpflichtungen nachkommen werde, die ihn ausserdem noch daselbst erwarten.

Die einzelnen von diesem Geiste belebten vor- und untergeordnete Personen verpflichten sich ferner feierlich vor Gott, die überkommenen schriftlichen Anweisungen treulichst zu befolgen und auch den anderweitigen Anordnungen des Directors pünctlich nachzukommen; in Allem, was sie zusammen vornehmen oder thun lassen, nur das Gedeihen des Ganzen und jedes einzelnen Pfleglings vor Augen haben; wo es dem Wohle des Einzelnen gilt; wo es auf Bewahrung der Ordnung, der Ruhe und des Friedens ankömmt, vom eigenen Vortheil, von der eigenen Bequemlichkeit absehen und nur dem, was Pflicht und Gewissen gebieten, folgen zu wollen.

Sie geloben feierlichst, von Allem, was im Institute vorgeht, weder den Ihrigen, noch sonst Jemanden, geschwätziger Weise etwas zu hinterbringen, sondern das in demselben Erlebte als Familien-Geheimnisse heilig zu halten und bei sich zu bewahren.

Niemanden, wer es auch seyn möge, haben sie in Sachen des *Hygiocomium* Rede und Antwort zu stehen, sondern alle fragende und forschende Personen mit ihren Anfragen und Nachforschungen, sie mögen Kranke, Dienstleute und wen immer, oder häusliche und Familien-Angelegenheiten betreffen, an den Director selbst zu verweisen, der allein die wahre Auskunft und in allen Fällen die richtige Antwort zu geben im Stande ist. —

Jede, auch selbst eine geringe Verletzung dieser besonders wichtigen Verpflichtung muss nothwendig das geschenkte Vertrauen schwächen, kann nicht anders als störend auf das ganze Verhältniss einwirken und wird, geht sie weiter, Lösung desselben zur unausbleiblichen Folge haben.

Besuche von Verwandten, Freunden und Bekannten können im *Psychocomium*, im *Psycho-haematocomium* und im *Sarcocomium*, besonders aber in den beiden letzteren, nur ausnahmsweise und mit Genehmigung des Directors angenommen werden.

Personen, die etwas abzugeben oder zu bestellen haben, werden sofort auf dem Hausflur oder im Sprechzimmer von der Oberaufsicht führenden Person angehört und abgefertigt. Unter diesen drei Abtheilungen des *Hygiocomium* sind aber nicht bloss die Wohnungen selbst, sondern auch Hof, Gärten und andere zu denselben gehörige Räume zu verstehen.

An den ohne Ausnahme an Sonn- und Festtagen Statt findenden Andachten nehmen diejenigen, die den öffentlichen Gottesdienst zu besuchen verhindert wurden, regelmässig Antheil, wenn es die Geschäfte gestatten.

Keine im *Hygiocomium* angestellte Person darf ohne Vorwissen des Directors oder seines Stellvertreters dasselbe verlassen. Niemand darf über Nacht ausbleiben. Die einzelnen Beamten und Dienstleute kehren an den ihnen zugestandenen Ausgehetagen nach 9 Uhr zurück. Um 10 Uhr sind alle Thüren des Instituts geschlossen.

Taback darf nicht in den Wohnungen, nur im Hofe oder im Garten des Instituts geraucht werden.

Bei der Auszahlung des Gehaltes und des Lohnes hat jeder Einzelne die schriftlich überkommene Dienstanweisung vorzuzeigen.

In den wöchentlich ein Mal unter dem Vorsitze des Directors oder seines Stellvertreters Statt findenden Conferenzen kömmt alles zur Sprache, was sich zu gemeinschaftlichen Berathungen eignet. Das in denselben Besprochene und Beschlossene wird zu Protocoll genommen, welches von den gegenwärtigen Beamten unterschrieben und bei der nächsten Conferenz vorgelesen wird.

Die sämmtlichen Beamten und Dienstleute des *Hygiocomium* wachen, dass die festgesetzte Hausordnung, von der im Nachstehenden einige Theile angeführt werden sollen, durch sorgsame und genaue Befolgung in Ansehen und Kraft bleiben.

Einige, Thätigkeit und Ruhe; Art und Weise der Beschäftigung; Speise und Trank u. s. w. betreffende Theile der Hausordnung des Hygiocomium.

Ist es schon sehr schwierig, für die gewöhnlichen Verhältnisse des Lebens eine angemessene Hausordnung zu entwerfen und sie hier auch durchzuführen; so ist doch die Aufgabe: eine solche einem Gesundheits-Institute zu ertheilen und in demselben aufrecht zu erhalten, noch viel schwieriger. Da das Rechte zu finden, setzt eben so viel Erfahrung und Menschenkenntniss voraus, als die Ausführung und die Aufrechterhaltung des Dargestellten, einen festen Willen, Aufmerksamkeit und Ausdauer. Am grössten sind die Hindernisse, welche sich dabei im *Sarcocomium* darbieten, wie bereits oben — s. S. 153 — bemerkt worden ist.

1. *Zwischen das Aufstehen und Niederlegen fallende Zeit des Schlafens und des Wachens.*

A. Aufstehen.

a. Für Gesunde:
- α. im Frühjahre: um 5 Uhr:
- β. im Sommer: zwischen 4—½5 Uhr.
- γ. im Herbste: um 5 Uhr.
- δ. im Winter: zwischen 6—7 Uhr.

b. Für Schwächliche und Kranke:
- α. im Frühjahre: zwischen 6—7 Uhr.
- β. im Sommer: zwischen 5—6 Uhr.
- γ. im Herbste: wie im Frühjahre.
- δ. im Winter: gegen 7 Uhr des Morgens.

B. Niederlegen.

a. Für Gesunde: in allen vier Jahreszeiten gegen 10 Uhr.

b. für Schwächliche und Kranke: in allen vier Jahreszeiten nach 9 Uhr des Abends.

Im Sommer und im Winter, wo bei uns die Sonne in den 24 Stunden des Tages entweder sehr lange oder nur sehr kurze Zeit scheinet, haben sich Gesunde und Kranke, besonders jene, nicht so streng an bestimmte Stunden zu binden. Frühes Aufstehen ist als heilsame Gesundheitsregel immer zu empfehlen. Doch merke man auf die Stimme des Instinctes — auf das Verlangen, auf den Trieb der Natur, wie man zu sagen pflegt — und folge ihr. Zu viel Schlaf schadet eben so, wie zu wenig. Je früher man aufsteht, desto eher legt man sich auch wieder — doch wo möglich nicht vor 9 und nicht nach 11 Uhr — schlafen.

---

2. *Arbeit. Beschäftigung. Erholung. Ruhe. Muse.*

A. Für alle Bewohner des *Hygiocomium.*

a. Gleich nach dem Erwachen und — gestattet es der Gesundheitszustand — bald darauf erfolgtem Aufstehen: Erhebung des Herzens zu Gott in stillem Gebete. Darauf Reinigen der Zähne, des Mundes, der Haare, so wie des ganzen Körpers durch Waschen mit oder Baden in kaltem Fluss- oder Regenwasser. Trinken einer angemessenen Menge frischgeschöpften Brunnenwassers.

Hiezu dürfte etwa eine halbe Stunde erforderlich seyn.

b. Die darauf folgende Stunde ist den Lebensverhältnissen nach verschieden zu verwenden.

In der Regel sollen, wenn nicht bestimmte Geschäfte anderer Art vorliegen, während derselben die grösste Anstrengung des Willens, Aufmerksamkeit, Selbstthätigkeit und Selbstverläugnung erfordernde Arbeiten vorgenommen werden.

c. Die nächste halbe Stunde: Vereinigung derer, denen es die Pflicht gestattet, zum gemeinschaftlichen Gebete.

d. Gleich nach demselben erstes Frühstück.

e. Drittehalb Arbeitsstunden. Die Art und Weise der Beschäftigung während derselben ist der besonderen Beschaffenheit und den Verhältnissen des Einzelnen nach sehr verschieden und mit genauer Berücksichtigung derselben wohlweislich zu bestimmen.

f. Zweites Frühstück und Ausruhen; eine halbe Stunde.

g. Fortsetzung der begonnenen Arbeiten.

h. Nachmittags von 1 bis 2 Uhr: Ruhen von der Arbeit: Ordnen des Anzugs; Reinigen der Hände der im Garten, auf dem Felde oder sonst wie mit denselben thätig Gewesenen; Tischgebet; Mittagsmahlzeit; freundschaftliche Mittheilungen; Lesen kurzer, interessanter Nachrichten u. s. w.

i. In den drei Stunden nach der Ess-, Erholungs- und Muse-Stunde weitere Fortsetzung der des Vormittags angefangenen Garten-, Haus- und Küchen-Arbeiten; kleine ökonomische Beschäftigungen: Füttern des Federviehes, des Hundes; Holzlegen, Holzspalten; Trocknen der Wäsche, Plätten u. s. w.

k. Eine halbe Stunde zum Vesperbrode.

l. Wiederaufnehmen der dadurch unterbrochenen Beschäftigungen. 1½ Stunden.

m. Eine halbe Stunde zum Abendessen.

n. Darauf folgt eine den Verhältnissen angemessene Arbeits- oder Muse-Stunde.

o. Abendandacht, die diejenigen, denen es Zeit und Umstände gestatten, gemeinschaftlich halten, und

p. Schlafenlegen, wozu etwa eine halbe Stunde nöthig seyn dürfte.

Wiederholung

in tabellarischer Uebersicht.

Gebet und Anziehen	von 5	bis 5½	Uhr.
Kopf- oder andere Arbeiten	von 5½	bis 7	—
Gemeinschaftliches Gebet	von 7	bis 7½	—
Erstes Frühstück	von 7½	bis 8	—
Arbeit	von 8	bis 10	—
Zweites Frühstück	von 10	bis 10½	—
Fortsetzung der Arbeit	von 10½	bis 1	—
Ess-, Erholungs- und Musse-Stunde	von 1	bis 2	—
Arbeit	von 2	bis 5	—
Vesperbrod	von 5½	bis 6	—
Fortsetzung der Arbeit	von 6	bis 7	—
Abendessen	von 7	bis 7½	—
Erholungs- u. Musse-Stunde	von 7½	bis 8½	—
Gemeinschaftliches Abendgebet	von 8½	bis 9	—
Stille Betrachtung oder Schlaf	von 9	bis 10	—
Nächtliche Ruhe	von 10	bis 5	—

Die Zeit eines Tages: 24 Stunden.

B. Für die schwächlichen und kranken Bewohner desselben.

Diese Vorschriften erleiden in ihren Anwendungen auf Schwächliche und Kranke diejenigen Abänderungen, welche der Zustand derselben erfordert.

Bisweilen sind dieselben so hinfällig, unvermögend, zerstreut, kraft- und willenlos, dass sie sich zu keiner Art von Thätigkeit bringen lassen, und gelingt es durch ernst-liebende Vorstellungen zum Aufstehen, zum Reinigen der Zähne, zum Trinken des Wassers, zu kleinen Handarbeiten, zum Gehen im Freien u. s. w. zu bestimmen; so hält es ausserordentlich schwer, den Widerwillen gegen Kopfarbeiten, gegen Auswendiglernen, gegen Rechnen, gegen freie Ausarbeitungen, gegen das Gebet, kurz gegen productive Thätigkeiten zu besiegen.

Dagegen ist in den mehrsten Fällen das Verlangen zu essen und zu trinken eben so gross, als der Hang zur Ruhe, zum passiven Dahinleben.

Kein Geschäft erfordert so viel Selbstverleugnung, so viel Beharrlichkeit, so viel Ernst, so viel Klugheit, so viel Menschenkenntniss, so viel Geduld, so viel Demuth, kurz so viel dienende Liebe, als die Beaufsichtigung, die Pflege, die Bedienung solcher Kranken, bei der alles auf die Treue im Kleinen ankommt, die nur der übt und üben kann, der sich zu jeder Zeit und unter allen Umständen vom Geiste Gottes treiben lässt, wie denn eben bei denjenigen vorausgesetzt wird, die sich zur Theilnahme an Vereinen für die Gesundheitslehre und für die Gesundheitspflege geneigt zeigen.

Die traurigsten Verhältnisse des Lebens entstehen da, wo die Aufsicht, Bedienung und Pflege so tief Erkrankter lieb- und gewissenlosen Miethlingen anheimgefallen ist.

---

3. *Speise und Trank.*

A. Speisen.

a. Erstes Frühstück.

Milch, Roggen-Kaffee mit Milch und Semmel; Milch-, auch wohl bloss Wasser-Suppe. Ausnahmsweise: Chocolade; Kaffee; Thee; Warmbier u. s. w.

b. Zweites Frühstück.

Brod oder Semmel mit Obst oder Butter, auch wohl mit etwas kaltem Fleische, ein weich gesottenes Ei; eine Tasse Fleischbrühe, Milch u. s. w.

c. Mittagsessen.

α. Eine gute Suppe; in der Regel Fleischbrühsuppe; einige Mal in der Woche auch eine andere Suppe: Bier-, Milch-, Hafergrütz- u. s. w. Suppe.

β. Rind-, Kalb-, Hammel-, oder ein anderes Fleisch mit Sauce u. s. w.

γ. Gemüse.

δ. Braten.

ε. Mehlspeisen.

ζ. Compote.

d. Vesperbrod.

Es ist dem zweiten Frühstücke gleich; in besonderen Fällen auch wohl einige Tassen Milch oder ein anderes leichtes Getränk.

e. Abendessen.

Eine einfache Milch-, Bier-, Mehl-, Hafergrütz-, Gries- u. s. w. Suppe mit einem kleinen Butterbrode; oder Obst mit Brod; oder ein weich gesottenes Ei mit Brod u. s. w.

B. Getränke.

Gewöhnlich reines Wasser. Wein, Bier oder Getränke anderer Art werden nur auf besondere Verordnungen verabreicht.

Bei Verordnung der Speisen und Getränke werden, so viel es die Regeln der Gesundheitspflege gestatten, die nöthigen Rücksichten auf die bereits oben — siehe S. 167. — erwähnten, in den Verhältnissen des geselligen Lebens begründeten drei Classen der schwachen und kranken Bewohner des *Hygiocomium* genommen.

Suppe, Gemüse, Fleisch oder Braten ist für alle drei Classen durchaus gleich; aber die zweite Classe empfängt ausser diesen Gerichten noch eine; die erste noch drei andere Speisen; die dritte dagegen von den drei ersten Gerichten so viel mehr, als zur Sättigung erforderlich ist.

Es bezieht sich demnach die Verschiedenheit des Tisches der drei Classen nicht so wohl auf die Qualität und Quantität der Nahrungsmittel, als vielmehr auf die Anzahl der Gerichte.

---

4. *Gegenstände der Beschäftigung.*

A. Für die gesunden Bewohner des Instituts.

Sie ergeben sich, wenn sie nicht in den besonderen Instructionen der Angestellten bemerkt sind, aus den übernommenen Verpflichtungen von selbst.

B. **Für die schwächlichen und kranken Bewohner desselben.**

Die Gegenstände der Beschäftigung, welche schon oben — s. S. 207. u. s. w. — angedeutet worden sind, sind für jeden Einzelnen besonders festzusetzen und werden von den Lebens- und Geschäftsverhältnissen bestimmt, in welchen er sich sonst befand. Bei allen Pfleglingen sucht man Lust an irgend einer Beschäftigung im Freien, besonders an Garten-, Hof- und Feldarbeiten zu erwecken.

Der Gärtner ist beauftragt, jedem Pfleglinge ein Stückchen Land im Garten oder im Felde anzuweisen und in Verbindung mit den beaufsichtigenden und pflegenden Personen darauf zu halten, dass es von ihm selbst bebaut und in Ordnung erhalten werde.

Diese Einrichtung hat schon viele gute Früchte getragen und kann nicht genug empfohlen werden.

Allgemeines über die Bedingungen, unter welchen Pfleglinge in das vom Verfasser errichtete Hygiocomium aufgenommen werden; so wie nähere Bestimmung ihrer häuslich-ökonomischen Verhältnisse in demselben.

Die in der freien Entwickelung des menschlichen Geistes begründete Standesverschiedenheit, wie sie sich eben im geselligen Beisammenleben gebildet hat, muss auch im *Hygiocomium* berücksichtiget werden, welches derselben gemäss drei Classen darbietet. — s. S. 167 —

Erste Classe.

Sie ist für feine und vielseitig gebildete Vornehme, denen die Befriedigung vieler Bedürfnisse zur andern Natur geworden ist.

Zweite Classe.

Sie nimmt solche auf, die bei einer allseitigen Ausbildung des Verstandes in bürgerlichen Verhältnissen zu leben gewohnt sind.

Dritte Classe.

Sie ist für Menschen, die an Entbehrung gewöhnt sind und deren gewöhnliche Beschäftigung in Handarbeiten besteht.

Eine genaue Beachtung dieser in der Standesverschiedenheit begründeten Classification der in das *Hygiocomium* aufgenommenen Pfleglinge ist für das ärztliche Geschäft sehr wichtig und hat besonders auf den günstigen Erfolg der Behandlung zurechnungsfähiger Seelengeisteskranker einen bedeutenden Einfluss. Dieselbe bleibt oft bloss desshalb erfolglos, weil sie, nicht ihrem Stande gemäss gehalten, in ihrem Misstrauen bestärkt, verstockt und so verschlossen werden, dass weder Arzt noch Pflegende irgend einen heilbringenden Einfluss auf sie ausüben können.

Es gilt dieses besonders von den vornehmen, an viele Bedürfnisse gewöhnten Kranken, die, wenn sie sich in Hinsicht der Wohnung, Bekleidung, Bedienung, Beköstigung oder sonst wie unter ihrem Stande gehalten sehen, kein Vertrauen zu den Behandelnden und Pflegenden, welche sie mit den Urhebern ihres eingebildeten Unglücks einverstanden wähnen, fassen können, ohne welches aber ein heilbringendes Einwirken unmöglich ist.

Versäumnisse in der schuldigen Beachtung der Standesverschiedenheit gehören zu den gewöhnlichen bei der Behandlung Seelengeisteskranker sehr oft vorkommenden Fehlern, die ebenfalls ihren Grund in Mangel an Kenntniss des Wesens und der Natur des Menschen, oder in verschrobenen Ansichten darüber haben. Man meint ihnen nach, dass unzurechnungsfähige Seelengeisteskranke in ihrem unvernünftigen Zustande in allen Beziehungen unfähig seyen, richtig zu überlegen und zu urtheilen; da sich doch oft auch dann schon gesundes Leben in ihrem Innersten regt, wenn nach aussen hin nur krankes erscheint; noch öfterer aber auch nur einzelne Organe oder Systeme leidend sind. Wahn- und Blödsinnige können in den meisten Fällen recht wohl unterscheiden, ob sie nach Trieben blinder Leidenschaft, oder nach Grundsätzen der wahren Medicin und christlichen Liebe behandelt werden.

Für die erste Classe sind die Wohnungen im zweiten Stockwerke — *Bel-étage* —; für die zweite Classe: im ersten Stockwerke — *Rez-de-chaussée* —; für die dritte Classe: im dritten Stockwerke. Gewöhnlich hat jeder Pflegling sein eignes Zimmer, in welchem er wohnt und schläft. Auf Verlangen wird ein besonderes Schlafgemach und werden mehrere Zimmer angewiesen. Die pflegende Person schläft nach Erforderniss entweder im Schlafgemach des Pfleglings selbst, oder in einem dicht an dasselbe stossenden.

So richtet sich auch die Ausmöblirung — *Ameu-*

blement — der Zimmer ganz nach den Bedürfnissen und den sonstigen Gewohnheiten der Pfleglinge oder nach den Wünschen derer, die Sorge für sie tragen, in sofern sie nicht mit den Regeln der Gesundheitspflege in Widerspruch stehen.

Betten hält die Verwaltung des Instituts nicht. Sie werden entweder mitgebracht, vom Möbelhändler gemiethet oder auf irgend eine andere Weise beschafft.

So bringt auch jeder Pflegling sein aus einem Messer, einer Gabel, einem Esslöffel, einem Kaffeelöffel und einem Serviettenbande bestehendes Essbesteck; die erforderliche Leib-, Tisch- und Bettwäsche; Handtücher, Kämme, Zahnbürsten und die nöthigen Kleidungsstücke mit; — von Allem aber ja nicht mehr, als eben nothwendig ist.

Unzurechnungsfähige Seelengeisteskranke erhalten kein Geld zur freien Disposition; auch steht die Verwaltung des *Hygiocomium* nicht für Ringe, Tuchnadeln, Uhren und andere Kostbarkeiten ein, von welchen sie sich nicht trennen wollen oder die ihnen die Angehörigen derselben mitgeben. Alle diese Dinge sind in den Händen solcher Kranker sehr unsicher.

Ueber die mitgebrachten und der beaufsichtigenden Person — Inspector oder Inspectorin — übergebenen Effecten wird von derselben sofort ein Verzeichniss aufgenommen und von ihr unterschrieben den Pfleglingsangehörigen eingehändiget, die dagegen eine von ihnen unterzeichnete Abschrift von demselben im Institute zurücklassen.

Die Aufsicht führende Person ist verpflichtet, darauf zu halten, dass schadhaft gewordene Gegenstände ausgebessert; unbrauchbar gewordene aber bald wieder ergänzt werden und zwar für Rechnung der Pfleglingsangehörigen; abgegangene hat sie eben so wie neu hinzugekommene sorgsam in dieses Verzeichniss einzutragen.

Ohne Vorwissen des Directors darf von den auf dem Verzeichnisse vermerkten Gegenständen weder vom betreffenden Pfleglinge, noch von sonst Jemanden irgend etwas verändert oder verschenkt werden.

Pflegende und Aufsicht führende Personen dürfen ohne Vorwissen des Directors weder von Pfleglingen, noch von den Angehörigen desselben Geschenke irgend einer Art annehmen.

Die Wärter und Wärterinnen dürfen den Pfleglingen weder Speisen und Getränke irgend einer Art, noch auch andere Gegenstände ohne Vorwissen der Aufsicht führenden Person kaufen; was auch den Pfleglingsangehörigen zum Wohle der dem Institute anvertrauten Ihrigen nicht gestattet werden kann. Sie haben ihre Gaben stets der verwaltenden oder Aufsicht führenden Person einzuhändigen, die für die gewissenhafte, der Hausordnung entsprechende, Darreichung zu sorgen hat.

Unzurechnungsfähige Pfleglinge können ohne Vorwissen des Directors oder seines Stellvertreters weder von Bekannten und Freunden, noch von den Ihrigen Besuche annehmen.

Die zu ihrer Beaufsichtigung und zu ihrem Dienste Angestellten sind verpflichtet, den Zutritt zu ihnen nur denen zu gestatten, die eine vom Director unterzeichnete Einlasskarte vorzeigen.

Bei Bestimmung der Vergütigung, — der sogenannten Pension, — für Verpflegung, Beaufsichtigung, Unterhaltung u. s. w. kommt die Classe und der Grad der Krankheit in Betracht.

Am bedeutendsten sind die Unkosten für schwer kranke Pfleglinge der ersten Classe. Weniger wird für solche Pfleglinge in der zweiten und am wenigsten in der dritten Classe gezahlt. Ein jeder Pflegling aber, in welcher Classe er sich auch befinden möge, zahlt um so mehr, je mehr Aufsicht und Pflege er bedarf und je mehr Bedürfnisse er hat.

Bei Tag und bei Nacht unruhige, besonders tobsüchtige Kranke bedürfen, wenn der Zustand anhaltend ist, zwei, auch wohl drei pflegende Personen; denn die Beaufsichtigung und Pflege derselben ist, wenn sie nur einigermassen gewissenhaft ist, mit so grossen Anstrengungen verbunden, dass es eine, selbst starke Person nicht lange abhalten kann.

In vielen Fällen ist eine pflegende Person für einen Pflegling, bisweilen für zwei auch wohl drei derselben hinlänglich.

— Mehrere Legate setzen das Directorium des *Hygiocomium* in den Stand, immer einige Kranke unentgeldlich oder für eine geringe Pension aufzunehmen und zu unterhalten. — Möchten sich diese Legate mehren, damit auch die halben und ganzen Freistellen vermehrt, und die Thüren des Instituts noch öfterer Armen der verschiedenen Stände geöffnet werden könnten! —

Für die näher zu bestimmende Pension — vierteljährlich 150 bis 300 Thaler in der ersten; 75 bis 120 Thaler in der zweiten; 60 bis 70 Thaler in der dritten Classe — empfängt der Pflegling:

1. Wohnung.

2. Heizung.

3. Licht.

4. Bedienung.

5. Beaufsichtigung und Pflege durch mehrere Personen — durch den im Institute wohnenden Assistenzarzt; durch den Inspector oder die Inspectorin; durch Oberwärter und Oberwärterinnen; durch Wärter oder Wärterinnen u. s. w. —

6. Die volle Kost.

7. Bäder.

8. Promenade im grossen Garten.

9. In demselben, wenn es gewünscht wird, ein Stückchen Land zum Bearbeiten und Bebauen.

10. Den freien Gebrauch geeigneter Zeitschriften und anderer Bücher aus der Bibliothek des Instituts.

Alle übrigen Gegenstände und sonstigen Bedürfnisse, deren der Mensch oft so viele hat, werden besonders berechnet. Dahin gehören:

1. Medicamente und Ingredienzen zu Bädern.

2. Wein und andere ungewöhnliche Getränke und Speisen.

3. Equipage.

4. Reinigung der Leib-, Tisch- und Bettwäsche, so wie Ausbesserung derselben.

5. Unterricht in verschiedenen, für die Herstellung, Stärkung u. Bewahrung der Gesundheit nöthig erachteten Gegenständen, besonders in der dem Gemüth so heilsamen Musik; in Sprachen, im Rechnen, Zeichnen u. s. w.

6. Gerichtliche Termine zur Untersuchung des Gesundheitszustandes.

7. Von Pfleglingsangehörigen und Behörden verlangte besondere Gutachten und Briefe über den Zustand der in Pflege Gegebenen.

8. Das Honorar für die ärztliche Behandlung.

9. Operationen, die eine besondere chirurgische Hülfe erfordern.

10. Alle in Anfällen von Aufregung oder Wuth beschädigten oder vernichteten, dem Institute zugehörigen Möbeln, Gefässe, Fensterscheiben und andere Effecten u. s. w.

In einzelnen Fällen kann es nothwendig seyn, dass die Verwaltung des Instituts die Bestreitung aller dieser Bedürfnisse gegen eine festzusetzende Pension übernehme; sie thut das zwar, wenn auch nicht gern; schliesst aber dann jeden Falls, nahe liegender Gründe wegen, die Kleider und Wäsche aus, für welche sie immer besondere Rechnung legt.

Die monatliche oder vierteljährliche Pension wird beim Eintritte des Pfleglings voraus entrichtet.

Nach Ablauf des Monats oder des Viertel-Jahres führt der Rechnungsführer des Instituts alles, während dieser Zeit besonders Beschaffte auf, welches mit der Pension für den folgenden Monat, oder für das neue Viertel-Jahr zugleich berichtiget wird.

Die Belege für das Verausgabte werden sorgsam aufbewahrt und können jederzeit beim Rechnungsführer eingesehen, oder auch gegen einen Empfangschein abgegeben werden.

Dem Scheiden aus dem Institute geht eine Kündigung voraus: eine vierzehntägige, wenn der Contract auf einen Monat; eine sechswöchentliche, wenn er auf drei Monate; eine vierteljährliche, wenn er auf ein halbes Jahr lautet.

Stirbt ein Pflegling im Institute, so fällt demselben ein Theil der festgesetzten Pension anheim, und zwar eine dreiwöchentliche, wenn der Contract für einen Monat; eine sechswöchentliche, wenn er für ein Viertel-Jahr, und eine dreimonatliche, wenn er für ein halbes Jahr abgeschlossen worden war.

Der Director des Instituts muss von allen früheren Verhältnissen des Pfleglings, in sofern sie in irgend einer Beziehung zur Krankheit desselben stehen, am besten schriftlich, in Kenntniss gesetzt werden.

Unzurechnungsfähige Seelengeisteskranke, d. i. Wahn- und Blödsinnige im Sinne des Gesetzes, — aber auch nur solche — bedürfen zur Aufnahme in die für sie bestimmte Abtheilung des *Hygiocomium*: in das *Sarcocomium*, der polizeilichen Genehmigung, die sofort ertheilt wird, wenn der Kranke bereits gerichtlich für blöd- oder wahnsinnig erklärt worden ist, oder, in Ermangelung dieses, wenn ein Physikus oder zwei practische Aerzte in einem Gutachten das Vorhandenseyn des blöd- oder wahnsinnigen Zustandes im Sinne des Gesetzes bescheinigen. Ist Gefahr im Verzuge, so wird auf Vorlegung der erwähnten nöthigen Atteste die polizeiliche Genehmigung auf der Stelle ertheilt.

Menschen, die die Folgen ihrer Handlung zu berechnen im Stande sind, also zurechnungsfähige, denen darum kein Gesetz irgend eine Beschränkung der Freiheit auferlegt; Pfleglinge demnach, die wohl seelengeisteskrank, aber im Sinne des Gesetzes keineswegs blöd- oder wahnsinnig sind, bedürfen, wie von selbst einleuchtet, einer solchen Genehmigung zur Aufnahme in die drei übrigen Abtheilungen des *Hygiocomium*: in das *Psycho-haematocomium*, in das *Psychocomium* und in das *Pneumatocomium*, nicht.

Aber eine Versetzung aus einer dieser Abtheilungen in das *Sarcocomium* kann den bestehenden Gesetzen nach ohne polizeiliche Genehmigung nicht Statt finden.

u. s. w. u. s. w.

An diese allgemeinen Instructionen reihen sich gesonderte Anweisungen sowohl für die Oekonomie- als auch für die Medicinal-Verwaltung.

Bei dieser und jener kommen aber wieder entweder Alle, oder nur den Einzelnen angehende Verpflichtungen, Regeln und Geschäfte vor, so demnach, dass die Instructionen für eine jede dieser beiden Verwaltungen Allgemeines und Besonderes in sich begreifen.

Allgemeine Instructionen für alle bei der Oekonomie-Verwaltung thätige Personen.

Alle zum Bewahren eines geordneten Ganges des Ganzen nöthigen allgemeinen Instructionen für die bei der Oekonomie-Verwaltung Angestellten hier anzugeben, könnte leicht zu weit führen, und dürfte auch nicht gerade erforderlich seyn; denn die Ansichten sind verschieden; desshalb wird wohl jedes Institut der Art auch rücksichtlich seiner oekonomischen Angelegenheiten Eigenthümlichkeiten darbieten, und in Manchem von dem abweichen, was in dem vom Verfasser errichteten *Hygiocomium* als Regel gilt.

Wie sehr sich auch die Geschäfte und Verpflichtungen der bei der Oekonomie Thätigen von den bei der Medicinal-Verwaltung Angestellten unterscheiden mögen, so haben sie doch alle nur Eins: Pflege des Gesunden im Kranken, zum Gegenstande. Leidende, d. i. das Gesunde im Kranken zu pflegen und jenes zu bewahren, ist das gemeinsame Streben aller im *Hygiocomium* thätigen Personen. Das Gemeinsame dieses Strebens verbindet Alle so eng unter einander, dass selbstische Richtungen bei den Einzelnen wohl vorkommen, sich aber für die Dauer nicht geltend machen können.

Sind nun gleich die bei der Oekonomie Thätigen nicht für den unmittelbaren Dienst der Pfleglinge da, so dienen sie denselben doch mittelbar. Das Wohl derer, für welche das Institut da ist, zu gewahren, ist auch ihnen erste und heiligste Pflicht. Durch jede gegen dasselbe angehende Handlung verletzen sie dieselbe.

Den Pfleglingen sollen die Dienstleute, wo und wie sie auch mit ihnen in Berührung kommen mögen, zwar mit aller Bescheidenheit und Ehrerbietung begegnen, sich aber nie in eine nähere Unterredung oder wohl gar in vertrauliche Verbindungen mit ihnen einlassen; ihnen auch ohne Vorwissen der Aufsichtführenden oder Dirigirenden keine Bestellungen machen oder Dienste irgend einer Art leisten.

Die Dienstleute haben sich nicht in Räumen aufzuhalten, wohin sie nicht bestimmte Geschäfte führen.

Sie dürfen ohne besonderen Auftrag von Seiten der Dirigirenden weder die Wohnungen der Pfleglinge betreten, noch irgend ein den Wärtersleuten zukommendes Geschäft übernehmen.

Dagegen sind sie verpflichtet, den Anforderungen aller, bei der Medicinal-Verwaltung angestellten Personen, — von welchen selbst Wärtersleute nicht ausgenommen sind, — sofort Folge zu leisten, sobald sie ungewöhnliche Fälle im Dienste bei unzurechnungsfähigen Pfleglingen betreffen.

Die Dienstleute haben ein friedliches Vernehmen mit den Wärtersleuten zu unterhalten, ohne sich jedoch in besondere Vertraulichkeiten mit ihnen einzulassen.

Jene dürfen eben so wenig wie diese Trinkgelder von den Pfleglingen und von den Angehörigen derselben ohne Vorwissen der Beaufsichtigenden oder Dirigirenden annehmen.

Was ihnen von denselben anzunehmen erlaubt wird, muss in eine verschlossene Büchse gethan werden, deren Inhalt alle halbe Jahre zu gleichen Theilen unter die sämmtlichen Dienst- und Wärtersleute zu vertheilen ist.

Beschwerden gegen die Medicinal-Beamten und Wärtersleute haben die bei der Oekonomie angestellten Personen nur beim Director oder bei seinem Stellvertreter zu führen.

u. s. w. u. s. w. u. s. w.

Besondere Instruction für jede einzelne bei der Oekonomie angestellte Person.

1. *Für die der Oekonomie-Verwaltung vorstehende Person — Oekonom. Oekonomin —.*

A. **Von den Verpflichtungen derselben.**

a. **Im Allgemeinen.**

b. **Im Besonderen.**

B. **Von den Verbindlichkeiten gegen die der Oekonomie-Verwaltung vorstehende Person.**

A. Von den Verpflichtungen der der Oekonomie-Verwaltung vorstehenden Person.

a. Im Allgemeinen.

Die diesem Amte vorstehende Person hat zunächst für Ordnung, Frieden und stille Geschäftigkeit im Hause, im Hofe, im Garten und auf dem Felde zu sorgen.

Alle für diese Räume nöthigen Personen, als: die Köchin, die Küchen- und Hausmädchen, der Thürhüter, der Hausknecht, der Gärtner, die Gärtnergehülfen und alle übrigen Arbeitsleute, sind derselben unmittelbar untergeordnet. Alle haben ihren Anordnungen unbedingte Folge zu leisten, und sie kann, wenn sie ihr den schuldigen Gehorsam verweigern, sofort auf ihre Entlassung antragen.

Sie hat die sämmtlichen Schlüssel des Hauses und aller übrigen verschliessbaren Räume in Verwahrung.

Sie sorgt dafür, dass die Thüren, besonders die des Hauses und die Thorwege wohl gehütet und verschlossen werden.

Die Hausthür- und Thorwegschlüssel werden ihr

des Abends zu einer bestimmten Zeit vom Thürhüter abgeliefert.

Sie hat alle für die Haushaltung nöthigen Vorräthe in Verwahrung.

Sie führt ein genaues Verzeichniss über alle in ihrem Bereiche befindlichen Gegenstände; merkt in demselben alles an, was angeschafft wird oder sonst hinzukommt und was abgeht. Sie hat ausserdem auch ein wachsames Auge auf diejenigen Hausgeräthe, Werkzeuge und Möbeln, die den ihr untergeordneten Personen: der Köchin, dem Hausknechte, dem Gärtner u. s. w. übergeben worden sind.

Sie hält auf vorschriftsmässige Bereitung der Speisen und Getränke und giebt alles dazu Nöthige für jede Mahlzeit besonders heraus.

Sie hat die polizeilichen An- und Abmeldungen zu besorgen.

Alle Personen und Sachen, die in das Haus aufgenommen werden und aus demselben abgehen, müssen ihr unmittelbar angezeigt werden.

An ihren Freitagen hat sie für eine ordentliche Vertretung ihrer Stelle zu sorgen.

Zu den wöchentlichen Conferenzen findet sie sich regelmässig ein und merkt sich im Verlaufe der Woche alles sorgfältig an, was in denselben zu besprechen nöthig seyn dürfte.

u. s. w. u. s. w. u. s. w.

---

b. Im Besonderen.

α. Gegen den Director und seinen Stellvertreter.

Die der Oekonomie-Verwaltung vorstehende Person ist verpflichtet, den Anordnungen desselben gewissenhaft nachzukommen.

Sie kann ohne sein Vorwissen ihren Posten nicht verlassen.

An einem bestimmten Tage jeder Woche legt sie ihm Rechnung über Einnahme und Ausgabe ab.

u. s. w. u. s. w. u. s. w.

β. Gegen den Assistenz-Arzt.

γ. Gegen die Oberaufsicht führenden Personen — Inspector oder Inspectorin.

δ. Gegen den Rechnungsführer.

ε. Gegen die Pfleglinge.

ζ. Gegen die Wärtersleute.

η. Gegen die Dienstleute.

Sie hält dieselben zur strengsten Ordnung und Sittlichkeit, zum Führen eines gottesfürchtigen Lebenswandels, zur Heiligung der Sonn- und Festtage an und duldet von Keinem derselben Worte und Handlungen, die damit in Widerspruch stehen.

u. s. w. u. s. w. u. s. w.

B. Von den Verbindlichkeiten gegen die der Oekonomie-Verwaltung vorstehende Person.

Sie kommen im Ganzen mit denen überein, die weiter unten für den Assistenzarzt nnd für die Oberaufsicht führende Person angegeben sind.

---

2. *Für den Rechnungsbeamten.*

Der Rechnungsbeamte hat die die Einnahme und Ausgabe betreffenden Bücher zu führen.

Er legt für jeden einzelnen Pflegling ein besonderes Conto und ein Heft zu den Belegen für das Verausgabte an.

Er hält Alles so wohl geordnet, dass zu jeder Zeit die nöthige Auskunft gegeben werden kann.

Er zieht die Rechnungen für die Pfleglinge aus, welche vom Director unterzeichnet den Angehörigen derselben zu bestimmten Zeiten überreicht werden.

Die Rechnungsbelege hat er auf Verlangen vorzuzeigen, auch wohl denjenigen, die es wünschen, gegen einen vollständigen Empfangschein nach Berichtigung der in Ordnung befundenen Rechnung auszuhändigen.

u. s. w. u. s. w. u. s. w.

---

3. *Für die Köchin.*

A. Von den Verpflichtungen derselben im Allgemeinen und Besonderen.

Die Köchin hat zwar ausser der Zubereitung der Speisen und Getränke, wenn es die Zeit gestattet, auch andere häusliche Geschäfte zu verrichten; doch bleiben Küchenarbeiten ihre Hauptbeschäftigung.

Sie hat sich der grössten Ordnung, Reinlichkeit und Sparsamkeit zu befleissigen und besonders Sorge zu tragen, dass nicht unnöthiger Weise Brennmaterial consumirt werde.

Sie darf ohne Vorwissen ihrer Vorgesetzten das Haus nicht verlassen.

In der von Küchenarbeiten freien Zeit hat sie beim Reinigen des Hauses und der Wäsche zu helfen.

Ueber das Waschgeschäft hat sie in Abwesenheit der Oekonomin genau Aufsicht zu führen und nicht zu gestatten, dass Personen Wäsche zum Reinigen hergeben, die nicht dazu berechtiget sind.

Des Hausknechtes und des Hausmädchens oder auch anderer Dienst- und Wärtersleute hat sie sich bei ihren Küchenarbeiten nur auf besondere Anordnung der Oekonomin oder des Directors zu bedienen.

Sie hält darauf, dass die Pfleglingen etwa aufgegebenen Küchenarbeiten mit aller Ordnung verrichtet werden.

Sie hat Sorge zu tragen, dass das Fleisch, Bäckerwaaren und alles übrige zu Speisen Nöthige von guter Beschaffenheit geliefert werden.

Das Essen hat sie genau zu der Zeit und in der Art abzuliefern, wie es ihr vorgeschrieben ist.

Die Speisen hat sie genau nach der Anordnung der Oekonomin zuzubereiten und gewissenhaft alles zu verwenden, was sie dazu empfangen hat.

Das gilt besonders von den für die Pfleglinge bestimmten Speisen, welche nicht fett, und nicht gewürzt und in keiner andern Hinsicht ungeeignet zubereitet seyn dürfen.

Von zarten Gemüsen und von andern für sie bestimmten feinen Speisen ist den Dienst- und Wärtersleuten, denen eine derbere Kost besser zusagt, nichts zu verabreichen.

Sie hat demnach, nach Anordnung der Oekonomin, bestimmt zweierlei Speisen zu bereiten.

a. Derbe, eine starke Verdauung erfordernde;

b. zarte, auch von Schwachen leicht verdauliche.

Auf die oben — s. Seite 209 — festgesetzten Stunden, an welchen die verschiedenen Mahlzeiten des Tages Statt finden, wird streng gehalten, und hat sich die Köchin genau darnach zu richten.

Unordnungen zu vermeiden, sollen die zum Holen des Essens abgeschickten Wärters- und Dienstleute nicht in die Küche selbst gehen, sondern es im Raume vor derselben in Empfang nehmen; sie sollen daselbst nicht länger verweilen, als nöthig ist, und sich aller unnützen Reden enthalten.

Die Köchin hat über das regelmässige Melken der Kühe, welches vom Hausmädchen besorgt wird, zu wachen, und die Milch in Empfang zu nehmen.

u. s. w. u. s. w. u. s. w.

B. Von den Verbindlichkeiten gegen die Köchin.

Die Köchin hat freie Station nnd empfängt einen ihren Leistungen angemessenen Jahreslohn, so wie ein demselben entsprechendes Weihnachtsgeschenk.

Sie bewohnt mit den Hausmädchen ein besonderes Zimmer, hat ihre bestimmten Freitage an Sonn-, Fest- und Wochentagen.

u. s. w. u. s. w. u. s. w.

---

4. *Anweisung für das Hausmädchen.*

Sie hat nach Anweisung der Oekonomin für Reinhaltung und Ordnung in den von Pfleglingen nicht bewohnten Räumen zu sorgen.

Ihr liegt die Reinigung der Leib-, Bett- und Tischwäsche ob.

Sie hat die Kühe zu melken.

u. s. w. u. s. w. u. s. w.

---

5. *Anweisung für den Thürhüter — Portier —.*

---

6. *Anweisung für den Hausknecht.*

Der Hausknecht hat für Reinlichkeit und Ordnung im Hofe, vor und in dem Hause, in den Ställen und in allen zu dem Hofe gehörigen Räumen zu sorgen.

Das Holz hat er mit denjenigen Pfleglingen zu sägen und zu spalten, welchen es ärztlich angeordnet worden ist; er führt während dessen, wenn es unzurechnungsfähige sind, in Verbindung mit den Wärtern Aufsicht über sie.

Er sorgt für regelmässiges Füttern der Kühe, so wie des übrigen Hausviehes und lässt sich dabei nach Anweisung von Pfleglingen unterstützen.

Sein Dienst unterscheidet sich demnach von dem Dienste eines gewöhnlichen Hausknechtes dadurch, dass er ausser den gewöhnlichen Arbeiten eines solchen auch mit Kranken umzugehen verstehen muss.

u. s. w. u. s. w. u. s. w.

---

7. *Für den Gärtner.*

A. Von den Verpflichtungen desselben im Allgemeinen und Besonderen.

Der Gärtner hat nicht bloss die Gemüse-, Obst- und Blumengärten, sondern auch das Feld und die Wiesen unter sich, und dafür zu sorgen, dass Alles in guter Ordnung erhalten und zur gehörigen Zeit bestellt werde. Ausserdem hat er auch die Ufer des Flusses — Pankow —, so wie die Umzäunung des ganzen Grundstücks in gutem Stande zu halten.

Er hat für die sorgfältige Verschliessung aller zu den Gärten gehörigen Thüren zu sorgen.

Er darf ohne besondere Erlaubniss seinen Garten für längere Zeit nicht verlassen.

An Sonn- und Festtagen dürfen nur Notharbeiten in demselben verrichtet werden.

Da die Verhältnisse im *Hygiocomium* auch an Sonn- und Festtagen gehörige Aufsicht in den Gärten nöthig machen; so muss der Gärtner, wenn er an diesen Tagen ausgeht, seine Stelle durch den Gärtnergehülfen oder durch den Hausknecht vertreten lassen; er muss, wie alle übrigen Dienst- und Wärtersleute, vor 10 Uhr Abends wieder zu Hause seyn und hat in dieser, wie in jeder andern Beziehung, denselben mit einem guten Beispiele vorzuleuchten.

Er ist verpflichtet, den Kranken, welchen ärztlich Gartenarbeiten aufgegeben sind, an die Hand zu gehen und die dazu etwa nöthige Anweisung zu geben. Er sorgt dafür, dass sie die Beete ihrer Abtheilungen ordentlich und im Einklange mit dem Ganzen nach einem bestimmten Plane anlegen.

Er wacht darüber, dass sich die Pfleglinge und andere Personen nur in den ihnen angewiesenen Abtheilungen aufhalten und ergehen.

Er gestattet nur denen den Aufenthalt in den Gärten, die dazu berechtiget sind.

Er hält mit aller Strenge darauf, dass die Singvögel nicht verscheucht und besonders nicht beim Brüten gestört werden. So hat er sich auch der Bienenzucht anzunehmen.

Er hält die Wege rein und hindert das Betreten des bebauten Landes, der Beete, der Wiesen u. s. w., um Obst und Blumen zu pflücken oder wohl gar Bäume, Sträucher und andere Gewächse zu beschädigen.

Er hat dafür zu sorgen, dass alle Sorten von Gewächsen, Bäumen, Sträuchern u. s. w., welche zur regelmässigen Bebauung und Unterhaltung der Gärten nöthig sind, in denselben angepflanzt und gezogen werden.

Wenn gleich die Blumenzucht nicht zu vernachlässigen ist, so bleibt der Hauptbau doch der des Obstes, des Weines und der Gemüse.

Beim Ackern der Felder hat er darauf zu sehen, dass die Obstbäume nicht beschädiget werden.

Sollen Schafe und anderes Vieh auf den Wiesen der Gärten weiden; so hat er Sorge zu tragen, dass solches ohne Nachtheil für den Baum-, Wein-, Gemüse-, Blumen- u. s. w. Bau geschehe.

Die ihm laut Verzeichnisses übergebenen Gartengeräthschaften, Gartenstühle, Gartentische, so wie das Handwerkszeug der Schnitzkammer hält er in guter Ordnung; er sorgt für Ergänzung des unbrauchbar Gewordenen und übergiebt Alles bei seinem etwa eintretenden Abgange dem Director oder seinem Stellvertreter.

u. s. w. u. s. w. u. s. w.

B. Von den Verbindlichkeiten gegen den Gärtner.

Der Gärtner erhält einen seinen Leistungen angemessenen Monatslohn, bis auf Brod, Butter, Bier u. s. w., wofür er selbst zu sorgen hat, die Kost, Wohnung; von jedem Thaler des baaren Ertrags aus dem Garten 4 Sgr., von der Tag- und Nachtgleiche des Frühjahrs bis zu der des Herbstes eine von seinem Fleisse, von seiner Ordnung und von seiner Treue abhängige Zulage.

In den Wintermonaten erhält er ein Drittel des bedungenen Lohnes weniger, welches er in den Sommermonaten, ausser der ihm eben zugesicherten Zulage, wieder erhält.

u. s. w. u. s. w. u. s. w.

---

8. *Anweisung für den Gärtnergehülfen und für andere Gartenarbeitsleute.*

Alle diese Arbeitsleute sind zunächst dem Gärtner untergeordnet.

Sie haben sich nicht mit Pfleglingen in Unterredungen einzulassen und ihnen auch keine anderen Dienste zu leisten, als die, zu welchen sie von den dazu Berechtigten veranlasst worden sind.

u. s. w. u. s. w. u. s. w.

Allgemeine Instruction für alle bei der Medicinal-Verwaltung angestellte Personen.

Die Bemerkungen, welche oben — s. S. 222 — als vom Allgemeinen der Instruction für die bei der Oekonomie-Verwaltung Thätigen die Rede war, gemacht worden sind, müssen hier wiederholt werden. Denn wie nothwendig auch zum Gedeihen einer wahren Gesundheitspflege den bei der Medicinal-Verwaltung Angestellten allgemeine und besondere wohl überdachte Geschäftsanweisungen seyn mögen, so werden doch auch hier Meinungsverschiedenheiten und auf denselben beruhende Abweichungen in der Anordnung und Einrichtung vorkommen. Doch giebt es auch hier

Allgemeingültiges, welches ohne Nachtheil für die Vollständigkeit dieser Beschreibung des *Hygiocomium* nicht ganz übergangen werden kann. Und desshalb soll denn auch Einiges aus den allgemeinen und besonderen Instructionen für die bei der Medicinal-Verwaltung des Gesundheits-Instituts thätigen Personen hier angeführt werden. Möge, wem es nicht genügt, Besseres zu leisten dadurch veranlasst werden.

Wie die bei der Oekonomie-Verwaltung Thätigen in ihrem Bereiche selbstständig und von den bei der Medicinal-Verwaltung Angestellten keineswegs abhängig sind; so stehen auch diese zu jenen nicht in einem unter-, sondern in einem neben geordneten Verhältnisse, so sind auch sie in ihrem Bereiche selbstständig.

Als an einem Werke neben einander Arbeitende bieten sie sich gegenseitig freundlich die Hände. Jeder Einzelne giebt in christlicher Selbstverleugnung seine Ansprüche auf, sobald es dem Gelingen der Hauptaufgabe: heilende Pflege des Gesunden im Kranken der vier Lebens- und Leibeskreise, gilt! Was sollte man auch wohl von Beamten und Dienern eines solchen Instituts halten, die, ehe sie die angelobte Pflicht erfüllen möchten, erst den eignen Vortheil wahrnehmen, der eigenen Bequemlichkeit fröhnen wollten ! ! !

Wenn solche selbstsüchtige Miethlinge ihre Stellung schon bei der Oekonomie-Verwaltung für die Dauer kaum behaupten können; so würden sie gewiss noch viel weniger da bestehen, wo es sich um unmittelbare heilende Pflege des Gesunden im Kranken der vier Kreise der Leiblichkeit handelt. Gewiss würde der im *Sanctuarium* des *Hygiocomium* waltende Geist, — s. oben Seite 188—190 — der ein Geist der in der heiligen Schrift — s. 1 Corinther 13 — beschriebenen Liebe ist, solche Treulose zu entfernen und ihre Stelle durch Würdigere zu ersetzen wissen.

Genug, auch hier und vorzüglich hier, wo es sich um Allgemeines der Geschäftsanweisung für die Beamten und Dienstleute der Medicinal-Verwaltung handelt, steht wieder der allüberstrahlende Diamant in der Perlenschnur christlicher Tugenden: dienende Liebe! oben an.

Haben es nun gleich die bei derselben Angestellten zunächst nur mit der Pflege des Gesunden im Kranken der vier Kreise der Leiblichkeit zu thun; so können sie denn doch ihren wichtigen Verpflichtungen ohne die Beamten und Dienstleute der Oekonomie-Verwaltung, mit welchen zusammen sie ein Ganzes ausmachen, nicht nachkommen.

Bei der Medicinal-Verwaltung thätige Personen dürfen es zu keiner Zeit und in keinem Verhältnisse vergessen, es oft mit eigensinnigen, eigenwilligen Pfleglingen, nicht selten mit unvernünftigen, daher unzurechnungsfähigen Kranken zu thun zu haben, und solchen gegenüber sollen sie unter allen nur denkbaren Umständen als gesunde, vernünftige, in dienender Liebe Thätige erfunden werden.

Diese Weisung ist von grossem Einflusse auf die heilende Pflege des Gesunden im Kranken der vier Lebens- und Leibeskreise. Sie sey ihnen immer gegenwärtige zum Grundsatze gewordene Regel und offenbare sich zu jeder Zeit als ihr innerstes Eigenthum bei ihrem ganzen Thun und Lassen. Nichts kann wohl bei diesen Geschäften störender einwirken, als wenn sich Pflegende oder wohl gar der Arzt selbst durch Eigensinn, durch bösen Willen, durch Unvernunft und durch andere Ausbrüche heftiger Leidenschaften der kranken Pfleglinge aufbringen und zu ähnlichem Feuer entflammen lassen. Wie viel haben sich in dieser Beziehung Wärtersleute, Aufsicht führende Personen, ja sogar die behandelnden Aerzte vorzuwerfen? In solchen Bränden ihrer Leidenschaften vernichten sie bei den Pfleglingen oft in einer Minute, was mühsam in einer langen Zeit errungen, gepflanzet worden war.

Die sämmtlichen bei der Medicinal-Verwaltung thätigen Personen haben sich mit den bei der Oekonomie-Verwaltung angestellten wohl zu verständigen, sobald es sich darum handelt, Pfleglingen hygiocomischen Theil an ökonomischen Geschäften — s. oben S. 207. 210. 213. — nehmen zu lassen.

Die Wärtersleute, ja selbst auch die Aufsicht führenden Personen sollen, wenn es dazu beitragen kann, bei den ihrer Pflege Anvertrauten Lust und Liebe zu solchen Geschäften zu erwecken, selbst an denselben Theil nehmen, und ihnen so den Wahn zu benehmen suchen, Arbeit entehre, sey nicht für so vornehme Personen u. s. w. Die bei der Oekonomie-Verwaltung Angestellten werden darin ihren Instructionen gemäss — s. Seite 224 — gern entgegen kommen. Doch sollen jene in den Schranken der Bescheidenheit bleiben und auf keine Weise zu weit greifen; sie sollen in keinem Falle eigenmächtig handeln, sondern nur vollziehen, was ihnen aufgegeben worden ist und sich auch nur da aufhalten, wohin sie von hygiocomischen Geschäften gerufen werden.

Entstehen in diesen Berührungen der bei den beiden Verwaltungen thätigen Personen Misshelligkeiten, oder wohl gar unangenehme Reibungen; so sollen die Besseren des Friedens und der Ordnung wegen indess klüglich nachgeben, die Sache aber sofort ihren nächsten Vorgesetzten zur Entscheidung vortragen, die sie, wenn sie nicht alsobald beseitiget werden kann, in der nächsten Conferenz zur Sprache zu bringen haben.

Besondere Instruction für jede einzelne bei der Medicinal-Verwaltung thätige Person.

1. *Für den Assistenzarzt.*

A. Von den Verpflichtungen des Assistenzarztes.

a. Im Allgemeinen.

b. Im Besonderen.

B. Von den Verbindlichkeiten gegen den Assistenzarzt.

A. Von den Verpflichtungen des Assistenzarztes.

a. Im Allgemeinen.

Der Assistenzarzt vertritt in Abwesenheit des Directors die Stelle desselben als Arzt; seine Aufmerksamkeit und Sorge ist demnach zunächst nur den kranken Pfleglingen des *Hygiocomium* gewidmet.

Er hält mit christlicher Gewissenhaftigkeit und Strenge darauf, dass alle auf sie zielende Anordnungen genau befolgt werden.

Als stellvertretender Arzt ist er, wenn der Director nicht gegenwärtig, d. i. nicht im Institute ist, durchaus selbstständig und alle in demselben thätige Personen haben ihm, als solchem, unbedingte Folge zu leisten. Seine in dieser Eigenschaft gemachten Anordnungen sind als vom Director selbst ausgehende anzusehen.

Nur einem vom Director selbst berufenen Stellvertreter würde er auch als Arzt untergeordnet seyn.

Wenn sich schon alle übrigen Beamten und Diener des Instituts bemühen, die gemachten Anordnungen aufrecht zu erhalten; so hat doch ganz besonders er als Stellvertreter des Directors mit einem guten Beispiele vorzuleuchten.

Gleich allen im Institute Angestellten verpflichtet sich auch der Assistenzarzt feierlichst, von dem sich in demselben Ereignenden weder den Seinigen, noch sonst Jemanden, wer es auch sey, etwas zu hinterbringen; sondern alles in demselben Erlebte als Familien-Geheimnisse heilig zu halten und still bei sich zu bewahren. — S. oben S. 203. 204. —

Bei den häuslichen Sonntagsandachten ist seine Gegenwart in allen Hinsichten sehr nöthig; er wolle daher seine Geschäfte so einrichten, dass er in denselben wo möglich nicht fehle.

Sein Betragen gegen die sämmtlichen Bewohner des Instituts sey gemessen und vorsichtig. Er sey gegen Alle freundlich und aufrichtig wohlwollend; lasse sich aber mit Niemanden in Vertraulichkeiten ein. Sein Ansehen als Arzt und als Mensch suche er auf jede rechtliche Weise zu begründen und zu behaupten. In seinem Benehmen bleibe er sich immer gleich. Er hüte sich, mit sich selbst in Widerspruch zu gerathen. Niemand übertreffe ihn an christlicher Gewissenhaftigkeit und Strenge der Pflichterfüllung.

Er habe nicht nur auf die kranken Pfleglinge selbst, sondern auch auf Alles, was mit denselben in Beziehung steht, immer wache Augen, und wenn es sich schon Alle angelegen seyn lassen, für die genaue Befolgung der festgesetzten Hausordnung zu sorgen, so liegt ihm als Stellvertreter des Directors doch diese Sorge ganz besonders ob. Seine Wohnung im *Psycho-haematocomium* muss desshalb eine solche Lage haben, dass er nicht nur dieses, sondern auch das *Psycho-*, besonders aber das *Sarcocomium* leicht überblicken kann.

Der Assistenzarzt hat die Apotheke zu verwalten und die verordneten Medicamente aus derselben zu entnehmen. Er reicht sie in einzelnen Fällen den Kranken selbst; gewöhnlich übergiebt er sie der Oberaufsicht führenden Person, die dafür sorgt, dass sie die kranken Pfleglinge nach Vorschrift einnehmen.

Aerzten und anderen fremden Personen kann er das Institut nur mit Vorwissen des Directors zeigen.

Der Assistenzarzt wacht ins Besondere darüber, dass die beiden oben — s. Seite 202 — angegebenen Hauptbedingungen, unter welchen Beamte, Wärters- und Dienstleute im *Hygiocomium* angestellt worden sind, genau beobachtet werden; jede, auch die geringste ihm zur Kenntniss gekommene Verletzung derselben hat er sofort dem Director anzuzeigen.

u. s. w. u. s. w. u. s. w.

b. Im Besonderen.

α. Gegen den Director und seinen Stellvertreter.

Der Assistenzarzt ist verbunden, den Anordnungen des Directors und der ihn vertretenden Person gewissenhaft nachzukommen, und auch sonst bei allen seinen Handlnngen das Wohl des Institutes zu gewahren. Er verpflichtet sich dazu feierlichst vor Gott, dem Allwissenden, und gelobt solches dem Director an Eides Statt mit einem ehrlichen Handschlage.

Er kann demnach keine der Anordnungen, ohne vorher desshalb mit dem Director oder seinem Stellvertreter Rücksprache genommen zu haben, umgehen.

In den wöchentlich wenigstens ein Mal Statt findenden Conferenzen hat er das Protocoll zu führen. Das Protocoll der letzten Conferenz hat er in der folgenden vorzulesen — s. o. S. 205 —.

Er hat dem Director täglich des Morgens einen mündlichen Bericht über die Pfleglinge und über das, was sich etwa sonst noch die Nacht über im Institute zugetragen hat, zu erstatten. Nur dringende, dem Director sofort schriftlich anzuzeigende Umstände können ihn von dieser Verpflichtung entbinden. In diesen schriftlichen Anzeigen berichtet er zugleich ganz kurz dasjenige, was keinen Verzug gestattet.

Alle Personen, Pfleglinge, Wärtersleute, Dienstleute u. s. w., die in das Institut eintreten, um da zu wohnen, zeigt er nach Vorschrift in den nächsten 24 Stunden dem Polizei-Commissarius des Reviers an, und eben so setzt er denselben binnen einer gleichen Frist davon in Kenntniss, wenn jemand dasselbe verlassen hat. Die für den Unterlassungsfall angeordneten polizeilichen Strafen hat er zu tragen.

Die ihm laut Verzeichnisses übergebenen Gegenstände hat er in gutem Zustande zu erhalten und in demselben bei seinem Abgange zu überliefern.

u. s. w. u. s. w. u. s. w.

β. Gegen die Pfleglinge.

Der Assistenzarzt besucht die kranken Pfleglinge allein, oder in Gesellschaft des dirigirenden Arztes des Tages regelmässig zwei Mal, und zwar das erste Mal des Morgens zwischen 8—9 Uhr, des Abends zwischen 7—8 Uhr, leistet denselben aber ausserdem zu jeder Zeit, so oft es nöthig erscheint, seinen ärztlichen Beistand.

Er wacht gewissenhaft darüber, dass die Pfleglinge unter allen Verhältnissen, selbst dann, wenn bei unzurechnungsfähigen ein strenges Verfahren eintreten muss, immer liebreich und mit der nöthigen Schonung behandelt werden. Er vergegenwärtige es sich und Andern ununterbrochen, dass die Augen Gottes ganz besonders auf seine Elenden, Armen und Kranken gerichtet sind.

Gar nicht selten geschieht es, dass ungebildete, d. i. unchristliche Menschen die Ausbrüche von Unvernunft unzurechnungsfähiger Geistesseelenkranker als absichtlich gegen sie gerichtete Beleidigungen betrachten und sich dadurch zum ungerechtesten Zorn anregen lassen.

Niemand ist in solchen Fällen geeigneter, die nöthige Aufklärung zu geben, Irrende von ihren Fehlern zu überführen und das Amt eines Vermittlers auszuüben, als der Arzt.

Ohne besondere schriftliche oder mündliche Anweisung des Directors oder seines Stellvertreters gestattet er den Zutritt zu den Pfleglingen, besonders zu den unzurechnungsfähigen Seelengeisteskranken Niemanden, weder Angehörigen noch Freunden und Bekannten derselben.

Aus dem verweigerten Zutritte zu denselben hervorgehende Unannehmlichkeiten treffen nicht den Assistenzarzt, sondern den Director.

Er wacht mit der Oberaufsicht führenden Person darüber, dass die unzurechnungsfähigen Seelengeisteskranken ohne besondere Erlaubniss kein Geld führen.

Der Assistenzarzt isst zwar in der Regel nicht am Tische der Pfleglinge; doch können besondere Umstände eintreten, die dieses nöthig machen, so z. B. wenn die Oberaufsicht führende Person verhindert seyn sollte, dabei zu seyn u. s. w.

Jedenfalls hält er auf gute Beschaffenheit der ärztlich bestimmten Speisen; sorgt, dass sie zur gehörigen Zeit angerichtet und den Kranken pünktlich gereicht werden, und hindert das Essen ausser der Zeit, zu welchem die Kranken nicht selten durch die eigenen Verwandten vermittelst der Wärtersleute und dadurch, dass man übrig gebliebene Speisen in Oefen, Tischkasten oder sonst wohin versteckt, zum grössten Nachtheile des Heilgeschäfts verführt werden. Er hält desshalb auch darauf, dass von Verwandten und Freunden der Pfleglinge denselben zugeschickte oder mitgebrachte Nahrungsmittel jederzeit an die Oberaufsicht führende oder der Oekonomie vorstehende Person abgegeben werden, damit auch diese nicht ausser, sondern zur gehörigen Zeit genossen werden.

Er sucht zu verhindern, dass die Wärtersleute begierigen, immer hungrigen Kranken nicht heimlich

Esswaaren zustecken, in der Absicht, sie sich geneigt zu machen.

Der Assistenzarzt bestimmt, ob Kranke das Bett oder das Zimmer hüten müssen, also nicht ausgehen und auch nicht im Speisesaale zum Essen erscheinen können.

Er führt über die Pfleglinge des Institutes medicinische Tagebücher, in welche täglich die wichtigsten Symptome der Krankheiten und auch die ärztlichen Verordnungen sorgsam eingetragen werden. Diese Tagebücher werden in den wöchentlichen Conferenzen vorgelegt, von Zeit zu Zeit an den Director abgegeben und als Familien-Angelegenheiten Anderer geheim gehalten.

Der Assistenzarzt hält die Aufsichtführenden und Wärtersleute an, dass sie die Fenster in den Wohnungen unruhiger oder sich ein Leid anzuthun geneigter Kranker nach Vorschrift verschliessen und öffnen.

Solchen unzurechnungsfähigen Seelengeisteskranken widmet er die genaueste Aufmerksamkeit und empfiehlt sie, wenn sich Verschlimmerungen bei ihnen zeigen, der besonderen Obhut der Wärtersleute und der beaufsichtigenden Personen; nöthigen Falls lässt er sie auch wohl gleich unter seiner besonderen Aufsicht in die für solche Kranke bestimmten, eigens eingerichteten Zimmer des *Sarcocomium* bringen und daselbst sorgsamst hüten.

Der Assistenzarzt hält streng darauf, dass die Wohnungen der Pfleglinge vorschriftsmässig gelüftet und im Winter, ehe sie sich schlafen legen, gehörig abgekühlt werden. Diese haben sich zu dem Ende des Abends in dem besonders dazu eingerichteten Gesellschaftszimmer nach Anweisung aufzuhalten.

u. s. w. u. s. w. u. s. w.

γ. Gegen die Oberaufsicht führende Person — Inspector. Inspectorin —.

Wenn gleich die Oberaufsicht führende Person in ihrem Bereiche selbstständig ist; so hat sie doch in rein ärztlichen Angelegenheiten den Anordnungen des Assistenzarztes eben so, wie denen des Directors selbst, dessen Stelle er zu vertreten, dessen Anordnungen er ausführen, kurz nach dessen Ansichten er sich zu richten hat, genau Folge zu leisten.

Der Assistenzarzt hat sie daher darüber zu belehren, sich aber wohl zu hüten, dass dabei weder Spannungen, noch Vertraulichkeiten in den gegenseitigen Verhältnissen entstehen.

In ungewöhnlichen, die Pfleglinge oder auch das Institut überhaupt betreffenden Angelegenheiten hat er sich, wenn der Director oder die ihn vertretende Person nicht zugegen ist, mit ihr zu berathen.

Der Assistenzarzt hat darauf zu halten, dass die Oberaufsicht führende Person, wenn sie das Institut zu verlassen beabsichtiget, wovon sie ihn jederzeit in Kenntniss setzt, pünktlich die Zeit halte, die sie für ihr Weggehen und für ihr Wiederkommen angegeben hat.

Er hat aber auch zu wachen, dass dieselbe nicht minder allen ihren übrigen Obliegenheiten treulichst nachkomme, und ist verpflichtet, ihre Fahrlässigkeiten und Vergehen gegen die bestehende Ordnung, welche sie auf seine wiederholten Vorstellungen nicht verbessert, in den wöchentlichen Conferenzen öffentlich in ihrem Beiseyn zur Sprache zu bringen.

Er übergiebt ihr die zubereiteten Medicamente, wenn es nicht nöthig erscheint, sie den kranken Pfleglingen selbst darzureichen, und hält sie an, sie solchen nicht in die Hände zu geben, von welchen man vermuthen kann, dass sie nicht ordentlich damit verfahren dürften.

u. s. w. u. s. w. u. s. w.

δ. Gegen die der Oekonomie vorstehende Person — Oekonom. Oekonomin —.

In sofern sich die Oekonomie-Verwaltung auf die ärztliche Behandlung der Pfleglinge erstreckt, ist der Assistenzarzt verpflichtet, die derselben vorstehende Person auf Alles aufmerksam zu machen, was den medicinischen Zwecken förderlich seyn, oder sie auf irgend eine Weise hindern kann; auch dieselbe, wenn sie sich hier und da in der Erfüllung ihrer Pflichten fahrlässig zeigen sollte, zur Treue zu ermuntern.

Er hat dieselbe über den Character und die Eigenthümlichkeiten der an ökonomischen Geschäften Antheil nehmenden Pfleglinge zu belehren und ihr jede gewünschte, das Wohl derselben bezweckende Auskunft zu geben, wenn darüber nicht schon die nöthige Aufklärung in der Conferenz ertheilt worden seyn sollte.

Entsprechen die oben — s. S. 211. 212 — im Allgemeinen bezeichneten Speisen und Getränke der Qualität und Quantität nach nicht den ärztlichen Anforderungen, so hat er sofort mit ihr Rücksprache darüber zu nehmen und auf Abstellung des Fehlerhaften zu dringen.

So hat er sich auch, wenn es an Ordnung und Reinlichkeit im Hause, im Hofe und in den Gärten fehlt, nicht allein an die Oberaufsicht führende, sondern auch geradezu an die der Oekonomie-Verwaltung vorstehende Person zu wenden, und sie zu veranlassen, dass die ihr Untergebenen ihre Schuldigkeit thun. Bleiben seine freundlich und auch seine ernst wiederholten Vorstellungen unbeachtet, so ist der Gegenstand derselben in den wöchentlichen Conferenzen zur Sprache zu bringen.

In diesen, so wie in allen andern Beziehungen erweise er sich als ein christlich kluger und gebildeter Mann, der es zu keiner Zeit vergessen wolle, dass von seinem Vernehmen mit der der Oekonomie-Verwaltung vorstehenden Person grossen Theils der gedeihliche Fortgang des Ganzen abhängt. — Er gebe, wenn sich's um das Wohl des Einzelnen und des Ganzen handelt, eben so wenig nach, als er sich in dem, was seine eigene Person angeht, nachsichtig zeigen wolle.

u. s. w. u. s. w. u. s. w.

ε. Gegen den Rechnungsführer.

Der Assistenzarzt steht mit demselben nur in sofern in Beziehungen, als er etwa im Rechnen und Schreiben Unterricht ertheilt und es ihm übertragen würde, Pfleglinge in diesen Gegenständen zu unterrichten. Er würde ihm in diesem Falle leitend an die

Hand gehen, ihn mit den Eigenthümlichkeiten der zu Unterrichtenden bekannt machen u. s. w.

Ausser den allgemeinen Verpflichtungen, die er gegen ihn als Mitarbeiter an einem Werke hat, hat er ihm auch am Ende eines jeden Monats eine Berechnung der Pfleglingen abgereichten Medicamente einzuhändigen.

u. s. w. u. s. w. u. s. w.

ζ. Gegen die Wärtersleute.

In seinem Verhalten gegen die Wärtersleute sey er sehr vorsichtig und gemessen. Freundlichkeit und Ernst, so wie Strenge in der eigenen Pflichterfüllung begründen denselben gegenüber die Achtung und das bescheidene Ansehen, welches zur Aufrechthaltung der Ordnung in den einzelnen Abtheilungen des Institutes unumgänglich nöthig sind. Er benehme sich so, dass man ihn nicht aus Furcht bloss ehre, sondern aus Achtung liebe und fürchte.

Er halte sie in ununterbrochener strenger Aufsicht; rüge ernst jede bemerkte Nachlässigkeit, Unordnung und Regelwidrigkeit; drohe, wenn wiederholte Ermahnung fruchtlos bleibt, mit der Nothwendigkeit, dem Director Anzeige machen zu müssen, und mache diese endlich wirklich.

Wenn gleich schon oben — s. S. 240 — im Allgemeinen bemerkt worden ist, dass der Assistenzarzt auf Enthaltung von allen alkohol-gifthaltigen Getränken und Speisen zu dringen hat; so soll er doch ganz besonders auf die Wärtersleute sehen, dass sie, ihrer heiligen Verpflichtung eingedenk, dergleichen nie geniessen. Es wird ihm zur besonderen Pflicht gemacht, den Director von jeder Uebertretung dieses freiwillig anerkannten Gesetzes sofort in Kenntniss zu setzen. Nachsicht in dieser Angelegenheit stellt sich von selbst als strafbare Pflichtverletzung dar.

Von den Verhandlungen über die einzelnen Pfleglinge theilt er den Wärtersleuten nur das mit, was ihnen als solchen wirklich zu wissen nöthig ist.

Er erinnere sie oft, die Pfleglinge, besonders die unzurechnungsfähigen, jederzeit, auch in ihren Aufregungen, liebreich und mit Geduld zu behandeln.

Er sey, wenn die Anlegung der engen Weste nöthig ist, wo möglich immer zugegen und halte die Oberaufsichtführenden an, seine Stelle zu vertreten, wenn er bei einer solchen Gelegenheit nicht im Institute seyn sollte.

u. s. w. u. s. w. u. s. w.

η. Gegen die Dienstleute.

Der Assistenzarzt sey, wie gegen alle Bewohner des Institutes, so auch gegen die Dienstleute desselben: gegen den Gärtner, gegen den Hausknecht, gegen die Köchin u. s. w., freundlich, ohne sich mit denselben in irgend einer Art so zu stellen, dass er ihnen verbindlich wird. In besondere Beziehungen tritt er zu ihnen nur auf Anordnung des Directors oder seines Stellvertreters.

Kommen indess so ungewöhnliche Fälle vor, dass man ausser den Wärtersleuten noch andere Hülfe nöthig hat; so sind die Dienstleute verpflichtet, den Anordnungen des Assistenzarztes sofort Folge zu leisten und unterdessen ihre gewöhnlichen Geschäfte liegen zu lassen. Doch lasse er auch ja nur im wirklichen Nothfalle diese Ausnahme eintreten.

u. s. w. u. s. w. u. s. w.

B. Von den Verbindlichkeiten gegen den Assistenzarzt.

Der Assistenzarzt hat, bis auf Reinigung der Wäsche, Trank, Stubengeräthe, Essbesteck und Tischwäsche, Alles frei, — d. i. eine angemessene Wohnung, sein erstes und zweites Frühstück, sein Mittagsessen, sein Vesperbrod, sein Abendessen, das Essgeschirr dazu, Heizung und Licht, — und empfängt ausserdem ein seinen Leistungen entsprechendes Honorar. Hierzu kommt auch noch ein Stückchen Land im Garten zur eignen Benutzung.

Seine Wohnung und seine Kleider werden, nach näherer Bestimmung, von einem der Wärters- oder Dienstleute des Hauses gereiniget.

Ungewöhnliche Dienstleistungen bei den Pfleglingen, als: das Legen von Leinseilen und sogenannten Fontanellen, so wie das Verbinden derselben in den ersten Tagen, Aderlässe, noch mehr aber andere wichtigere chirurgische Operationen, werden nach der bestehenden Taxe besonders honorirt.

So wird auch, wenn der Fall vorkommen sollte, dass er Pfleglingen in irgend einem Gegenstande: etwa in der Botanik, in der Chemie, in der Naturgeschichte u. s. w. Unterricht ertheilt, dafür ein besonderes Honorar entrichtet.

Wenn gleich derselbe von den Pfleglingen für gewöhnliche ärztliche Dienstleistungen kein Honorar zu fordern hat; so ist es ihm doch gestattet, ein solches anzunehmen, wenn es ihm von denselben oder von den Angehörigen derselben angeboten wird. Doch hat er den Director immer davon in Kenntniss zu setzen und heimlich weder von einem Kranken, noch von einem Verwandten und Bekannten derselben etwas anzunehmen.

Für die Mitbesorgung der ärztlichen Geschäfte bei sogenannten im *Hygiocomium*-Garten zu brauchenden Mineralwasser-Curen erhält er ein seinen Bemühungen angemessenes Honorar. Von den dieselben gebrauchenden Kranken selbst, so wie von anderen Kranken, die er etwa im Auftrage des dirigirenden Arztes ausserhalb des Institutes besucht, hat er in keinem Falle irgend ein Honorar zu fordern.

Der Lösung des Verhältnisses des Assistenzarztes zum *Hygiocomium* und zum Director desselben geht jedenfalls eine sechswöchentliche Kündigung vorher.

Bei schweren Pflichtverletzungen kann jedoch dieselbe, so wie die Entlassung aus dem Institute ohne alle Ansprüche auf Honorar, Kost oder auf irgend eine andere Vergütigung jeden Tag erfolgen.

u. s. w. u. s. w. u. s. w.

Herr N. N. erklärt sich mit dem Inhalte der vorstehenden vom Director unterzeichneten Instruction vollkommen einverstanden und übernimmt demgemäss die Stelle eines Assistenzarztes im *Hygiocomium*, welches er auf einer Abschrift derselben durch seines Namens Unterschrift beurkundet.

Hygiocomium bei Berlin

u. s. w.

---

2. *Für die Oberaufsichtführende Person — Inspector. Inspectorin —.*

A. Von den Verpflichtungen derselben.

a. Im Allgemeinen.

b. Im Besonderen.

B. Von den Verbindlichkeiten gegen dieselbe.

A. Von den Verpflichtungen der Oberaufsicht führenden Person.

a. Im Allgemeinen.

Das Amt der Oberaufsicht führenden Person besteht in sorgsamer Pflege und Beaufsichtigung der dem *Hygiocomium* anvertrauten Pfleglinge. Sie ist also zunächst nur für dieselben da. In ihrem Bereiche ist sie selbstständig — s. oben S. 245 —.

Das sämmtliche die Kranken bedienende und pflegende Personal ist derselben untergeordnet und hat ihr in Allem unbedingte Folge zu leisten.

Wenn gleich die Oberaufsicht führende Person sich vorzugsweise mit den in der Genesung begriffenen, ganz besonders aber mit den wirklich schon genesenen, nur der Stärkung noch bedürftigen Pfleglingen zu beschäftigen hat; so hat sie ihre Aufmerksamkeit doch auch anderen, welche der directen Einwirkung durch das Wort noch widerstehen, oder welche dafür noch gar nicht empfänglich sind, nicht minder treulich zuzuwenden, sie keineswegs aus den Augen zu verlieren und bloss den Wärtersleuten zu überlassen.

Sie widmet Allen: den kranken, den genesenden und den genesenen noch schwachen Pfleglingen unausgesetzt liebende älterliche Fürsorge und Theilnahme. Wie eine Mutter für ihre Kinder sorgt, so sorgt sie für die dem *Hygiocomium* anvertrauten kranken und schwachen Personen. Die höhere, zu einem solchen Amte nöthige Liebe wolle sie sich von dem schenken lassen, der der Inbegriff aller wahren Liebe ist.

Zu keiner Stunde des Tages oder der Nacht soll man in ihrem Bereiche vor ihren sorgsam wachenden und beaufsichtigenden Blicken sicher zu seyn wähnen.

Sie hat die ihr untergeordneten Personen zu einem stillen, sittsamen Betragen anzuhalten, und ganz besonders den bösen Klatschereien, die da am meisten Eingang finden, wo es an gehöriger Aufsicht und nützlicher Beschäftigung mangelt, mit aller Strenge zu steuern.

Die Oberaufsicht führende Person hat auch für Reinigung der schmutzigen Wäsche der Pfleglinge zu sorgen und sie, wenn sie nicht von den Wäscherinnen des Institutes besorgt wird, der bestimmten Waschfrau zu übergeben und darauf zu halten, dass sie wohl gereiniget und ausgebessert zurückgeliefert werde.

Die Waschfrau hat sich im Institute nicht aufzuhalten, sondern nach Beendigung ihres Geschäfts sofort zu entfernen.

Sie hat Sorge zu tragen, dass alle Räume, in welchen Pfleglinge wohnen, reinlich und ordentlich gehalten werden, und sich über die Art und Weise, dieses zu bewerkstelligen, mit der der Oekonomie vorstehenden Person zu berathen.

Auf die den Wärterslcuten übergebenen Betten, Möbeln, Geräthschaften u. s. w., von welchen sie ebenso wie jene, ein Verzeichniss empfängt, hat sie in sofern zu sehen, dass sie gut gehalten werden und da bleiben, wohin sie gegeben worden sind.

Ist ihr die Bibliothek des Institutes, zu welcher auch die Zeitschriften gehören, übergeben worden; so hat sie dieselbe in bester Ordnung zu halten, und dafür zu sorgen, dass die an Pfleglinge abgegebenen Bücher, Zeitungen und andere Blätter zur festgesetzten Zeit und in gutem Stande wieder zurückgegeben werden.

Die Oberaufsicht führende Person legt sich des Abends nicht eher zu Bett, als bis die Pfleglinge zur Ruhe gebracht und die Lichter ausgelöscht sind. Ausnahmen von dieser Regel können nur in ganz ungewöhnlichen Fällen gestattet werden.

Die Hausordnung, von welcher oben — s. S. 205 bis 222 — einige Theile angeführt worden sind, ist von ihr genau zu berücksichtigen; auch ist sie verbunden, Sorge zu tragen, dass dieselbe pünktlich von allen ihr Untergeordneten befolgt werde.

Sie sorgt dafür, dass nicht nur die Pfleglinge, sondern auch die Wärtersleute immer nützlich beschäftigt sind. Auch hat sie darauf zu sehen, dass diese für sich nur in der ihnen bestimmten Zeit arbeiten; denn die von der Krankenpflege nicht in Anspruch genommene Zeit und Kraft gehören streng genommen dem Institute.

Alle Speisen für die Pfleglinge und für die mit denselben unmittelbar beschäftigten Personen werden in ein besonderes Speisezimmer gebracht.

Pfleglinge, die der Bestimmung des dirigirenden Arztes nach ohne Nachtheil für das Heilgeschäft unter Aufsicht zusammen kommen können, essen Mittags und Abends in diesem Speisezimmer gemeinschaftlich.

Ob männliche und weibliche Pfleglinge an einem Tische speisen können, wird von den besonderen Umständen bestimmt.

Sie hält auf Ordnung und Reinlichkeit in demselben, so wie darauf, dass das Essen zur festgesetzten Zeit aufgetragen werde.

Sie legt den Pfleglingen vor und theilt auch den Wärtersleuten das Essen aus.

So werden nicht nur die Mittagsspeisen, sondern auch das zweite Frühstück und alle übrigen Mahlzeiten im Speisezimmer ausgegeben.

u. s. w. u. s. w. u. s. w.

---

b. Im Besonderen.

α. Gegen den Director und seinen Stellvertreter.

Die Oberaufsicht führende Person ist verpflichtet, den Anordnungen des Directors und seines Stellvertreters gewissenhaft nachzukommen.

Sie kann ohne Vorwissen derselben ihren Posten nicht verlassen.

Sie wacht darüber, dass alle von denselben ausgehenden Verordnungen, sie mögen sich auf sie selbst oder auf wen immer beziehen, gewissenhaft und pünktlich befolgt werden.

u. s. w. u. s. w. u. s. w.

β. Gegen die kranken Pfleglinge.

Die Oberaufsicht führende Person hat, wenn Kranke aufgenommen werden, dieselben selbst, so wie die sämmtlichen für sie mitgebrachten Sachen in Empfang zu nehmen und über diese sogleich ein Verzeichniss aufzunehmen, von welchem den Angehörigen der Kranken eine mit ihrem Namen unterschriebene Abschrift zu überreichen ist. Das ebenfalls von ihr unterzeichnete Original wird dem Director oder seinem Stellvertreter eingehändigt.

Sie hat auch die Effecten der sämmtlichen Kranken in Verwahrung und für dieselben zu haften. Es liegt ihr ob, sie in gutem Stande zu erhalten, reinigen und ausbessern zu lassen u. s. w.

Sie wacht gewissenhaft darüber, dass die Kranken unter allen Verhältnissen, selbst dann, wenn Strenge nöthig seyn sollte, stets liebreich behandelt werden; sie rufe es den ihr Untergeordneten und sich selbst immer ins Gedächtniss zurück, dass die Augen Gottes besonders auf die Elenden, Armen und Kranken sehen.

Leider kömmt es nicht selten vor, dass man die Ausbrüche von Unvernunft der Seelengeisteskranken als Beleidigungen nimmt, und sich dadurch im höchsten Grade aufbringen lässt. In solchen Fällen muss die Inspectorin oder der Inspector eben so, wie der Assistenzarzt, vermittelnd auftreten und den Irrenden von seinem Unrecht zu überzeugen suchen.

In Bezug auf das Zulassen der Angehörigen, Freunde und Bekannten zu Kranken gilt für sie dieselbe Bestimmung, die oben — s. S. 243 — dem Assistenzarzte gegeben worden ist.

Sie wacht darüber, dass die unzurechnungsfähigen Pfleglinge kein Geld führen, und sorgt dafür, dass diejenigen, die Taschengeld erhalten, dasselbe ordentlich verwenden und genau berechnen.

Wenn gleich die Oberaufsicht führende Person ihre eigene Wohnung hat; so schläft sie, falls es die Umstände erfordern, doch nicht in derselben, sondern in der Nähe solcher Pfleglinge, die in der Genesung begriffen oder bereits ganz geheilt sind.

Sie isst entweder zusammen mit den im besonderen Speisezimmer gemeinschaftlich essenden Pfleglingen, oder ebenso wie alle übrigen Wärtersleute, nachdem dieselben fertig sind.

Den durch Krankheit oder irgend einen anderen Umstand zu kommen abgehaltenen Pfleglingen schickt sie das Essen in den Speisesaal.

Sie sieht genau darauf, dass ein jeder Pflegling wirklich das bekommt, was ihm vorgelegt worden ist, und hält auch darauf, dass das Essen warm und in jeder anderen Hinsicht ordentlich servirt werde. Ferner sorgt sie dafür, dass zur festgesetzten Zeit gegessen und dass vom Uebriggebliebenen nichts in Oefen, Tischkasten, oder anders wo aufbewahrt werde. Uebrig gebliebene Speisen sind sofort nach Vorschrift zurückzugeben.

Sie überzeugt sich genau, dass die Pfleglinge nur die ärztlich verordneten Speisen und Getränke erhalten, und richtet sich in Bezug auf die von Verwandten, Freunden und Bekannten mitgebrachten oder geschickten Nahrungsmitteln streng nach der Hausordnung — s. oben S. 217. 243. —.

Sie halte besonders darauf, dass begierigen, immer hungrigen Pfleglingen von den Wärtersleuten nichts heimlich in der Absicht zugesteckt werde, sie sich geneigt zu machen.

Sie führt über jeden Pflegling ein Tagebuch, in welches kurz zwar, aber doch möglichst genau alle ihn betreffende Ereignisse von einigem Belange aufgenommen werden.

Diese Tagebücher hat sie wohl zu verwahren, dass sie von Niemanden, weder von Kranken noch Gesunden, eingesehen werden können, und von Zeit zu Zeit an den Director oder seinen Stellvertreter zu den Personal-Acten abzugeben.

Die Oberaufsicht führende Person hat Sorge zu tragen, dass die Fenster unruhiger, zum Fliehen geneigter unzurechnungsfähiger Pfleglinge nach Vorschrift verschlossen; hingegen wenn sie ihre Wohnungen verlassen, zum Lüften dieser geöffnet werden.

Kein Pflegling darf ohne besondere ärztliche Verordnung im warmen Zimmer schlafen. Da indess die mehrsten derselben nur ein Zimmer bewohnen, in welchem sie auch schlafen; so hat sie im Winter diejenigen, die wohl genug sind, zu veranlassen, die letzten Abendstunden vom gemeinschaftlich eingenommenen Abendbrode ab in einem Zimmer zusammen zu kommen und sich daselbst nach Vorschrift zu beschäftigen; während dieser Zeit sind die Wohnzimmer derselben wohl zu lüften.

Sie hat genau auf den Zustand der Kranken zu achten und dieselben, wenn sie sehr laut zu werden anfangen oder wohl gar in Tobsucht verfallen, besonders genau zu beaufsichtigen, nöthigenfalls auch gleich nach Vorschrift in die für solche bestimmte Zimmer bringen zu lassen.

In den Andachtsstunden sucht sie, gleich dem

Assistenzarzte — s. oben Seite 230. — Ordnung und Stille zu bewahren und entfernt daher unruhig werdende seelengeisteskranke Pfleglinge ohne Aufsehen. Die für Eindrücke solcher Art Empfänglichen fordert sie dagegen zum Kommen in die Erbauungsstunden auf, ohne jedoch irgendwie dringende Ueberredung oder wohl gar Zwang anzuwenden.

u. s. w. u. s. w. u. s. w.

γ. Gegen den Assistenzarzt.

Wenn gleich die Oberaufsicht führende Person in ihrem Bereiche selbstständig ist, — s. o. S. 245. 252. — so hat sie sich doch in Hinsicht auf das rein Aerztliche den Anordnungen des Assistenzarztes zu fügen und sie als vom dirigirenden Arzte ausgehende zu betrachten.

Sie hat ihn von allen an den Pfleglingen beobachteten ungewöhnlichen Erscheinungen sogleich in Kenntniss zu setzen.

Sie empfängt die Medicamente für die Kranken von ihm und wendet sie genau so an, wie er es vorschreibt.

Sie hat ihn in Abwesenheit des Directors und des Stellvertreters desselben an ihren Ausgehtagen davon in Kenntniss zu setzen, wenn sie das Institut zu verlassen gedenkt.

δ. Gegen die der Oekonomie vorstehende Person — Oekonom. Oekonomin —.

Sie hat zuvörderst allen Fleiss anzuwenden, dass die Bestrebungen der der Oekonomie vorstehenden Person für eine regelmässige, friedliche Geschäftigkeit im Hause, im Hofe, in den Gärten und auf dem Felde — s. oben Seite 225. — von ihrer Seite kräftig unterstützt werden.

Sie bemühe sich daher ernstlichst, alles zu vermeiden, was das gute Vernehmen zwischen ihr und derselben stören könnte.

Ihre ihren Wirkungskreis betreffende Bemerkungen und Vorstellungen soll sie nicht in leidenschaftlicher, gehässiger Aufregung, sondern mit bescheidener, ehrender Besonnenheit und Ruhe machen. Reicht diese nicht aus; ist ein eifriges, feuriges Verfolgen des gewollten Rechten nöthig: so sey es nicht Leidenschaft, sondern aus dem heiligen Affecte christlicher Liebe stammende Thätigkeit, die da eifert. Wie man in den Wald ruft, so hallet es wieder.

Sind gleich ihre beiderseitigen Aufgaben sehr verschieden, so arbeiten sie doch an einem Werke, und so kann es auch nicht fehlen, dass sie sich bei der Lösung derselben oft begegnen und berühren, und dass sich ihre eigenthümlichen Wege auf mancherlei Weise durchkreuzen. Schmerzlich werden die Erfahrungen seyn, wenn sie sich dabei nicht vom Geiste christlicher Liebe treiben und zähmen lassen.

Sie bitte bescheiden, ermahne christlich ernst, wo das Recht auf ihrer; erkenne es demüthig an, wenn es auf der anderen Seite ist, und die Berge der Hindernisse werden sich zum ungehinderten Weiterschreiten ebenen.

Sie darf von Möbeln und anderen Effecten, wem sie auch gehören mögen, nichts aus dem Institute bringen lassen, ohne die der Oekonomie vorstehende Person davon in Kenntuiss zu setzen.

u. s. w. u. s. w. u. s. w.

ε. Gegen den Rechnungsführer.

Sie hat dem Rechnungsführer, mit dem sie in keinen näheren Beziehungen steht, am Ende jeden Monats unaufgefordert über alles im Verlauf desselben für Pfleglinge besonders Verausgabte, mit Beifügung der nöthigen Belege, Rechnung zu legen, diesen aber dabei nicht weiter in die Verhältnisse derselben blicken zu lassen, als es eben die Umstände erfordern.

Zum Besorgen besonderer Geschäfte kann sie ihn nur mit Vorwissen des Directors oder des Stellvertreters desselben in Anspruch nehmen.

u. s. w. u. s. w. u. s. w.

ζ. Gegen die Wärtersleute.

Wie der Assistenzarzt — s. oben S. 248. — so sey auch die Oberaufsicht führende Person in ihrem Benehmen gegen die Wärtersleute sehr gemessen und vorsichtig. Auch ihr zur Aufrechthaltung der Ordnung im Institut durchaus nöthiges Ansehen gründe sich denselben gegenüber vor Allem auf Strenge in der eignen Pflichterfüllung.

Mit Ernst und Freundlichkeit halte sie dieselben zur Treue im Dienste, in der Krankenpflege an; rüge unverdrossen jede bei ihnen vorkommende Unordnung und Regelwidrigkeit, und bringe solche, wenn sie nicht abgestellt werden, in den wöchentlichen Conferenzen zur Sprache.

Sie halte bei den ihr untergeordneten Wärtersleuten sorgsamst auf pünctliche Befolgung der den Genuss alkohol-gifthaltiger Dinge betreffenden Verordnung — s. oben S. 202. 203. — und suche sie bei jeder schicklichen Gelegenheit durch Wort und Schrift von der Schädlichkeit derselben zu überzeugen. Nicht minder ernstlich sorge sie bei ihnen für Aufrechthaltung der das Taback-Rauchen angehenden Bestimmung — s. oben S. 205 —.

u. s. w. u. s. w. u. s. w.

η. Gegen die Dienstleute des Institutes.

Mit den Dienstleuten hat zwar die Oberaufsicht führende Person ein friedliches Vernehmen zu unterhalten, ihnen aber in der Regel nichts zu sagen. Nur dann erst, wenn Pfleglinge auf ärztliche Verordnung hin Theil an der Verrichtung ökonomischer Geschäfte nehmen sollen, was aber nur der dirigirende Arzt oder der Stellvertreter desselben zu bestimmen hat, tritt sie in besondere, anordnende Beziehungen zu ihnen.

Sollten jedoch ungewöhnliche Fälle vorkommen, in welchen sie bei unzurechnungsfähigen Pfleglingen ausser den Wärtersleuten noch eines besonderen Beistandes bedarf; so sind die Dienstleute verpflichtet, ihren Anordnungen sofort Folge zu leisten, wenn sie auch vorher vom Director oder vom Stellvertreter desselben keine Anweisung dazu erhalten haben.

B. Von den Verbindlichkeiten gegen die die Oberaufsicht führende Person.

Die Oberaufsicht führende Person erhält ihre besondere Wohnung und hat bis auf Wäsche, Trank, Bett und Stubengeräthe Alles frei. Ausserdem erhält sie einen ihren Leistungen angemessenen Jahresgehalt.

Für besonderen, in irgend einer Wissenschaft oder Kunst Pfleglingen ertheilten Unterricht erhält sie ein besonderes Honorar, bei dessen Bestimmung der Billigkeit gemäss wohl zu beachten ist, dass dieses Stundengeben dem Institute gehörige Zeit in Anspruch nimmt.

Sie hat alle 14 Tage die Nachmittags- und Abendstunden von 3 bis 9 Uhr für sich.

Ausserdem kann sie auch alle Sonn- und Festtage, wenn es der Zustand der Pfleglinge gestattet, allein oder in Gesellschaft des Einen und des Anderen derselben dem öffentlichen Gottesdienst in einer nahe liegenden Kirche beiwohnen. Ueber die Zulässigkeit des Kirchenbesuchs kranker Pfleglinge entscheidet der Director oder der Stellvertreter desselben; in einzelnen Fällen auch wohl der Assistenzarzt.

Der Lösung ihres Verhältnisses zum *Hygiocomium* und zum Director desselben geht jeden Falls eine sechswöchentliche Kündigung vorher.

Bei schweren Pflichtverletzungen kann jedoch dieselbe und die Entlassung aus dem Institute ohnealle Ansprüche auf Gehalt, Kost oder irgend eine andere Entschädigung jeden Tag erfolgen.

Herr, — Frau, Fräulein — N. N. erklärt sich mit dem Inhalte der vorstehenden, — ihm in Abschrift übergebenen, vom Director unterzeichneten — Instruction einverstanden u. s. w. — s. oben S. 251. —.

---

3. *Für Oberwärtersleute. — Oberpfleger. Oberpflegerin —.*

Die dem Inspector oder der Inspectorin unter-, den Wärtersleuten vorgeordneten Oberwärtersleute sind da sehr nöthig, wo schwere Kranke sorgfältige Pflege und Aufsicht erfordern.

Es sind Menschen von bewährter Treue, Klugheit und Fertigkeit in der Krankenpflege, Eigenschaften, die sie sich mit der Zeit im Dienste Leidender angeeignet haben.

Ihr Geschäft besteht nicht im Anordnen und Befehlen, sondern in geschickter, kluger, treuer, kurz liebevoller Ausführung dessen, was angeordnet, befohlen worden ist. Sie legen daher überall zuerst Hand ans Werk, und ermuntern die ihnen Untergeordneten eher durch die That, als durch Worte zur treuen Pflichterfüllung.

Als den Oberaufsicht Führenden zur Seite stehende Personen ergeben sich ihre besonderen Obliegenheiten aus den Verpflichtungen jener von selbst.

Ihr Hauptgeschäft sind immer die ihnen zugetheilten Pfleglinge, denen sie eine um so sorgfältigere Pflege widmen, je kränker sie sind.

Die Stelle der Oberaufsicht Führenden vertretend, schliessen sie sich eng an sie an, achten genau auf Alles, was sich bei den ihnen anvertrauten Pfleglingen ereignet, theilen jenen alles Wichtigere mit, und machen es ihnen so möglich, zu jeder Zeit genaueste Kenntniss vom Befinden eines jeden Einzelnen unter denselben zu haben.

Sie gehen still ihren Weg, enthalten sich streng aller überflüssigen klatschhaften Reden und zähmen durch ihren ehrbaren Wandel den zum Ausschweifen geneigten Sinn der untergeordneten Wärtersleute.

Bei den ihnen anvertrauten Pfleglingen und in den ihnen angewiesenen Räumen halten sie mit der grössten Strenge auf Ordnung und Reinlichkeit und nehmen dabei ganz besonders Feuer und Licht wohl in Acht.

Die Hausordnung haben sie sich wohl einzuprägen und auf genaue Befolgung derselben ihrer Seits streng zu achten.

Sie dürfen in den von Pfleglingen bewohnten Räumen keine Besuche annehmen.

Sie beschäftigen sich, wenn ihnen die Gesundheitspflege Zeit übrig lässt, nach Vorschrift für das Institut oder für sich selbst.

Sie sind bemüht, sich das Vertrauen der ihnen zugewiesenen Pfleglinge zu erwerben und es auf jede rechtliche Weise zu bewahren. Alles dieses dürfte ihnen am sichersten gelingen, wenn sie zu jeder Zeit und unter allen Umständen streng auf liebevolle Behandlung derselben halten.

Es liegt ihnen besonders die Ausführung der das Oeffnen und Verschliessen der Fenster und Thüren betreffenden Anordnung ob — s. S. 258. —.

Die ihnen zur besonderen Pflege Uebergebenen beachten sie in den Andachtsstunden genau und sie bemühen sich, möglichen Störungen vorzubeugen.

In Abwesenheit der Oberaufsicht Führenden wachen sie über die pünctliche Ausführung alles dessen, was ihnen obliegt, z. B. dass die Pfleglinge die ihnen angerichteten Speisen ordentlich, warm und zur gehörigen Zeit bekommen, dass nichts vom Uebriggebliebenen irgendwo ver-, von Verwandten und Freunden ihnen aber nichts heimlich zugesteckt werde; dass sie ohne besondere ärztliche Verordnung nicht in warmen Zimmern schlafen u. s. w.

Gegen den Director und seinen Stellvertreter, gegen den Assistenzarzt, gegen die der Oekonomie-Verwaltung vorstehende Person, gegen den Gärtner, gegen die Dienstleute u. s. w. haben sie sich so zu halten, wie es die Hausordnung mit sich bringt, und wie es in ihrer besonderen Instruction genau fest gesetzt ist.

u. s. w. u. s. w. u. s. w.

Diese Instruction lässt sich auch über die Verbindlichkeiten des Directors gegen die Oberwärtersleute aus.

Ihr Lohn steht in genauem Verhältnisse zu ihren Leistungen u. s. w.

4. *Anweisung für die Wärtersleute. — Pfleger und Pflegerinnen —.*

Die Wärtersleute sind zunächst dem Oberpfleger und der Oberpflegerin, so wie beide der Oberaufsicht führenden Person untergeordnet und haben jenen eben so wie diesen unbedingte Folge zu leisten.

Sie haben sich in allen Hinsichten pünctlich nach der bestehenden Hausordnung zu richten, und vor Allem mit der strengsten Gewissenhaftigkeit das Gelübde — s. oben Seite 202. — der unbedingten Enthaltsamkeit von allen alkohol-gifthaltigen Dingen zu halten.

Ins Besondere haben sie für die Reinlichkeit und Ordnung der ihnen angewiesenen Zimmer und sonstigen Räume Sorge zu tragen und die Reinigung derselben gleich in den ersten Morgenstunden vorzunehmen.

Sie selbst haben immer reinlich und ordentlich gekleidet zu erscheinen.

Von den Mahlzeiten übriggebliebene Speisen und andere Esswaren dürfen sie nicht in Tischkästen oder sonst an anderen den Pfleglingen zugänglichen Orten aufbewahren; der Hausordnung gemäss haben sie Alles in die Küche zurückzugeben.

Die Wärtersleute haben sich gegen Jedermann der grössten Bescheidenheit und Freundlichkeit zu befleissigen.

Sie haben die ihnen anvertrauten Kranken mit gewissenhafter Sorgfalt zu pflegen und ohne Vorwissen der ihnen Vorgeordneten, zunächst der Oberpflege ausübenden Personen nicht allein, ganz besonders aber Unzurechnungsfähige selbst nicht einmal aus den Augen zu lassen.

Es ist den Wärtersleuten nicht erlaubt, ohne Genehmigung des Inspectors oder der Inspectorin irgend Jemanden bei den ihnen überwiesenen Pfleglingen einzulassen.

Sie dürfen dieselben, wenn sie unfolgsam, widerspenstig und bösartig sind, niemals mit Härte behandeln. Beim Anlegen der engen Jacke, welches nur in Gegenwart Vorgeordneter: der Oberpflege ausübenden Personen, der Oberaufsicht Führenden, des Assistenzarztes u. s. w. geschehen darf, muss mit der grössten Schonung verfahren werden; nie sey leidenschaftliche Aufregung, nur dienende, bemitleidende Liebe dabei geschäftig.

Bei den Mahlzeiten haben sie ihre Pfleglinge sorgfältig zu bedienen, und nur dann erst, wenn sie besorgt sind, selbst zu essen.

Die Wärtersleute dürfen ohne Genehmigung der Oberaufsicht Führenden das Institut nicht verlassen.

Sie haben, wenn es der Zustand ihrer Pfleglinge gestattet, alle 14 Tage die Nachmittagsstunden zum Ausgehen und zum Besorgen ihrer eigenen Angelegenheiten frei. Die Zeit des Wiederkommens haben sie pünctlich zu halten.

Ausser einem ihren Leistungen angemessenen Lohn, haben sie freie Kost und freie Wohnung. Sie bringen ihre Betten mit und haben auch für die Reinigung ihrer Wäsche selbst zu sorgen.

Besondere Belohnungen lässt das Directorium des Institutes gern denjenigen Wärtersleuten angedeihen, die von ausgeschiedenen genesenen Pfleglingen das Zeugniss eines liebevollen Benehmens und der Diensttreue erhalten.

u. s. w. u. s. w. u. s. w.

Den Beschluss dieses ersten Bandes von der nach einem tabellarischen Entwurfe bearbeiteten Darstellung eines *Hygiocomium* soll eine Darlegung desjenigen ausmachen, was zur Zeit davon in dem hier vom Verf. errichteten wirklich vorhanden ist; wie es bereits hin und wieder im Vorstehenden angedeutet gefunden wird.

Den dieser Arbeit zum Grunde liegenden tabellarischen Entwurf selbst hier vorher folgen zu lassen, dürfte in mancher Hinsicht zweckmässig seyn.

Zuvörderst gewährt er eine deutliche Uebersicht des Ganzen und der einzelnen Theile eines *Hygiocomium.*

Dann versinnlicht er auch die auf Kenntniss des Wesens und der Natur des Menschen begründete Einrichtung desselben, wie man bald finden kann, wenn man ihn mit den obigen tabellarischen Uebersichten — s. S. 66—73. — vergleicht.

Sie thun dar, dass das *Sanctuarium* des *Hygiocomium* dem vermögenbegabten Wesen des Menschen, das verborgene *Hygiocomium* dem innern d. i. substanzlichen, das offenbare dem äusseren d. i. materlichen Menschen; in jenem das *Pneumatocomium* dem geistlichen, das *Psychocomium* dem seellichen; in diesem das *Haematocomium* dem blutlichen, das *Sarcocomium* dem fleischlichen Kreise der Leiblichkeit entspricht.

Die äussersten Verzweigungen dieser tabellarischen Uebersicht des Institutes für die *Hygiocomie* erweiset sich auch zugleich practisch als eine wahre Einleitung in die so oft bezweifelte Lehre von der specifischen Wirkung der Erregungs-, Belebungs-, Ernährungs- und Heilmittel.

Denn so gewiss die Geschlechtsverschiedenheit ist und so wahr es ist, dass verschiedene Dinge in besonderen Beziehungen zum männlichen, andere in besonderen Beziehungen zum weiblichen Geschlechte stehen; eben so gewiss ist es auch, dass nicht nur jeder Kreis der Leiblichkeit, sondern auch jedes System eines jeden Kreises, jedes Organ eines jeden Systems, und jeder einzelne Theil eines jeden Organes auf eigenthümliche Weise, d. i. specifisch von bestimmten Dingen, Gesundheit bewahrend und heilend, aber auch Gesündheit raubend und krank machend, erregt, belebt und ernährt wird.

Die Geschlechtsverschiedenheit ist daher wirklich ein Finger, welcher denen, die das Rechte in der Medicin suchen, den richtigen Weg zeigt.

Endlich giebt dieser Entwurf auch Auskunft von der besonderen, bei dieser wissenschaftlich-practischen Arbeit befolgten Methode, welche, wie man sie auch aufnehmen möge, ihre Früchte tragen wird.

Die achte Tabelle giebt eine Gesammtübersicht des Ganzen.

Die beiden folgenden Tabellen — d. i. die neunte und die zehnte, — enthalten eine weitere Ausführung der achten.

Achte

Institut für die *Hygiocomie*, d. i. für

Einleitung. Entstehung; stufenweise Entwickelung
Lehre vom Werden und Seyn des Menschen gründen-
zu bewahren und sie zum Heilen des Kranken zu stei-
Ortes, an welchem sich das Institut befindet, so wie des
practisch ausübenden Directoriums, welche demgemäss

<table>
<tr><td colspan="8">*I.*
Das *Hygiocomium*, das eigentliche Gesundheitshaus.
Es bezieht sich auf den äussern und auch auf den innern Menschen und zerfällt demgemäss in zwei Theile.</td></tr>
<tr><td colspan="4">1.
Hygiocomium für den äussern Menschen.
Den beiden ihn ausmachenden Leibeskreisen nach zerfällt es abermals in zwei Theile.</td><td colspan="4">2.
Hygiocomium für den innern Menschen.
Auch er bietet zwei Leibeskreise dar. Daher denn ebenso eine Spaltung in zwei Theile.</td></tr>
<tr><td colspan="2">*A.*
Sarcocomium.
Es zerfällt d. Geschlechtsverschiedenh. nach wieder in zwei Theile.</td><td colspan="2">*B.*
Haematocomium.
Es zerfällt aus demselben Grunde ebenfalls in zwei Theile.</td><td colspan="2">*A.*
Psychocomium.
Eintheilung desselb. d. beiden Geschlechtern nach in zwei Theile.</td><td colspan="2">*B.*
Pneumatocomium.
Es zerfällt d. Geschlechtsverschiedenh. nach ebenfalls in zwei Theile.</td></tr>
<tr><td>*a.*</td><td>*b.*</td><td>*a.*</td><td>*b.*</td><td>*a.*</td><td>*b.*</td><td>*a.*</td><td>*b.*</td></tr>
</table>

Tabelle.

die Pflege des Gesunden im Kranken.

und Benennung desselben. Darlegung der sich auf die den *Hygiocomie*, d. i. der Methode, die Gesundheit gern — s. oben S. 18 bis 135. — Beschreibung des dasselbe verwaltenden und die *Hygiocomie* in ihm in zwei Haupttheile zerfällt,

II.

Das die *Hygiocomie* ausübende und das *Hygiocomium* verwaltende Directorium.

Es bezieht sich auf die Pflege des Gesunden im äussern und im innern Menschen. Jene liegt vorzugsweise der Oekonomie-, diese vorzugsweise der Medicinal-Verwaltung ob. Beide hat das Directorium ins Besondere zu berücksichtigen.

1.				2.			
Dem äusseren Menschen entsprechende Oekonomie-Verwaltung. Sie hat es mit Herbeischaffung materlicher Dinge zur Unterhaltung des Fleisch- und des Blutleibes zu thun, welche dem Reiche des Festen u. dem des Flüssigen angehören.				Dem inneren Menschen entsprechende Medicinal-Verwaltung. Sie beschäftiget sich mit Darstellung alles desjenigen, was zur Bewahrung u. Steigerung des Gesunden im Seelen- und im Geistleibe erforderlich ist. Es liegt ihr ebenfalls zweierlei ob.			
A. *Sarco-hygiocomie.* Sonderung d. hierher gehörigen fest-materlichen Dinge ihren specifischen Wirkungen nach.		*B.* *Haemato-hygiocomie.* Sonderung d. hierher gehörigen flüssig-materl. Dinge ihren specifischen Wirkungen nach.		*A.* *Psycho-hygiocomie.* Seelliche, ihr. specif. Wirkungen nach zu sondernde Substanzen.		*B.* *Pneumato-hygiocomie.* Geistl. ihren specif. Wirkungen nach zu sondernde Substanzen.	
a.	*b.*	*a.*	*b.*	*a.*	*b.*	*a.*	*b.*

Der erste

Das *Hygio-*

Der Ort, an welchem die *Hygiocomie*, d. i. die stimmten und unveränderlichen Regeln der Medicin umfasst nicht nur den äusseren, sondern auch den in- und zerfällt demgemäss in zwei Theile.

1.
Erster Theil.
Hygiocomium apertum.

Das Gesundheitshaus für den äusseren Menschen — s. oben S. 137. 138. — Es wird in demselben eine *Hygiocomie* practisch ausgeübt, welche zunächst das Gesunde im kranken äusseren, d. i. materlichen Menschen zum Gegenstande hat und innigst mit der Oekonomie-Verwaltung verbunden ist. Das offenbare *Hygiocomium* entspricht der ersten Classe der Krankheiten — s. oben S. 74. — so wie der ersten Haupt-Heilmethode mit ihren beiden Ordnungen — s. oben S. 127. — und zerfällt demgemäss in zwei Abtheilungen.

A.
Erste Abtheilung.
Das *Sarcocomium.*

In ihm wird die *Sarco-Hygiocomie* nach den Regeln der *Sarcoiatrie* — *Solidar-Pathologie* — practisch ausgeübt.

Die zur Kenntniss der specifischen Methode führende Geschlechtsverschiedenheit spaltet das *Sarcocomium* in zwei Unterabtheilungen.

a.
Unterabtheilung für d. männliche Geschlecht.

b.
Unterabtheilung für das weibliche Geschlecht.

B.
Zweite Abtheilung.
Das *Haematocomium.*

In ihm wird die *Haemato-Hygiocomie*, nach den Regeln der *Haematoiatrie* — *Humoral-Pathologie*—practisch ausgeübt.

Der tiefer in die Kenntniss der specifischen Methode einführenden Geschlechtsverschiedenheit nach ist das *Haematocomium* auch in zwei Unterabtheilungen zu theilen.

a.
Unterabtheilung für d. männliche Geschlecht.

b.
Unterabtheilung für das weibliche Geschlecht.

Tabelle.

Haupttheil.

comium.

Pflege des Gesunden im Kranken practisch nach be- ausgeübt wird. Das eigentliche Gesundheitshaus. Es nern Menschen — s. die 7 Tabellen S. 66 bis 73. —.

2.

Zweiter Theil.

Hygiocomium occultum.

Das Gesundheitshaus für den innern Menschen — s. oben S. 137. 138. —. In ihm wird eine das Gesunde im kranken innern, d. i. substanzlichen Menschen vorzüglich berücksichtigende, zunächst zwar der Medicinal-Verwaltung obliegende, zum Theil aber auch in der Oekonomie-Verwaltung beruhende *Hygiocomie* ausgeübt. Es entspricht der zweiten Classe der Krankheiten — s. oben S. 75. — so wie der zweiten Haupt-Heilmethode mit ihren beiden Ordnungen — s. oben S. 128. — und zerfällt demgemäss ebenfalls in zwei Abtheilungen.

A. *Erste Abtheilung.* Das *Psychocomium.* Für die, nach den Regeln der *Psychoiatrie* practisch auszuübenden *Psycho-Hygiocomie.* Es zerfällt den beiden Geschlechtern nach ebenfalls in zwei Unterabtheilungen.		*B.* *Zweite Abheilung.* Das *Pneumatocomium.* Für die *Pneumato-Hygiocomie,* zu deren practischen Ausübung die *Pneumatoiatrie* Anleitung giebt. Gleich jenem zerfällt es auch in zwei Unterabtheilungen.	
a. Unterabtheilung für d. männliche Geschlecht.	*b.* Unterabtheilung für das weibliche Geschlecht.	*a.* Unterabtheilung für d. männliche Geschlecht.	*b.* Unterabtheilung für d. weibliche Geschlecht.

Zehnte

Der zweite

Das die *Hygiocomie* ausübende und das

Der Gegenstand desselben ist die Pflege des Ge-
auch des innern Menschen. Zur Pflege jenes, d. i.
weise Materien nöthig, welche die Oekonomie-, zur
ben Substanzen, welche die Medicinal-Verwaltung dar-
des Gesundheits-Institutes ebenso wie der erste in

1.

Erster Theil.

Dem äusseren Menschen, d. i. den beiden äusseren Kreisen der Leiblichkeit — s. die Tabellen S. 66 bis 73. — entsprechende Medicinal-Verwaltung.

Die bei ihr thätigen Personen, — s. S. 196. — haben es mit Darstellung, Herbeischaffung und Erhaltung derjenigen materlichen Dinge zu thun, die zur Unterhaltung, Ernährung, Belebung und Heilung des Gesunden im fleischlich- und im blutlich-materlichen Theile der Leiblichkeit nöthig sind; dieselben gehören dem Reiche des Festen und dem des Flüssigen an. Daher zwei Abtheilungen.

A. *Erste Abtheilung.* *Sarco-hygiocomie.*	B. *Zweite Abtheilung.* *Haemato-hygiocomie.*
Feste, für den Fleischleib nöthige materliche Dinge. Sie zerfallen, sofern sie in besonderen — specifischen — Beziehungen zum männlichen oder zum weiblichen Geschlechte stehen, zunächst in zwei Reihen.	Flüssige, für den Blutleib nöthige Dinge. Es verhält sich mit dem dem Reiche des Flüssigen Angehörigen eben so.

a. *Erste Reihe.*	b. *Zweite Reihe.*	a. *Erste Reihe.*	b. *Zweite Reihe.*
In specifischen Beziehungen zum männlichen Geschlechte stehende feste Belebungs-, Nahrungs-, Heil- u. andere Unterhaltungsmittel.	In specifischen Beziehungen zum weiblichen Geschlechte stehende feste Belebungs-, Nahrungs-, Heil- u. andere Unterhaltungsmittel.	In specifischen Beziehungen zum männlichen Geschlechte stehende flüssige Belebungs-, Nahrungs-, Heil- u. andere Unterhaltungsmittel.	In specifischen Beziehungen zum weiblichen Geschlechte stehende flüssige Belebungs-, Nahrungs-, Heil- u. andere Unterhaltungsmittel.

Tabelle

Haupttheil.

Hygiocomium verwaltende Directorium.
sunden im Kranken, nicht nur des äussern, sondern des materlichen Theiles der Leiblichkeit sind vorzugs- Pflege dieses, d. i. des substanzlichen Theiles derselbietet, und darum zerfällt dieser zweite Haupttheil zwei Theile.

2.
Zweiter Theil.

Dem innern Menschen, d. i. den beiden innern Kreisen der Leiblichkeit — s. d. Tabellen S. 66 bis 73. — entsprechende Medicinal-Verwaltung.

Die bei ihr thätigen Personen — s. oben S. 196. 198. 199. — haben es mit Darstellung, Herbeischaffung und Erhaltung desjenigen zu thun, was zur instinct-, d. i. gesetzmässigen, Erregung, Belebung, Heilung, Ernährung und Unterhaltung des Gesunden im Seelen- und Geistleibe erforderlich ist, welches entweder dem Reiche der seellichen oder dem der geistlichen Substanzen angehört. Es wird davon in zwei Abtheilungen gehandelt.

A. *Erste Abtheilung.* *Psycho-hygiocomie.*		B. *Zweite Abtheilung.* *Pneumato-hygiocomie.*	
Sie handelt von denjenigen seellichen Substanzen, welche in wahrhaft belebenden, ernährenden u. heilenden Beziehungen zum Seelenleibe stehen. Sie zerfallen ihren durch die Geschlechtsverschiedenheit angedeuteten specifischen Wirkungen nach zunächst in zwei Reihen.		Sie handelt von d. geistlichen, in wahrhaft erregenden, belebenden, ernährenden u. heilenden Beziehungen zum Geistleibe stehende Substanzen. Die Geschlechtsverschiedenheit erscheint hier fastganz geschwunden; doch kommen auch hier noch von derselben bedingte specifische Wirkungen vor, daher Sonderung zunächst in zwei Reihen.	
a. *Erste Reihe.* Auf das männliche Geschlecht specifisch wirkende Seelensubstanzen.	b. *Zweite Reihe.* Auf das weibliche Geschlecht specifisch wirkende Seelensubstanzen.	a. *Erste Reihe.* Specifisch auf den männlichen Geistleib einwirkende geistliche Substanzen.	b. *Zweite Reihe.* Specifisch auf den weiblichen Geistleib einwirkende geistliche Substanzen.

Nähere Darlegung derjenigen Abtheilungen eines Institutes für die *Hygiocomie*, welche, wie bereits an einigen Stellen dieses Buches bemerkt worden ist, in dem vom Verfasser zu Berlin errichteten wirklich vorhanden sind.

In einem am 22sten August 1834 in der Hufeland'schen medicinisch-chirurgischen Gesellschaft gehaltenen Vortrage habe ich bereits von dem damals gegründeten, auf den vorstehenden Blättern erwähnten und nun noch näher zu beschreibenden, zuerst *Valetudinarium* genannten Institute für die *Hygiocomie* Nachricht gegeben — s. Seite 8. — *).

Schon in dieser Abhandlung liess ich mich — s. Seite 93. 94. — über die Nothwendigkeit einer bestimmten Trennung des *Sarcocomium* — der eigentlichen Irrenheilanstalt — von den übrigen Abtheilungen eines *Hygiocomium*, zunächst vom *Psycho-haematocomium*, aus. Es konnte indess dieselbe damals aus Mangel der erforderlichen Mittel nicht gleich bewirkt werden; der dringenden Anforderungen ungeachtet, mussten diese Abtheilungen, wie es bisher immer der Fall war und noch ist, unter einem Dache, dicht neben einander vereinigt bleiben.

Diese Nothwendigkeit nun einer bestimmten Sonderung der beiden oben — s. Seite 138 und 157. —

---

*) Dieser Vortrag ist im Journal der practischen Heilkunde, herausgegeben von C. W. Hufeland und E. Osann. 1835. Fünftes Stück. Mai. S. 89—108. abgedruckt.

näher bezeichneten Abtheilungen des *Hygiocomium*, d. i. der Einrichtung eines besonderen Hauses für unzurechnungsfähige und eines anderen in einiger Entfernung von demselben liegenden für zurechnungsfähige Geistesseelenkranke, hat sich seit dem fünfjährigen Bestehen desselben so dringend dargestellt, dass sie nur gegen die lautesten Zeugnisse einer langen Erfahrung, gegen Gewissen und Pflicht länger noch verzögert werden könnte.

Auf die obige Darlegung — s. Seite 138. u. s. w. und 157. u. s. w. — hinweisend, möge hier noch ein Mal kurz und bestimmt ausgesprochen werden, dass es für zurechnungsfähige Geistesseelenkranke in hohem Grade schädlich ist, sie unter unzurechnungsfähigen, besonders unter Wahnsinnigen und Tobsüchtigen, in ein und demselben Hause ärztlich behandeln zu lassen. Die auf unwandelbare Wahrheit begründete Medicin kann ein solches Verfahren nicht dulden, sondern will, dass die ärztliche Behandlung der Form nach so sehr verschiedener Krankheiten in besonderen, streng von einander geschiedenen Anstalten Statt finde. Im *Sarcocomium* — in der Irrenheilanstalt — befindliche Kranke müssen, sobald die organische Verwirklichung des Leidens, d. i. das giftige Unkraut im Fleisch- und Blutleibe ausgerottet ist, womit die Leidenden wieder in den Zustand der Zurechnungsfähigkeit eintreten, von den unzurechnungsfähigen Geistesseelenkranken getrennt und den Umständen nach entweder zu den Ihrigen zurück oder in eine andere Abtheilung des Institutes, zunächst wohl in das *Psycho-haematocomium*, gebracht werden.

Den Anforderungen des Regierers und Bewahrers des Lebens folgend, wird der Verfasser trachten in dem hier vor fünf Jahren errichteten *Hygiocomium* alles das gewissenhaft zu verwirklichen, was hier dargelegt worden ist.

Die erste Abtheilung des ersten Haupttheiles — s. oben S. 138. — des von ihm errichteten Institutes für die Gesundheitspflege, nämlich das *Sarcocomium*, — die eigentliche Irrenheilanstalt — befindet sich von jetzt an nicht mehr unter einem Dache mit der zweiten Abtheilung desselben, nämlich mit dem *Psycho-haematocomium*.

Die eigentliche Irrenheilanstalt, das *Sarcocomium*, ist, bis sich die Mittel zur Errichtung eines eigenen Hauses auf dem Grundstücke des *Hygiocomium*: Chaussée-Strasse Nro. 41., gefunden haben werden, in ein neben an liegendes Haus und zwar in eine von einem ehemaligen Assistenz-Arzte des Institutes gemiethete Wohnung verlegt werden.

Das jetzige auf dem *Hygiocomium*-Grundstücke befindliche Haus ist von nun an bloss für die zweite Abtheilung des offenbaren Gesundheits-Institutes, für das *Psycho-haematocomium* bestimmt und dazu eingerichtet. In dasselbe werden demnach nur zurechnungsfähige Kranke, besonders zurechnungsfähige Geistesseelenkranke, zu welchen die Melancholischen, die Hypochondrischen, die von hysterischen und anderen Krämpfen Geplagten, die Nervenschwachen, die an Lungenschwindsucht Leidenden u. s. w. — s. oben S. 157. 158. u. s. w. — gehören, aufgenommen und ärztlich behandelt.

Da der Verfasser ausser der Geistes- und Seelenheilkunde — *Psycho-pneumatoiatrie* — besonders auch die ihm Lieblingsgeschäft ausmachende Augenheilkunde — *Ophthalmiatrie* — practisch desshalb ausübt, um nicht durch ausschliessliches Betrachten des inwendigen Menschen in schädliche Einseitigkeiten zu gerathen; so befindet sich im *Psycho-haematocomium* auch eine Abtheilung für Augenkranke, besonders für solche, die sich einer Operation unterziehen müssen, oder denen ungewöhnlicher Augenleiden wegen eine besondere Hülfe Noth thut.

Geographische Lage des Berliner Hygiocomium und Topographie desselben.

Das *Hygiocomium* liegt nördlich im Weichbilde von Berlin, etwa 2000 Schritte vom Oranienburger Thor, an der zweiten nord-westlichen Biegung der Chaussée-Strasse linker Hand mit einigen andern Grundstücken und Gehöften zwischen den beiden Armen der von Nord-Osten nach Westen fliessenden Pankow, von welchen sich der eine durch den Königlichen Invaliden-, durch den Eisengiesserei-, durch den Charité- und durch den Thierarzeneischul-Garten auf dem Schiffbauer-Damm, der andere an der westlichen Seite des Invalidenhauses vorbei gehende nahe bei dem Charité-Gebäude in die Spree ergiesst.

Dieser einen Theil der nördlichen Gränze des Weichbildes von Berlin ausmachende, gewöhnlich zweite Panke, oder auch wohl Schönhauser-Graben genannte Pankow-Arm fliesst durch den *Hygiocomium*-Garten, dessen Gränze gegen Nord-Westen 25 Fuss jenseit des Flussbettes und demselben entlang ein 6 Fuss hoher und 1199½ Fuss langer Schalenzaun bildet.

Den Anfang der Gränze gegen Nord-Osten bildet der Chaussée-Strasse entlang eine steinerne Brücke über den eben erwähnten zweiten Arm der Pankow, an welche sich ein 8 Fuss hoher und 217½ Fuss langer Breterzaun anschliesst, der vor dem Hause selbst vom rechten Pfeiler des Thorwegs rechter Hand ab in ein eben so hohes und 104 Fuss langes, an jedem Endtheile mit den beiden Hausthoren entsprechenden Thorwegen und in der Mitte mit einer Pforte versehenes Stacket übergeht. Die ganze Länge dieser Gränze beträgt, das Flussbett und die beiden Brückengeländer mitgerechnet, 351 Fuss.

Die das Ganze vom neben an liegenden Grundstücke trennende Gränze gegen Süd-Osten beträgt 1197½ Fuss. An dem Theile vor dem Hause bis zum linken Pfeiler des Hausthores linker Hand besteht diese Gränze in einer 21 Fuss messenden, rechtwinkeligen Fortsetzung des Stackets gegen Nord-Osten, welcher eine gleiche gegenüber an der Seite rechter Hand des Hauses entspricht, so dass dadurch vor demselben ein 104 Fuss langer und 21 Fuss tiefer Garten gebildet wird.

Die Fortsetzung dieser süd-östlichen Gränze bilden vom linken Hausthorpfeiler dem Hofe entlang theils 6 bis 8 Fuss hohe Schalenzäune, theils Wirthschaftsgebäude. Der noch übrige, dem Garten angehörige Theil derselben ist durch eine mit lebendigen Kirsch-, Acacien- und Weidenzäunen durchwachsene Barriere bezeichnet. In der Mitte weicht sie in einem rechtwinkeligen 92 Fuss messenden Knie von Süd-Ost nach Nord-West ab, so dass demnach die Gränze gegen Süd-Westen um so viele Fuss schmäler ist, als die entgegengesetzte nord-östliche.

Diese südwestliche Gränze ist, das Flussbett mitgerechnet, 247½ Fuss lang, mit einer von Weiden durchwachsenen Barriere und neben der Pankow mit einem in die angränzende — sogenannte, jetzt kirschbaumlose — Kirsch-Allee führenden Thorweg nebst Pforte versehen. Die theilweise mit italienischen Pappeln besetzte Kirsch-Allee führt zum Invalidenhause hin.

Das so begränzte *Hygiocomium*-Grundstück erhebt sich von der nord-westlichen Gränze, also von der durch dasselbe fliessenden Pankow aus zu der süd-östlichen; so wie von der süd-westlichen, also von der Kirsch-Allee zu der nord-östlichen hin, so dass es an manchen Stellen 12, 15 bis 18 Fuss höher ist, als das Flussbett; das an der nord-östlichen Gränze liegende Hauptgebäude, welches nun die zweite Abtheilung des offenbaren *Hygiocomium*, das *Psycho-haematocomium*, in sich fasst, liegt 12 Fuss höher, als dasselbe. Die Kellerwohnungen sind demnach selbst dann, wenn bei Ueberschwemmungen die Pankow aus ihren Ufern tritt, und den höchsten Stand erreicht, immer noch mehrere Fuss höher, als der Wasserspiegel. Dieser Umstand ist für ein Gesundheitshaus von grosser Wichtigkeit und besonders hier — in Berlin — hervorzuheben, wo das Wasser fast alle Jahre in die Keller und in die Kellerwohnungen vieler Häuser ein bis zwei Mal eindringt.

Der Boden des 13 Morgen, 137 Quadratruthen und 46 Quadratfuss betragenden *Hygiocomium*-Grundstücks, von welchem für das Flussbett 124 Quadratruthen abgehen, besteht meist aus aufgeschwemmten, stellenweise mit einer sehr fruchtbaren Erde vermengten Sande.

Das Grundstück selbst ist, wie der beigefügte Grundriss von dem *Hygiocomium* — s. Seite 298 die Beschreibung desselben — zeigt, mit mehreren Gebäuden versehen und in verschiedene Räume: in Höfe, in Blumen-, Mistbeet-, Obst- und Gemüsegärten; in Ackerland, in Wiesen, in Haine, in Alleen und viele andere Wege eingetheilt; auch mit einem sehr schönen von Pappelbäumen besetzten, den anmuthigsten Spaziergang darbietenden Damm — *Hygiocomium*-Damm — am linken Ufer der Pankow versehen.

Das Ganze hat eine sehr gesunde Lage und eignet sich in allen Hinsichten vortrefflich zu einem Orte für die Pflege des Gesunden im Kranken — *Hygiocomium* —. Nach Osten, Süd-Westen, Westen und Norden liegt es ganz frei, so dass auf den erhabensten Puncten die reinste Luft weht, welche allein schon von Arbeiten und Lebenskämpfen angegriffenen und erschöpften Personen die herrlichste Stärkung gewährt. Gegen zu heftige Ost- und Nord-Winde findet man in den tiefer liegenden Parthien, besonders in der Nähe der nördlich und östlich befindlichen Verzäunungen, den nöthigen Schutz. Zur Reinigung und Reinhaltung der Luft trägt auch nicht wenig das rasch daher fliessende Wasser der Pankow bei. Die belebende und stärkende Wirkung der Bäder im Pankow-Flusse, so wie der in diesem Wasser genommenen Wannenbäder kennt der Verfasser aus Erfahrung von seinem Aufenthalte zu Schönhausen her, welche sich auch im *Hygiocomium* an Gesunden und Kranken in sehr vielen Fällen bewähret hat.

Das Trinkwasser, welches ein Brunnen im ersten Hofe liefert, ist von seltener Reinheit und Güte. Die labende Kraft desselben ist allen Bewohnern des *Hygiocomium* bekannt. Diese Kraft hat es ausserdem, wie so manches andere Quell- und Brunnenwasser, auch in vielen Fällen als ein heilsames, magenstärkendes und auflösendes Medicament erwiesen.

Die Höhe der Gärten und des Feldes gewährt eine schöne Aussicht auf die umher liegende Gegend: auf einen Theil der Stadt, auf das Invalidenhaus, nach Moabit, nach Charlottenburg, tief im Westen selbst auf den über die Jungfernhaide hervorragenden Thurm von Spandau. Nah und fern sieht man viele Windmühlen mit ihren ländlichen Umgebungen, nicht selten auch in der Richtung nach Spandau auf der Spree segelnde Schiffe.

In der nach der Kirsch-Allee hin liegenden Niederung hat Alles ein ländliches Ansehen. Statt grosser Häuser der eben geschauten vornehmen Residenz bieten sich dem Blicke nur einzelne zerstreut liegende Gehöfte und Gärten von Landleuten, Viehhaltern und Gärtnern mit ihren bescheidenen Wohnungen dar. Hier, wie im *Hygiocomium*-Garten, welchen einige Hundert grosse Birn-, Aepfel-, Pflaumen-, Pfirsich-, Aprikosen- und Kirsch-, viele hochstämmige Linden-, Ahorn-, Acacien- und Kastanienbäume; viele Stachelbeer-, Himbeer-, Johannisbeer-, Rosen-, Acacien-, spanische Flieder-, Caprifolien- und viele andere Sträucher; Weinstöcke aller Art; Erdbeeren, viele Blumen, besonders schöne Georginen u. s. w. u. s. w. zieren, wohnen und nisten viele Singvögel: Finken, Stieglitze, Zeisige, Goldammern, Zaunkönige, Nachtigallen, Rothschwänze, Bachstelzen, Grasmücken, Fliegenschnäpper, Lerchen, Dorndreher, Pfingstvögel, Meisen u. s. w., zu welchen sich im Herbste und Frühjahre Zugvögel aller Art gesellen. Selbst der schüchterne Hase besucht diese Gegenden und überführt den hier Weilenden, sich wirklich auf dem Lande zu befinden, was nicht selten auch eine mit erschreckendem Geräusch auffliegende Heerde Rebhühner, so wie der vor dem Igel bellende Hund bestätigen.

Aber auch den Liebhaber von Fischen, Insecten und wild wachsenden Pflanzen lässt der *Hygiocomium*-Garten nicht leer ausgehen, und findet er gleich von ersteren nur einige kleinere Arten: Schmerle, kleine Stachelfische u. s. w. in der Pankow, indem grössere: Hechte, Schleie u. s. w. nur im Frühjahre und Herbste bei hohem Wasserstande, wahrscheinlich von der Spree aus, im *Hygiocomium*-Garten Besuche machen; so sieht er von Insecten und Pflanzen viele Geschlechter und Arten derselben.

Doch geben nicht nur die an das *Hygiocomium* gränzenden Landwirthschaften mit ihren Bewohnern und deren Beschäftigungen Zeugniss vom ländlichen Leben dieser Gegend, sondern auch das Treiben und Thun in demselben selbst, indem die Gärten, Felder und Wiesen desselben die mehrsten Küchenbedürfnisse, Obst, Gemüse, Milch, Eier, Honig, Geflügel u. s. w. liefern, sprechen dafür.

Die bei günstiger Witterung bedeutende Fruchtbarkeit des Landes deutet ebenfalls auf die schon erwähnten, dem leiblichen Leben günstigen Naturverhältnisse hin.

Die im *Hygiocomium*-Garten wachsenden Gemüse und Früchte sind sehr schmackhaft und unter denselben besonders der Spargel, die Kirschen, die Erdbeeren, die Himbeeren und Königspflaumen von besonderer Güte, was manchen hiesigen Familien wohl bekannt ist, die solche gern aus demselben beziehen.

Einen besonders erhebenden Anblick bietet der *Hygiocomium*-Garten zur Zeit der Baumblüthe dar; was leicht zu erachten ist, wenn man bedenkt, welch eine bedeutende Anzahl von Obst- und anderen Bäumen und Sträuchern verschiedener Art dann ihre Pracht entfalten. Die dadurch in grösserer Anzahl herbei gelockten befiederten Sänger erhöhen den Reiz des ganzen Schönen.

Wie die verschiedenen Gemüs-, Beer- und Obstarten, so gedeihen hier auch Zierpflanzen und unter diesen besonders Georginen vortrefflich.

Der grosse Blüthen-Reichthum des *Hygiocomium*-Garten und der Gegend um ihn herum giebt auch der Bienenzucht einen gedeihlichen Fortgang. Das im Bienengarten des *Hygiocomium* gewonnene Honig ist ein wahrer Balsam für die Lungen. — Wüssten nur die Menschen, welch ein Lungenheil- und Lungenstärkungsmittel der von den sinnigen Bienen gesammelte Blumen-Nectar ist, sie würden ihn den Lüsternheit unterhaltenden, grosse Summen kostenden Zucker weit vorziehen und nicht mehr so viele der Ihrigen an der Lungenschwindsucht dahin welken und sterben sehen! Der Zucker ist eben so ein süsser Schmeichler, d. i. Lügner, wie der Branntwein und seine Arten ein geistiger Betrüger.

Wie der oben erwähnte Brunnen des reinsten Wassers, so liefern den Bewohnern des *Hygiocomium* einige, naturgemäss behandelte und ernährte Kühe die reinste, wohlschmeckendste Milch. Leider findet man in grossen Städten die ein so wichtiges Nahrungsmittel ausmachende Milch selten von guter Beschaffenheit; denn auch die nicht eben absichtlich verfälschte und ihrer Kraft beraubte, für gut gehaltene und wirklich wohlschmeckende ist in grossen Städten, wo das Vieh, wie hier in Berlin, fast ausschliesslich mit Branntweinspülig gefüttert wird, von wahrhaft schädlicher Qualität. Woher denn die vielen erschrecklichen Krankheiten, besonders die Scropheln, unter unsern Kindern? Die Aeltern trinken den in Gift umgewandelten Geist der kräftigsten Nahrungsmittel und reichen ihren Kindern entweder die zurückgebliebenen Träbern zur Nahrung oder im schlimmen Falle wohl gar den Giftbecher selbst! Sind diese mit Recht als wahre Schädlichkeiten dargestellten Dinge gleich nicht die einzigen, welche das Leben und die Gesundheit im innersten Keime angreifen und vergiften; so nehmen sie doch unter den lebensfeindlichsten den ersten Platz ein, und viele andere entwickeln sich aus ihnen.

In den näheren Umgebungen des Berliner *Hygiocomium* kommen besonders die dicht an der nord- und süd-westlichen Gränze liegenden Gärtner- und Viehhalter-Besitzungen, welche sich vortrefflich zu Wohnungen für die erste Abtheilung des verborgenen *Hygiocomium*: für das *Psychocomium* — s. o. S. 181. — eignen, in Betracht. Die zu denselben gehörigen, gleichsam in an anmuthigen Spaziergängen reichen Gärten, Wiesen und Feldern liegenden Wohnungen können ganz vom *Psycho-haematocomium* aus überblickt und schnell erreicht werden, was für den günstigen Erfolg der ärztlichen Behandlung der in denselben untergebrachten Pfleglinge von sehr grosser Wichtigkeit ist.

Bisweilen erfordert aber auch die ärztliche Seelengesundheitspflege — *Psycho-hygiocomie* — eine grössere Entfernung von den beiden Abtheilungen des *Hygiocomium*. Für solche Fälle finden sich in der Kirsch-Allee, in der Chaussée- und Müller-Strasse, so wie in den theils an dieselbe stossenden, theils sie durchkreuzenden Strassen: Invaliden-, Seller-, Fenn-, Trift-, Gerichts- u. s. w. Strasse, auf dem Wedding, auf dem

Louisen- oder Gesundbrunnen u. s. w. in allen Hinsichten ganz geeignete Wohnungen.

In manchen Fällen sind besonders die Wohnungen der Müller-Strasse von Wichtigkeit, welche in der Nähe der dieselbe durchkreuzenden Seestrasse liegen. Dieselbe führt nämlich zu dem nahe liegenden mit einem Schwimm- und Badeplatz versehenen Plötzen-See, der ein sehr nervenstärkendes Wasser enthält. Das Baden in demselben hat schon manchem nervenschwachen Pfleglinge des *Hygiocomium*, so wie vielen anderen Menschen vortreffliche Dienste geleistet. Auf den etwas ferner befindlichen Sandbergen: Reh-, Wurzel-, Weissen- u. s. w. Bergen geniesst man einer weiten eben so schönen Aussicht auf die ganze Gegend umher, besonders auf Reineckendorf, auf Pankow, auf Schönholz, auf Schönhausen, auf Dalldorf, auf Rosenthal u. s. w., als einer reinen, ungemein belebenden Luft.

So bietet auch das Louisenbad für die eben erwähnte erste Abtheilung des verborgenen *Hygiocomium* in allen Hinsichten vortreffliche Wohnungen dar.

Zuvörderst ist dieser hübsche Ort mit seinem wirklich romantisch an der Pankow liegendem Bade nur eine Viertel-Stunde vom *Hygiocomium* entfernt. Dann ist auch der über die Pankow, unter hohen Pappeln, zwischen fruchtbaren Feldern, an einzelnen Landwohnungen und an der St. Pauls Kirche vorüber führende Weg dahin, die kurze unangenehme Sandparthie durch den Wedding abgerechnet, sehr angenehm.

Der Park und Poetensteig, so wie die Feldwege nach Pankow, Schönhausen, Schönholz u. s. w. bieten schöne Spatziergänge dar.

Die im Jahre 1701 durch König Friedrich I. selbst bei einer Jagd entdeckte, sonst Friedrichs-, jetzt Louisen-Brunnen genannte Quelle enthält Kochsalz, salzsauern, schwefelsauern und kohlensauern Kalk, Kieselerde, Thonerde, kohlensaures Eisen, Sauerstoffgas und Kohlenstoffsäure.

Man bedient sich dieses erdigen Eisenwassers mehr zu Bädern, als zum Trinken, und wenn gleich der Ruf desselben eben nicht sehr weit reicht, — die mehrsten von Heilquellen handelnden Schriften erwähnen dasselbe gar nicht — so weiss man doch von seiner heilenden Kraft in den nächsten Umgebungen des Ortes, an dem es quillt, eben so viel Rühmliches zu erzählen, als von anderen ihm ähnlichen Quellen, die das Glück haben, allgemein bekannt, gelobt und berühmt zu seyn.

Heilsam hat sich der Louisen-Brunnen in den Beschwerden und Leiden erwiesen, die ihren Grund in allgemeiner selbstisch herbeigeführter Lebensschwäche haben. Namentlich rühmt man ihn bei chronischen Hautkrankheiten und bei rheumatischen Beschwerden, bei Schleimflüssen der Genitalien, besonders des weiblichen Geschlechts u. s. w.

Die Badeanstalt ist zweckmässig eingerichtet; auch fehlt es nicht an andern Bequemlichkeiten für diejenigen, die eine Bade-Cur gebrauchen wollen.

Zu ferner liegenden angenehmen Puncten, die vom *Hygiocomium* aus besucht werden können, ohne die Stadt zu berühren, gehören: Alt- und Neu-Moabit, Tegel, Reineckendorf, Schönhausen, Schönholz, Französisch Buchholz u. s. w.

Moabit liegt westlich von Berlin, vor dem Unterbaum, südlich an die Spree, nördlich und westlich an die Jungfernhaide und östlich an die Oranienburger Vorstadt gränzend, von der dieser Ort durch die zweite oder alte Pankow geschieden wird.

Der Name Moabit rührt von den Refugirten her, die sich hier der Spree entlang unter der Regierung des ersten Königs anbauten und diese Gegend der Unfruchtbarkeit des Bodens wegen *la terre de Moab*, oder *la terre Maudite* nannten. Alt-Moabit ist die Strasse der Spree entlang; Neu-Moabit ein Anbau diesem gegenüber vor der Jungfernhaide. Ausser mehreren Königlichen Instituten befinden sich in Moabit hübsche Gärten, Landhäuser, Gast- und Landwirthschaften, eine Bierbrauerei u. s. w. Der kleine Thiergarten, ein Lustwäldchen zwischen Alt- und Neu-Moabit, an dessen südlicher Gränze vor einigen Jahren die Johanniskirche auf Königliche Kosten erbaut worden ist, wird im Sommer viel besucht.

Tegel, ein nord-westlich von Berlin liegendes, gegen zwei Stunden vom *Hygiocomium* entferntes Kirchdorf. Es liegt am Tegelschen See und bietet in dem der Famile von Humboldt gehörigen und mit einem stattlichen Schlosse gezierten Parke die anmuthigsten Spatziergänge dar, von welchen die auf dem Berge befindlichen, eine wahrhaft grossartige Aussicht gewähren und an den lieblichen Bosporus erinnern. Dieser Park gehört ohnstreitig zu den schönsten Parthien um Berlin und ist besonders den an Berggegenden Gewöhnten eine liebliche Erscheinung. Ohnweit des Schlosses befindet sich ein wohleingerichtetes Wirthshaus, welches im Sommer viel besucht wird. In dem an das Dorf gränzenden Forstreviere sind viele Anpflanzungen fremder und seltener Holzarten, die dem Oberforstmeister **von Burgdorf** zu verdanken sind, der sie anfänglich ganz auf eigene Kosten anlegte.

Angenehme Puncte der Spatziergänge vom *Hygiocomium* aus bieten auch das nördlich ¾ Stunden von Berlin liegende Pfarrdorf Pankow mit dem dicht an dasselbe gränzenden Kirchdorfe Nieder-Schönhausen dar, zu welchen mehrere Wege führen: einer über die Ufer- und Colonie-Strasse an der an der Pankow liegenden Papiermühle vorüber; ein anderer in gerader Richtung über die Pankow-Strasse durch Louisenbrunnen; zwei andere über die Hoch- und über die Gränzstrasse, welche die vom Rosenthaler Thor aus nach Louisenbrunnen führende Badestrasse durchschneiden, durch Felder und Wiesen gehen und nahe beim Chaussée-Hause in die Schönhauser Chaussée und im Jahre 1743 angelegte durch viele ländliche Wohnungen, Gasthäuser, eine Meierei, den jüdischen Gottesacker, eine Baumschule, einen Exercier Platz u. s. w. belebte herrliche Linden-Allee leiten.

Pankow und Schönhausen sind nächst Charlottenburg die besuchtesten Vergnügungsörter der Bewohner von Berlin. Viele derselben haben hier ihre Sommerwohnungen. Mehrere Gastwirthschaften und Kaffeehäuser bieten Ermüdeten Erquickung und Ruhe. Das Königl. Schloss zu Schönhausen mit seinem grossen von der Pankow bewässerten und mit den herrlichsten Alleen, lieblichen Wasserfällen, schönen Wiesen, grossen Baumgruppen u. s. w. versehenen Park, bietet besonders in den heissen Sommertagen, die anmuthigsten Spatziergänge dar, welche sich von hier aus westlich bis Schönholz und die dicht angränzende Königin-Colonie erstrecken.

Die im rothen Felde bei Bernau entspringende Pankow dürfte einst ein bedeutender Fluss gewesen seyn, dessen beide Ufer jetzt noch durch zwei einander gegenüber liegende, besonders bei Berlin sichtbare Reihen von Sandbergen angedeutet erscheinen. Für diese Muthmassung sprechen auch Sagen der Bewohner zu Schönhausen und Pankow, welchen nach die Pankow früher ein sehr breites Bett gehabt haben soll. Die alten Bewohner dieser Dörfer entsinnen sich alle Jahre Statt gefundener Frühlingsüberschwemmungen, die so bedeutend waren, dass dann die Communication nur durch Kähne unterhalten werden konnte.

Andeutungen davon kommen auch in unseren Tagen noch vor; denn das im Sommer so unbedeutende Flüsschen schwillt bei anhaltendem Regenwetter im Herbste, besonders aber im Frühjahre, wenn der Schnee schmilzt, zu einem grossen und reissenden Strome an, der vor einigen Jahren noch die massive Brücke zwischen Pankow und Schönhausen zerstörte, die Papiermühle bei Louisenbrunnen unbrauchbar machte, aus seinem Bett trat und grosse Strecken Landes überschwemmte.

Nordöstlich von Schönhausen und Pankow führen durch schöne Wiesen und fruchtbare Felder angenehme Wege nach Französisch Buchholz, einem von diesen Oertern $\frac{1}{2}$, von Berlin 1 Meile entfernten Pfarrdorf. In einem angränzenden Gehölze ist eine Buche von hohem Alter und grossem Umfange, die leider vor einigen Jahren durch den Sturm einen Hauptast eingebüsst hat, merkwürdig. Auch hier sind viele Landhäuser mit schönen Gärten, welche von Berlinern im Sommer bewohnt werden.

Das an seinen vier Seiten ganz freistehende Wohn- und Hauptgebäude entspricht seiner Lage nach der oben — s. S. 282. 283. — angegebenen Lage der Gränzen des *Hygiocomium* - Grundstücks. Es liegt demnach mit seiner Vorderfronte nord-östlich, mit seiner Hinterfronte süd-westlich; ist zwei Stockwerke hoch, mit trockenen Erdgeschoss- und guten Dachwohnungen versehen, massiv und in seiner Breite durch einen schönen Hausflur, für die beiden Geschlechter, in zwei Theile geschieden. Aus einem der Länge des Hauses nach gehenden Corridor gelangt man zu den einzelnen Zimmern eines jeden abschliessbaren Theils.

In den so entstandenen sechs Theilen befinden sich die Wohnungen für die männlichen und weiblichen Pfleglinge der drei oben — s. S. 213. u. s. w. — angeführten Classen.

Die Pfleglinge, welchen eine gewisse Isolirung heilsam ist, werden in den nach dem Hofe hin liegenden Zimmern untergebracht; die hingegen, welchen der Verkehr mit der Welt heilsam erscheint, wohnen nach vorn heraus.

Im ersten Stockwerke befindet sich nach dem Hofe hin das Speisezimmer, welches auch zugleich Versammlungs-, Unterhaltungs- und Unterrichtszimmer ist. Diesem gegenüber ist das mit einem schönen Fortepiano versehene Musikzimmer. In ihm versammeln sich an Sonn- und Festtagen die Bewohner des *Hygiocomium* zu den gemeinschaftlichen Andachten, welche in dem anstossenden Zimmer des Directors gehalten werden. In zwei an dieses stossenden Gemächern können denselben solche Pfleglinge beiwohnen, denen das Seyn unter vielen anderen Menschen nicht zuträglich ist.

Der nach dem Hofe hin liegende Theil des Erdgeschosses ist ganz den für die Oekonomie nöthigen Räumen gewidmet. Hier sind die Küche mit ihren Speisekammern, die mit einem besonderen Eingange vom Hofe her versehene Waschküche, in ihr der zum Beschaffen des heissen Wassers nöthige Kessel, die zum Aufbewahren der Lebensmittel nöthigen Keller mit besonderem Eingange unter einem Anbau u. s. w.

Der nach der Strasse hin liegende Theil des Erdgeschosses enthält 7 Zimmer, zu welchen man vom Corridor aus gelangt, und zwei Erdgeschossflure mit einem besondern Eingange von vorn.

Zwei dieser Räume sind zu Badezimmern mit allen hierher gehörigen Einrichtungen, besonders mit den verschiedentlich modificirten Douche - Bädern, u. s. w. bestimmt. Das der Thür zunächst liegende ist die Pförtnerwohnung; in den übrigen wohnt ein Theil der Dienstleute, die Köchin, das Hausmädchen u. s. w.

An der süd-östlichen Gränze des Hofes befinden sich einige Wirthschaftsgebäude und zwei Commoditäten für das männliche Geschlecht, so wie dem Hauptgebäude gegenüber in einer Entfernung von 94 Fuss, welches die Länge des ersten Hofes ist, ein Gebäude mit Ställen für 2 Pferde und 6 Kühe, mit einer Wagen-Remise, einer Kutscherstube und zwei Commoditäten für das weibliche Geschlecht. Ueber diesen Gebäuden sind die Heuböden, Tauben- und Trockenkammern. Hinter denselben ist ein abgeschlossener Hof für diejenigen Hausthiere, die ihrer Unsauberheit wegen ferner vom Wohnhause zu halten sind. Hier ist auch die Grube für das Müll und den Dünger.

Die beiden Hofräume hinter dem Hause sind durch einen Breterzaun der Länge nach in zwei ungleiche Theile getheilt. Der kleinere Theil nach Nord-Westen gehört zur Wohnung des Directors und führt unmittelbar durch einen Anbau in dieselbe; dieser mit einer bedeckten Laube, mit acht Linden-, zwei Ahorn-, mehreren Acacien-Bäumen und einigen italienenischen Pappeln versehene Hof gränzt an den Gemüse- und Obstgarten, von welchem er gleichsam eine 6 Fuss höher liegende Terrasse bildet. Dieser Hof geht in einen Garten über, der dem eben erwähnten Breterzaun gegenüber durch ein Gartenhaus und ein an dasselbe stossendes Wirthschaftsgebäude vom übrigen Obst- und Gemüsegarten getrennt ist. In demselben befindet sich auch die Gärtnerwohnung und ein Bienenhaus. Weiter hinaus ist der Mistbeetgarten. An der süd-westlichen Gränze des Obst- und Gemüsegartens, also etwa in der Mitte des Grundstücks, befindet sich noch eine bedeckte Laube. — Siehe über alles dieses die Beschreibung des Grundrisses des *Hygiocomium*, die auch von der Eintheilung der übrigen Gärten, des Feldes und der Wiesen Auskunft giebt.

Man ersieht daraus, dass die Grösse des Gartens ebenso eine Eintheilung für die Pfleglinge der drei Classen und für jedes Geschlecht derselben gestattet, wie sie im Wohnhause selbst Statt findet.

Es ergiebt sich aus dieser geo- und topographischen Darstellung, dass das *Hygiocomium* eine den Anforderungen der Gesundheitspflege in allen Beziehungen vollkommen entsprechende Lage hat, und dass in den nächsten Umgebungen Berlins wohl nicht leicht ein Ort gefunden werden dürfte, der des Günstigen mehr darböte, als der eben beschriebene.

Erklärung des Grundrisses von dem *Hygiocomium* und der nächsten Umgebung desselben.

A. Nord-östliche,
B. Süd-östliche,
C. Süd-westliche,
D. Nord-westliche Gränze des *Hygiocomium*-Grundstückes.
a. Haupt- und Wohngebäude.
b. Erster Hof.
c.c. Remisen und Stallungen.
d. Zweiter Hof.
e. Schoppen.
f. Terrassen-Hof.
g. Gedeckte Laube.
h. Gartenhaus.
i. Bienengarten.
k. Gärtnerwohnung, Bienenhaus, Saamenkammer. und Kammer zu Gartengeräthen.
l. Mistbeetgarten.
m. Gedeckte Laube.
n. Vordere Wiese.
o.o.o.o.o.o.o. Obst- und Gemüsegarten.
p.p.p. Ackerland.
q. Hintere Wiese.
r.r. *Hygiocomium*-Damm.
s.s. Diesseitige Pankow-Wiese.
t.t. Jenseitige Pankow-Wiese mit dem *Hygiocomium*-Hain.

u.u.u.u.u. An die nord-westliche Gränze des *Hygiocomium* stossende Gärten und Gärtnerwohnungen.

v. Nachbarliches Gehöfte nebst Wohnhaus, Oekonomie-Gebäude und Garten über der Chaussée-Strasse.

w.w. An die süd-östliche Gränze des *Hygiocomium* stossende Gehöfte, Wohnhaus, Gärten, Felder und Wiesen.

x. Gehöfte, Gärten u. s. w. des Nachbars über der Kirsch-Allee.

y. Badehaus.

Berichtigungen.

Seite 13 Zeile 13 statt *Hygiocomia* — *Psychocomia.*
— 27 — 8 — Da aber, wie jeder — Da aber jeder.
— 35 — 31 — einfachen — vierfachen.
— 50 — 33 — Vorkommen — Verkommen.
— 53 — 9 streiche: Natur oder.
— 56 — 16 statt Nahnung — Nahrung.
— 57 — 29 — gesunden — zeugenden.
— 63 — 3 — daa — das.
— 72 6. Tabelle — 2. Abschnitt — 1. Abschnitt. Lehre vom Kranken im Substanzleben.
— 93 Zeile 5 statt geringem — gesteigertem.
— 138 nach Zeile 28 ist die Ueberschrift hinzuzufügen:
Erster Haupttheil des *Hygiocomium.* Das offenbare Gesundheits-Institut. — *Hygiocomium apertum.* —
— 159 Zeile 7 statt *Solidar-Pathologie* — *Humoral-Pathologie.*
— 167 — 32 — wird — werden.
— 193 nach Zeile 23 ist die Ueberschrift hinzuzufügen:
Das die *Hygiocomie* ausübende und das *Hygiocomium* verwaltende Directorium.
— 196 Zeile 11 statt steht — stehen.
— 199 — 8 — wie — als.
— 202 — 20 nach Instinctes ein Komma.
— 207 — 5 statt Muse — Musse.
— 208 — 14 und 24 statt Muse — Musse.
— 214 — 2 statt feine — fein.
— 217 — 10 — desselben — derselben.
— 245 — 11 — ausführen — auszuführen.
— 257 — 30 — Nahrungsmitteln — Nahrungsmittel.